常见病康复自我调养丛书

颈椎病康复自我调养

王强虎　主编

中国科学技术出版社
·北　京·

图书在版编目（CIP）数据

颈椎病康复自我调养 / 王强虎主编. —北京：中国科学技术出版社，2020.7（2021.8 重印）

ISBN 978-7-5046-8490-5

Ⅰ．①颈… Ⅱ．①王… Ⅲ．①颈椎 - 脊椎病 - 防治 Ⅳ．① R681.5

中国版本图书馆 CIP 数据核字（2019）第 275613 号

策划编辑	崔晓荣	
责任编辑	张 晶	
装帧设计	华图文轩	
责任校对	张晓莉	
责任印制	马宇晨	

出　　版	中国科学技术出版社
发　　行	中国科学技术出版社有限公司发行部
地　　址	北京市海淀区中关村南大街 16 号
邮　　编	100081
发行电话	010-62173865
传　　真	010-62179148
网　　址	http：//www.cspbooks.com.cn

开　　本	720mm×1000mm　　1/16
字　　数	229 千字
印　　张	19.5
版　　次	2020 年 7 月第 1 版
印　　次	2021 年 8 月第 4 次印刷
印　　刷	保定市铭泰达印刷有限公司
书　　号	ISBN 978-7-5046-8490-5 / R·2492
定　　价	49.00 元

内容提要

　　本书以自我调养为主，较为系统地论述了颈椎病的病因、病机、分型、临床表现、诊断与鉴别诊断以及其他基本知识；并详尽地介绍了饮食、牵引、运动、起居、中西医治疗等多种非手术疗法及自我调理方法。其特点是以中西医理论为指导，介绍的方法均为治疗颈椎病最主要的且疗效颇佳的非手术疗法，是患者及家人家庭治疗颈椎病的参考用书。

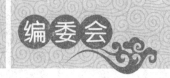

编委会

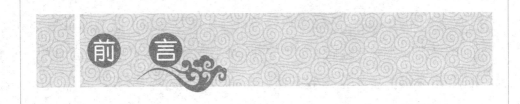

前　言

　　颈椎病是由于颈椎间盘退行性变、颈椎骨质增生所引起的一系列临床症状的综合征。颈椎病可分为颈型、神经根型、脊髓型、椎动脉型、交感神经型和其他型，颈椎病临床常表现为颈、肩臂、肩胛上背及胸前区疼痛，臂手麻木，肌肉萎缩，甚至四肢瘫痪，以及神经压迫导致的失眠、头痛、头晕等。可发生于任何年龄，以40岁以上的中老年人为多。颈椎病具有发病率高、治疗时间长、治疗后极易复发等特点。

　　随着社会竞争的日益激烈，工作、学习压力的不断增加和劳动强度的进一步加大，近年本病的发病率有明显增高趋势，这种增高趋势在中老年人中表现得更为突出，不仅给广大患者身体造成了一定的痛苦，而且也带来了不同程度的精神压力，影响其工作、学习和生活，因而研究、探索并总结治疗颈椎病的有效方法和预防措施十分必要。但由于颈椎病具有发病隐匿、进展缓慢、临床表现复杂的特点，所以许多人由于各种原因患上了颈椎病，整天处于痛苦之中。为了使患者能科学地了解颈椎病对健康的危害，做到科学防治，我们编写了本书。

　　颈椎病在治疗上又有非手术治疗和手术治疗两大类，而绝大多数的颈椎病患者完全可以在医师和专业人员的指导下，应用各种非手术治疗方法，达到治疗和康复的目的。所以，本书以自我调养为主，较为系统地论述了颈椎病的病因、发病机制、分型、临床表现、诊断与鉴别诊断以及其他基本知识；在后面的各章详尽地介绍了饮食、牵引、运动、起居、中西治疗等多种非手术疗法及自我治疗措施。

　　本书内容丰富、全面，以中西医理论为指导，介绍的方法均为治疗颈椎病最主要的且疗效颇佳的非手术疗法。本书条理清晰，语言精练，图文并茂，方法具体，操作性强。由于作者水平有限，书中错误和疏漏之处，敬请广大读者和同仁斧正。

编著者

目 录

第1章 基础知识

1. 人体颈椎是如何构成的 ………………………………………… 1

2. 人体脊柱椎间盘是如何构成的 ………………………………… 2

3. 人体颈椎椎间盘有哪些作用 …………………………………… 3

4. 什么是椎动脉与椎—基底动脉 ………………………………… 3

5. 椎—基底动脉供血不足的临床表现 …………………………… 4

6. 椎—基底动脉供血不足的病因是什么 ………………………… 5

7. 人体脊椎退化共分几个阶段 …………………………………… 5

8. 什么是颈椎病 …………………………………………………… 6

9. 颈椎病的临床分型分为几型 …………………………………… 7

10. 什么是神经根型颈椎病 ……………………………………… 7

11. 什么是脊髓型颈椎病 ………………………………………… 10

12. 什么是椎动脉型颈椎病 ……………………………………… 11

13. 什么是交感神经型颈椎病 …………………………………… 12

14. 什么是混合型颈椎病 ………………………………………… 13

15. 颈椎生理曲度的意义是什么 ………………………………… 13

16. 颈椎生理曲度消失的原因是什么 …………………………… 15

17. 颈椎病的病因有哪些 ………………………………………… 15

18. 颈椎病与骨质增生有关吗 …………………………………… 18

19. 哪些人容易患颈椎病 ………………………………………… 18

20. 颈椎病可以引起血压增高吗 ………………………………… 21

21. 颈椎病可以引起视力障碍吗 ·· 21

22. 颈椎病可以引起吞咽困难吗 ·· 22

23. 频繁落枕与颈椎病有关吗 ·· 22

24. 颈椎病可以引起胃肠不适吗 ·· 23

25. 颈椎病可以引起猝然倒地吗 ·· 23

26. 颈椎病为什么能引起后枕头痛 ·· 24

27. 颈椎病可以引起心脏异常吗 ·· 24

28. 颈椎病可以引起乳房疼痛吗 ·· 25

29. 颈椎病可以引起长期失眠吗 ·· 25

30. 颈椎病可以引起扭头眩晕吗 ·· 26

31. 颈部"咯嗒"声与颈椎病有关吗 ·· 27

32. 诊断颈椎病为什么要检查颈椎活动范围 ······························ 27

33. 颈部压痛点检查对诊断颈椎病的意义 ··································· 28

34. 临床有哪些诊断颈椎病的特殊检查方法 ······························ 29

35. 肌张力和肌力检查对诊断颈椎病的意义 ······························ 31

36. 反射和病理反射检查对诊断颈椎病的意义 ··························· 32

37. 颈部 X 线检查对诊断颈椎病的意义 ···································· 33

38. 颈部 CT 检查对诊断颈椎病的意义 ······································ 34

39. 颈部磁共振检查对诊断颈椎病的意义 ··································· 34

40. 肌电图检查对诊断颈椎病的意义 ··· 35

41. 脑电图检查对诊断颈椎病的意义 ··· 36

42. 实验室和脑血流图检查对诊断颈椎病的意义 ······················ 36

43. 颈椎病治疗为什么要以非手术为主 ····································· 37

44. 颈椎病治疗为什么要强调中西医结合 ·································· 37

45. 颈椎病为什么要与其他疾病相鉴别 ····································· 38

46. 颈椎病如何与臂丛神经痛相鉴别 ··· 39

47. 颈椎病如何与肩关节周围炎相鉴别 ····································· 40

48. 颈椎病如何与落枕相鉴别 ·· 42

49. 颈椎病如何与颈肩综合征相鉴别 ··· 43

50. 颈椎病如何与枕大神经痛相鉴别 ······················ 44

51. 颈椎病如何与美尼尔氏综合征相鉴别 ················ 44

52. 颈椎病治疗强调的四大原则是什么 ··················· 45

53. 项后纵韧带骨化是怎么一回事 ························· 47

54. 颈椎错位是什么原因造成的 ··························· 48

55. 椎体骨刺是如何形成的 ······························· 48

56. 颈椎病会造成瘫痪和大小便障碍吗 ··················· 49

57. 为什么说青少年也要预防颈椎病 ····················· 50

第 2 章　饮食调养

58. 饮食调养颈椎病的原则是什么 ························· 51

59. 药粥调治颈椎病有哪些注意事项 ····················· 51

60. 调养颈椎病的药粥方有哪些 ··························· 53

61. 现代药茶的概念与作用 ······························· 66

62. 了解药茶养生疗疾发展史 ····························· 67

63. 现代药茶的种类和剂型 ······························· 68

64. 治疗颈椎病的药茶方 ································· 70

65. 制作药茶选用药材有哪些禁忌 ························· 75

66. 颈椎病的药酒治疗方法 ······························· 76

67. 汤是健康廉价的"保险费" ··························· 85

68. 滋补汤有什么养生作用 ······························· 86

69. 颈椎病的汤羹调养法 ································· 86

70. 科学配制药膳汤需要注意的事项 ····················· 94

71. 什么是维生素 ······································· 95

72. 维生素 C 与颈椎健康有关吗 ························· 95

73. 维生素 D 与颈椎健康有关吗 ························· 97

74. 维生素 E 与颈椎健康有关吗 ························· 97

75. 什么是矿物质 ······································· 98

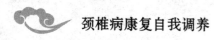
76. 钙与颈椎健康有关吗 ………………………………………… 98

77. 锰与颈椎健康有关吗 ………………………………………… 100

78. 锌与颈椎健康有关吗 ………………………………………… 101

79. 蛋白质与颈椎健康有关吗 …………………………………… 102

第3章 运动调养

80. 运动防治颈椎病有什么要求 ………………………………… 105

81. 颈椎病患者如何选择运动项目 ……………………………… 107

82. 步行有益于颈椎病的治疗吗 ………………………………… 108

83. 慢跑有益于颈椎病的治疗吗 ………………………………… 108

84. 太极拳有益于颈椎病的治疗吗 ……………………………… 109

85. 悬垂有益于颈椎病的治疗吗 ………………………………… 111

86. 爬行有益于颈椎病的治疗吗 ………………………………… 112

87. 蛙泳有益于颈椎病的治疗吗 ………………………………… 112

88. 甩手有益于颈椎病的治疗吗 ………………………………… 113

89. 跳绳有益于颈椎病的治疗吗 ………………………………… 114

90. 端肩有益于颈椎病的治疗吗 ………………………………… 115

91. 屈膝团揉法有益于颈椎病的康复吗 ………………………… 116

92. 颈椎病患者练习手跑有益康复吗 …………………………… 117

93. 练习抖空竹有益颈椎病的康复吗 …………………………… 117

94. 倒立有益于颈椎病的治疗吗 ………………………………… 118

95. 跳舞有益于颈椎病的治疗吗 ………………………………… 119

96. 俯卧撑有益于颈椎病的治疗吗 ……………………………… 120

97. 颈椎病患者腰背床上运动练习法 …………………………… 121

98. 颈椎病患者如何仿生康复 …………………………………… 122

99. 颈椎病患者常摇四肢益于康复吗 …………………………… 123

100. 颈椎病患者练习金鸡独立有益康复吗 ……………………… 123

101. 颈椎病患者练习踢毽子有益康复吗 ………………………… 124

102. 医疗体操有益于颈椎病的康复吗 ……………………… 126

103. 颈椎病患者如何练习颈项疼痛康复操 ………………… 126

104. 颈椎病患者如何练习床上颈项恢复操 ………………… 127

105. 颈椎病患者如何练习颈部哑铃操 ……………………… 127

106. 颈椎病患者如何练习挺拉转颈操 ……………………… 129

107. 颈椎病患者如何做舒颈操 ……………………………… 129

108. 颈椎病患者如何做强脊操 ……………………………… 130

109. 颈椎病患者如何练习八段锦康复操 …………………… 131

110. 颈椎病患者如何练习易筋经康复操 …………………… 135

111. 颈椎病运动治疗的四个注意 …………………………… 142

第 4 章　起居调养

112. 起居与颈椎病康复有关吗 …………………………… 144

113. 颈椎病患者为什么要强调无枕仰卧 …………………… 144

114. 颈椎病患者为什么要用围领与颈托 …………………… 145

115. 颈椎病患者为什么要有正确的坐姿 …………………… 145

116. 颈椎病患者为什么要有正确的站姿 …………………… 148

117. 颈椎病患者驾车时的正确姿势是什么 ………………… 149

118. 颈椎病患者的正确睡姿是什么 ………………………… 151

119. 颈椎病患者为什么不宜留长发 ………………………… 151

120. 颈椎病患者为什么忌颈背受凉 ………………………… 152

121. 颈椎病患者为什么仰卧洗头应谨慎 …………………… 152

122. 颈椎病患者为什么忌躺着看电视 ……………………… 153

123. 颈椎病患者为什么忌长时间打麻将 …………………… 153

124. 颈椎病患者衣着要注意什么 …………………………… 153

125. 颈椎病患者睡眠如何选用枕头 ………………………… 155

126. 颈椎病患者睡眠如何选用睡床 ………………………… 156

127. 水浴有益颈椎病康复吗 ………………………………… 157

128. 温泉浴有益颈椎病康复吗 ·············· 158

129. 盐水浴有益颈椎病康复吗 ·············· 159

130. 海水浴有益颈椎病康复吗 ·············· 160

131. 冷水浴有益颈椎病康复吗 ·············· 161

132. 桑拿浴有益颈椎病康复吗 ·············· 162

133. 日光浴有益颈椎病康复吗 ·············· 163

134. 泥浴有益颈椎病康复吗 ················ 164

135. 药枕对颈椎病康复有用吗 ·············· 165

136. 颈椎病患者为什么要注意背部保暖 ······ 168

第 5 章　中西医治疗

137. 何谓经络 ·························· 169

138. 经络真的存在吗 ···················· 169

139. 经络系统是如何组成的 ················ 170

140. 十二经脉在体内是如何分布的 ·········· 171

141. 十二经脉是如何交接流注的 ············ 172

142. 经络的基本功能是什么 ················ 173

143. 人体奇经八脉的循行与作用 ············ 174

144. 经络在颈椎病防治上有什么作用 ········ 175

145. 督脉从人体颈椎处循行经过吗 ·········· 176

146. 手阳明大肠经循行于颈椎吗 ············ 178

147. 手少阳三焦经有分支循行于颈椎吗 ······ 179

148. 手太阳小肠经有分支循行于颈椎吗 ······ 180

149. 足太阳膀胱经从颈椎处经过吗 ·········· 181

150. 足少阳胆经从颈椎处经过吗 ············ 183

151. 按摩疗法益于颈椎病吗 ················ 184

152. 颈椎病颈部按摩捏拿如何操作 ·········· 186

153. 颈椎病治疗颈部手擦法如何操作 ········ 186

154. 颈椎病治疗颈项旋扳法如何操作 ·············· 187

155. 颈项旋扳为何一定要专业人员 ················ 188

156. 颈椎病治疗头颈肢体摇动法如何操作 ·········· 189

157. 颈椎病上肢循经搓揉法如何操作 ·············· 190

158. 颈椎病抖动肢体疗法如何操作 ················ 191

159. 颈椎病颈肩关节拔伸法如何操作 ·············· 192

160. 提捏疏通督脉能治疗颈椎病吗 ················ 193

161. 循经拍打能治疗颈椎病吗 ···················· 195

162. 拍打疗法治疗颈椎病的原理是什么 ············ 195

163. 颈椎病拍打疗法怎样选择介质 ················ 196

164. 颈椎病拍打时如何掌握轻重与节奏 ············ 197

165. 颈椎病循经拍打的顺序如何 ·················· 198

166. 循经拍打治疗颈椎病的正确手法 ·············· 199

167. 颈椎病循经拍打有哪些注意事项 ·············· 200

168. 颈椎病督脉擦揉疗法如何操作 ················ 201

169. 中医热敷疗法对颈椎病有效吗 ················ 202

170. 陈醋热敷对颈椎病有益吗 ···················· 203

171. 民间简易的颈椎病热敷方法有哪些 ············ 205

172. 耳穴贴压对颈椎病有效吗 ···················· 205

173. 艾灸疗法对颈椎病有效吗 ···················· 207

174. 如何用温灸器疗法治疗颈椎病 ················ 208

175. 如何用艾条灸疗法治疗颈椎病 ················ 208

176. 如何用挑刺灸疗法治疗颈椎病 ················ 209

177. 如何用温针灸疗法治疗颈椎病 ················ 210

178. 什么是拔罐疗法 ···························· 211

179. 如何用投火法治疗颈椎病 ···················· 212

180. 如何用闪火法治疗颈椎病 ···················· 213

181. 如何用架火法治疗颈椎病 ···················· 213

182. 什么是点穴疗法 ···························· 214

183. 点穴疗法有什么功用 …………………………… 215

184. 点穴疗法手法如何操作 ………………………… 217

185. 颈椎病点穴常用穴位有哪些 …………………… 218

186. 什么是颈椎病足底按摩疗法 …………………… 230

187. 颈椎病的牵引疗法如何操作 …………………… 232

188. 颈椎病治疗牵引注意有哪些 …………………… 233

189. 颈椎病牵引适应证是什么 ……………………… 234

190. 颈椎病牵引禁忌证是什么 ……………………… 234

191. 颈椎病的理疗治疗方法有哪些 ………………… 235

192. 中医穴位封闭疗法有益颈椎病吗 ……………… 239

193. 什么是刮痧疗法 ………………………………… 239

194. 刮痧的操作方法 ………………………………… 240

195. 刮痧疗法治疗颈椎病如何操作 ………………… 241

196. 什么是颈椎病香熏疗法 ………………………… 243

197. 如何用针刺疗法治疗颈椎病 …………………… 244

198. 中医对颈椎病是如何辨证的 …………………… 244

199. 治疗颈椎病的民间验方有哪些 ………………… 248

200. 治疗颈椎病的中成药有哪些 …………………… 250

201. 治疗颈椎病的祛风湿散寒药有哪些 …………… 252

202. 治疗颈椎病的祛风湿清热药有哪些 …………… 256

203. 治疗颈椎病的祛风湿强筋骨药有哪些 ………… 260

204. 治疗颈椎病的其他中草药有哪些 ……………… 262

205. 颈椎病对症治疗的西药有哪些 ………………… 269

206. 减缓颈椎病骨质增生的药物有哪些 …………… 271

207. 治疗颈椎病常用的止痛药有哪些 ……………… 271

208. 西医的脱水疗法的适应证是什么 ……………… 274

209. 什么是颈椎病的髓核化学溶解法 ……………… 274

210. 颈椎病的手术疗法有哪些 ……………………… 275

附录

附录 1：腧穴骨度分寸定位法 ·· 276

附录 2：本书头面躯体部常用穴位详解 ·································· 278

附录 3：本书上下肢常用穴位详解 ·· 285

第1章　基础知识

1. 人体颈椎是如何构成的

人的脊柱是支撑人体的骨架，是由24个椎骨、一个骶骨和一个尾骨组成。它们通过韧带、软骨和关节连成一个完整的脊柱。

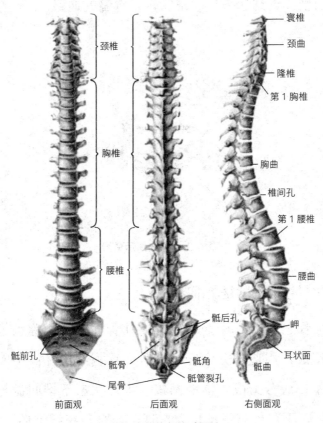

脊柱的整体观示意图

颈椎是由7块颈椎骨叠加起来相互组成的关节。第1颈椎、第2颈

1

椎和第 7 颈椎被称为特殊的颈椎骨。第 1 颈椎形状呈环样，又称寰椎，它上托头颅，没有椎体、棘突和关节突。第 2 颈椎又叫枢椎，它特殊的地方是椎体上方有指头样的隆起，称为"齿突"。我们的头部能旋转自如，全赖于第 1 颈椎的齿凹和第二颈椎的齿突关连相接。第 7 颈椎又称隆椎，它的棘突长而不分叉，在颈部隆起，皮下容易摸得，我们伸手在颈后摸到的最明显的骨突就是第七颈椎的棘突，医学上常常作为辨认椎骨序数的标志。中医所说的大椎穴就在隆椎与第一胸椎棘突之间。第 3、第 4、第 5、第 6 颈椎结构如图所示。颈椎的椎间孔，是神经的通路，颈椎 1 ~ 6 椎的椎体两旁有横突孔，是椎动脉的通道，椎体后缘靠椎板和椎弓连成椎孔，上下的椎孔连结起来构成椎管，是脊髓的通路。

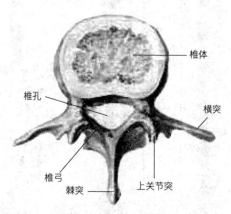

颈椎 3 ~ 6 结构示意图

2. 人体脊柱椎间盘是如何构成的

椎骨与椎骨之间有一片富有弹性的软骨样衬垫，称为椎间盘。椎间盘由两部分组成，周边部分为纤维软骨，称为纤维环；中间部分主要由胶状样的黏蛋白成分组成，称为髓核。生理状态下椎间盘与相邻椎骨的椎体连接牢固，不可能有滑动现象出现，而且，在纤维环完整无损伤时，髓核不容易向周围脱出。

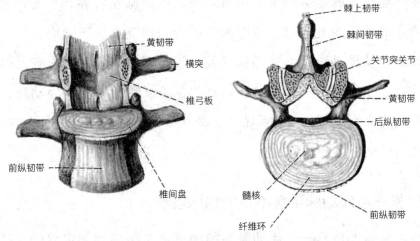

椎间盘结构示意图

3. 人体颈椎椎间盘有哪些作用

人体脊柱椎间盘的作用有三点：一是椎间盘是椎体间的主要连接及稳定结构，是连接两个脊椎骨的纽带，可以协助韧带保持椎体相互紧密连接以及脊柱的稳定性。二是由于椎间盘富有弹性，不但保证相邻椎体之间可以有一定限度的活动而且保证了脊柱具有像弹簧片一样的功能，既能保证脊体负重，又可以吸收震荡。三是椎间盘能使上下相邻的椎体各部分所承受的压力均等，从而起到缓冲来自下部的冲击力量，使头颅免受振荡。由此可见椎间盘的作用还真不可小视。

4. 什么是椎动脉与椎–基底动脉

椎动脉一般发自锁骨下动脉的后上方，是其第一个分支。椎动脉一般都从第六颈椎横突孔穿入，跨经上位六个颈椎的横突孔。椎动脉自寰椎横突孔穿出后，绕过寰椎侧块后方，跨过寰椎后弓的椎动脉沟，经向上方，经枕骨大孔进入颅腔。它由颈部、椎骨部、枕部、颅内部四部分组成。

椎－基底动脉是脑的重要供血动脉。椎动脉左右各有一支，它穿行于颈椎两侧的横突孔，向上行进入头颅内，两支血管在脑内合为一支叫基底动脉。从椎动脉和基底动脉又发出很多粗细不等的小血管，供应人脑的枕叶、小脑、脑干、丘脑及内耳等部位。椎动脉和基底动脉以及它们的分支统称为椎基底动脉系统。正常双侧椎动脉血流量为 200 毫升／分钟，相当于全脑血流量的 1/5。

5. 椎－基底动脉供血不足的临床表现

当各种病因使椎－基底动脉系统的血流量下降到一定程度，就可以出现相应的脑缺血症状，脑缺血症状一般不超过 24 小时，但可反复发作，医学上称为椎－基底动脉系统短暂缺血发作，简称"椎－基底动脉供血不足"。椎－基底动脉供血不足发作时的表现有头晕伴有天旋地转的感觉或周围物体摇晃感即眩晕；恶心、呕吐、耳鸣、听力下降；视物不清或视物成双影、视物变形；行走不稳、言语不清、声音嘶哑、吞咽困难；一侧肢体无力伴对侧嘴歪眼斜、面部麻木；严重者可出现四肢无力、跌倒、神志丧失。临床以眩晕、恶心、呕吐、耳鸣最多见。症状持续数分钟或数小时，多在 24 小时内缓解，不留后遗症，但可反复发作。人过中年以后，如果出现发作性眩晕、恶心、呕吐、耳鸣等症状，应该想到有椎－基底动脉供血不足的可能，如果有高血压、肥胖、糖尿病、严重的颈椎病、冠心病等，更应怀疑此病。患者应立即平卧，护送去医院就诊。选择医院的原则是：就近、最好是有神经专科和急诊科室的医院。寻找合适的交通工具，以减少途中患者受震动和颠簸，搬动患者时要避免突然改变体位和过度扭转颈部。患者呕吐时要及时清除口腔的呕吐物，防止误吸入气道。

小贴士

　　椎－基底动脉供血不足患者睡眠不能"高枕无忧"，高枕可能影响椎动脉的血流，还可能刺激颈交感神经，诱发脑缺血。椎－基底动脉供血不足患者锻炼身体时颈部不能过度地后仰、扭转、屈曲。外出旅游不能乘坐高速、旋转、快速升降的游乐设备，登高及坐缆车时也要小心。椎－基底动脉供血不足野外或途中有发作应立即停下来平卧休息，外出旅行时也要规律用药。

6. 椎－基底动脉供血不足的病因是什么

　　椎－基底动脉供血不足常见于老年人。大多数是由于椎－基底动脉粥样硬化所引起。一是高血压、糖尿病、高脂血症、动脉硬化以及血管炎症导致椎基底动脉系统的血管管腔狭窄、血栓形成；二是动脉血压过低使椎基底动脉的血流量减少；三是严重的颈椎病导致颈椎横突孔狭窄，压迫椎动脉；四是某些先天的椎基底动脉发育异常等。导致椎－基底动脉供血不足。在治疗上如果确诊为椎－基底动脉供血不足之后，可在医生指导下分别给予西比灵或脑益嗪、眩晕停或敏使朗、长春胺制剂（如奥勃兰）或银杏叶制剂等治疗。急性发作期，选用葛根素、灯盏细辛注射液、维脑路通、血塞通、金纳多、胞二磷胆碱等静脉滴注。如果有高血压需要同时用控制血压的药物，如尼莫地平等。

7. 人体脊椎退化共分几个阶段

　　脊椎退化共分四个阶段：第一阶段椎体间存在无菌性炎症，患者会有酸痛的症状。此阶段尚无骨刺与椎间盘退化等永久改变，神经根受压的机会较少。一般始于 25 岁以前。第二阶段椎间盘开始退化，骨刺开始出现，患者会有关节僵硬，偶尔会有头晕、头痛、手脚麻木的症状。脖子痛与落枕是常发生的事。早晨起床后会有关节不灵活的感觉，需经活动后才感到正常，坐时间长了会出现腰背酸痛。此阶段多发生在 25 ～ 45 岁。第三阶段椎间盘更薄了，但尚未"消失"；骨刺更长了，但尚未"搭桥"。上述症状更为严重，并且由间断性发作转为持续性发作。年龄多为 45 ～ 65 岁。第四阶段是一个以上的椎间盘完全消失，骨刺开始搭桥。各种症状持续而严重。

8. 什么是颈椎病

颈椎病是指脊柱颈椎段的临床疾患，它包括的范围很广。确切地说，颈椎病是指颈椎椎间盘、颈椎骨关节、软骨、韧带、肌肉、筋膜等所发生的退行性改变及其继发改变，致使脊髓、神经、血管等组织受损害，而引起如压迫、刺激、失稳等产生的一系列临床症状，因而又称为颈椎综合征。需要说明的是颈椎病虽然指颈部的疾患，但不能简单认为颈椎病是一种单一的疾病，而是一个受多种因素影响的综合的症候群。由于颈椎不仅要上承头颅的重量，还要下接活动性较小的胸椎和颈椎，需要灵活活动，又由于颈椎所处的位置特殊，故由颈椎退变而导致的颈椎疾患，会对人体整体健康产生一系列影响。

中医学虽无"颈椎病"的病名，但有关颈椎病的论述，散见于"痹证""头痛""眩晕""项强""项筋急"和"项肩痛"等。如《张氏医通》说："肾气不循故道，气逆挟脊而上，致肩背痛，……或观书对襄久坐致脊背痛"；《伤寒论》中说："项背强几几，……桂枝葛根汤主之"。指出了类似颈椎病的形成原因，同时还详细记载了肩背臂痛的辨证施治，为后世治疗颈椎病提供了宝贵的经验。中医认为之所以会患颈椎病是由于人到中年以后，随着年龄的增长，肝肾之气逐渐衰退，精血亏虚，筋骨失去濡养，加之日常生活中，颈椎部活动频繁，反复劳损，风寒湿邪乘虚而入，可引起颈部及周围的肌肉韧带发僵变硬、肥厚钙化、颈椎间盘萎缩退化等病变，进而形成颈椎骨质增生、椎间盘突出而刺激或压迫颈脊神经根、椎动脉和脊髓，以至颈椎在临床上出现各种不同症状。

9. 颈椎病的临床分型分为几型

颈椎病是一个包括各种病理改变的综合征，其病情较为复杂，主要症状是颈肩痛，少数有眩晕、摔倒，或面部发热、出汗异常、视物不清。典型的患者可以出现上肢麻木、疼痛和无力；严重者双下肢活动受影响，甚至瘫痪。具体来说，患者可能会出现脖子发僵、发硬、疼痛，颈部活动受限，肩背部沉重，肌肉变硬，上肢无力，手指麻木，甚至有头痛、头晕、视力减退、耳鸣、恶心等异常感觉。当然，不是所有的表现都会在每一个颈椎病患者身上表现出来，往往是仅出现部分症状，而且大部分患者表现轻微，病程也比较长。所以颈椎病在分型上完全分清尚有一定的困难，这也是当前缺乏一种完全为大家所能接受的、合理的分期分型标准的原因。就目前大家所能使用的简易分型的诊断标准，医学专家将颈椎病的临床症状和体征分为五型。

10. 什么是神经根型颈椎病

神经根型颈椎病系指颈椎椎间盘退行性改变及其继发性病理改变所导致神经根受压引起相应神经分布区疼痛为主临床表现的总称。神经根型颈椎病的病因，颈椎椎间盘的退行性改变是颈椎病发生发展病理过程中最为重要的原因，在此基础上引起一系列继发性病理改变，如相邻椎体后缘及外侧缘的骨刺形成，小关节及关节的增生肥大，黄韧带的增厚及向椎管内形成皱褶，这些病理性因素与椎间盘一道均可对颈神经根形成压迫。神经根型颈椎病好发年龄为 50 岁，以男性居多，发病过程多为慢性。

神经根型颈椎病症状可为一侧性或两侧性，通常为单根神经根受累，也可由多节段病变致两根或多根神经根受压。颈椎病变主要见于颈 4 ～ 5 以下，以颈 5、颈 6 与颈 7 神经根受累最为多见。

根性痛是神经根型颈椎病最重要的临床表现，有时甚至是唯一的临床表现。由于多为单根神经根受累，疼痛常局限于颈、胸或上肢某一特定区域。颈椎旋转、侧屈或后伸可诱发根性痛或使其加剧。症状发作过程可为急性或慢性。急性发作患者年龄多在 30 ～ 40 岁，常发生于颈部外伤之后数日或以往有颈部外伤史。

神经根型颈椎病症状以疼痛为主，表现为剧烈的颈痛及颈部活动受限，颈痛向肩、臂、前臂及手指放射，同时可有上肢无力及手指麻木。疼痛严重时患者甚至无法入睡。而病程表现为慢性者多系由急性发展而来，相当一部分患者为多根神经根受累。年龄多高于急性发作患者，表现为颈部钝痛及上肢放射痛，并可有肩胛部麻木感。常见诱因有搬运重物等。

根据典型的症状、体征及影像学检查，一般即可作出初步诊断。但由于诊断和治疗特别是手术治疗的需要，要求作出定位诊断。颈 3 神经根由于颈 3 神经根后根神经节靠近硬膜囊，易受增生肥大的颈 3 钩突和上关节突压迫，而颈 2 ～ 3 椎间盘突出则不易对神经根形成压迫。

疼痛剧烈、表浅，由颈部向耳郭、眼及颞部放射，患侧头部、耳及下颌可有烧灼、麻木感。体检有时可发现颈后、耳周及下颌部感觉障碍。无明显肌力减退。颈 4 神经根常见，以疼痛症状为主，疼痛由颈后向肩胛区及胸前区放射，颈椎后伸可使疼痛加剧。体检时可见上提肩胛力量减弱。

（1）颈5神经根：感觉障碍区位于肩部及上臂外侧，相当于肩章所在部位。主诉多为肩部疼痛、麻木、上肢上举困难，难以完成穿衣、吃饭、梳头等动作。体检时可发现三角肌肌力减退，其他肌肉如冈下肌、冈上肌及部分屈肘肌也可受累，但体检时难以发现。肱二头肌反射也可减弱。

（2）颈6神经根：颈6神经根常仅次于颈7神经根受累。疼痛由颈部沿肱二头肌放射至前臂外侧、手背侧拇指与食指之间，以及指尖。早期即可出现肱二头肌肌力减退及肱二头肌反射减弱，其他肌肉如冈上肌、冈下肌、前锯肌、旋后肌、拇伸肌及桡侧腕伸肌等也可受累。感觉障碍区位于前臂外侧及手背"虎口区"。

（3）颈7神经根：最为常见。患者主诉疼痛由颈部沿肩后、肱三头肌放射至前臂后外侧及中指，肱三头肌肌力在早期即可减弱，但常不被注意，偶尔在用力伸肘时方可察觉。有时胸大肌受累并发生萎缩，其他可能受累的肌肉有旋前肌、腕伸肌、指伸肌及背阔肌等。感觉障碍区位于中指末节。

（4）颈8神经根：感觉障碍主要发生于环指及小指尺侧，患者主诉该区麻木感，但很少超过腕部以下部位。疼痛症状常不明显，体检时可发现手内在肌肌力减退。

神经根型颈椎病压颈试验与上肢牵拉试验多为阳性，痛点封闭无明显疗效。X线平片示颈椎曲度改变、骨刺形成等，磁共振成像可清晰显示局部病理解剖状态，包括髓核脱出与突出、脊神经受累部位及程度。临床表现与影像学上的异常在节段上一致。各种有针对性的非手术疗法均有明显疗效，如头颈牵引、颈围制动及纠正不良体位。手法按摩亦有一定疗效。

11. 什么是脊髓型颈椎病

脊髓型颈椎病多在颈椎椎管狭窄的基础上发生，是由颈椎间盘向后突出、椎体后缘骨刺、黄韧带肥厚、椎管狭窄、椎体滑移等原因对脊髓的直接压迫，或者由于交感神经的刺激，导致脊髓血管痉挛等因素造成脊髓变性坏死，并由此引起的以肢体功能障碍为特点的症候群。脊髓型颈椎病较神经根型颈椎病明显少见，但是此型患者不仅症状严重，且大多数是以"隐性"形式发病，大多在中年以后（神经根型多见于青壮年），逐渐出现手足感觉障碍及肌肉乏力，开始较轻微，通常突然有一次跌倒，或全身出现"电击式反应"，方才引起注意，在检查后发现本病。

脊髓型颈椎病分中央型和周围型两种。中央型的发病从上肢开始，向下肢发展；周围型的发病是从下肢开始，向上肢发展。由此不难看出，脊髓型颈椎病中的周围型是引起腿痛的根本原因。因其脊髓双侧受压，故其临床表现主要是缓慢的进行性双下肢麻木、发冷、疼痛和步态不稳、步态笨拙、发抖、无力等。有的患者诉说如"踩棉花感"、头重脚轻、摇摇欲倒。发病初期常是间歇性，劳累行走过多等可使症状加剧。少数患者猛然仰头时感到全身麻木，双腿发软，甚至摔倒。随着病程发展，症状可逐渐加剧并转为持续性，表现为不全痉挛性瘫痪，以致卧床不起，甚至呼吸困难。膀胱、直肠括约肌症状也较常见，多表现为尿急、尿频、排尿无力、大便无力，个别患者有性功能障碍，亦可表现为四肢瘫、三肢瘫、偏瘫、交叉瘫等多种亚型。脊髓型颈椎病的发病率占各型颈椎病的 10%～15%。

临床上不是每例颈椎病都会发展为脊髓型，况且大部分脊髓型颈椎病也是可以治疗的，但发病期间要防止走不稳而摔伤。脊髓型颈椎病引发双腿痛，根据间歇跛行、主诉与客观检查不相符、颈部后伸受限及疼痛三大特点，本病可明确诊断，个别困难者可做 CT 扫描、磁共振或脊髓造影检查，便可一目了然。

12. 什么是椎动脉型颈椎病

椎动脉型颈椎病是由于椎动脉受压迫或刺激而引起其供血不足所产生的一系列症状。我们在前面已谈到颈椎是活动量最大的脊柱节段，因而易产生劳损，并随着年龄的增长及损伤的积累而发生颈椎退行性变，尤其是 4 ～ 5、5 ～ 6 颈椎段是易发病的椎段。

由于颈椎退变包括向后方突出的椎间盘，钩椎关节或椎体骨刺，以及椎体半脱位或上关节突向方滑脱，都可压迫椎动脉或刺激椎动脉周围之交感神经丛，使椎动脉痉挛，管腔狭窄，造成椎基底动脉供血不足，引起一系列临床症状。基底动脉在正常情况下，左侧和右侧的椎动脉能互相调节血流量，以应付颈椎活动造成的压迫，使血流正常供应给脑组织。

例如，当头向左侧转动时，左侧的椎动脉发生扭曲或扭曲加大而使管腔变窄，血流量减少，这时右侧椎动脉即自动调节，以代偿性的血流量增加而弥补之，不致造成脑组织缺血。

如果双侧椎动脉由于僵化或受骨刺的压迫和刺激引起管腔狭窄时，成了"泥菩萨过河——自身难保"了，哪能代偿性增加血流量呢？因此，导致基底动脉缺血的一系列表现，产生椎动脉型颈椎病。

椎动脉型颈椎病是中老年人的常见病。颈椎病患者中约 70% 有椎动脉受累。50 岁以上头晕、头痛者，50% 以上与颈椎病引起的椎基底动脉受累有关。

在临床上易有"颈椎眩晕""椎动脉压迫综合征"等诊断，又称为"颈性偏头痛"。椎动脉型颈椎病的临床特征，最常见的是头痛，眩晕和视觉障碍等。头痛由于枕大神经病变。常呈发作性疼痛，持续数分钟，数小时乃至更长，偶尔也可为持续性疼痛，阵发性加剧。

疼痛的性质各人的情况不一样。一般称跳痛（搏动性痛）或灼热痛，而且局限于一侧颈枕部或枕顶部，同时伴有酸、胀等异常感觉。疼痛多于早晨起床后，转动头颈部或乘车颠簸时发生或加剧。少数患者呈现疼痛过敏，触及患者头皮时疼痛难忍，甚至触碰头发时即感剧痛，十分苦恼。疼痛发作时，常起自颈部，迅速扩展至耳后及枕顶部，或向眼眶区和鼻根部发射。有的患者在发作前有先兆，如出现"眼前发黑""闪光"等视觉症状。疼痛剧烈时常合并有自主神经功能紊乱的症状，如恶心，呕吐，出汗。

椎动脉型颈椎病 X 线示椎体间关节失稳，或钩椎关节骨质增生。一般有较明显的交感神经症状。非手术疗法为本型基本疗法，90％以上均可获得疗效。具有以下情况者可施用手术疗法：有明显颈性眩晕或猝倒，发作至少 2 次以上，经非手术治疗无效，且影响生活、工作，经血管数字造影、椎动脉造影可予以证实。

13. 什么是交感神经型颈椎病

交感神经型颈椎病是由于颈椎退行性变化造成颈部交感神经受刺激而出现的一种症候。其发病率在颈椎病患者中仅占 5％，但症状繁多，影响到患侧的上半部躯干、头部、上肢以及内脏和五官，因而会引发疼痛、感觉异常、血管运动障碍、腺体分泌异常和营养障碍，特别是内脏和五官的功能障碍。交感神经痛的特点为酸痛、有压迫感和灼痛、钝痛，产生的部位界限模糊不清，并有弥漫性扩散，而不沿神经干的路线传导。实际上交感神经受刺激不是单独存在的，颈椎的退变、颈椎生理曲线的改变、小关节的错位、椎间不稳、钩椎关节及椎体的骨赘等造成的创伤性反应都可造成椎动脉、硬膜、后纵韧带、关节囊等部位交感神经末梢受刺激和压迫，通过脊髓或脑—脊髓反射而出现一系列的症状。

此型颈椎病与神经根型颈椎病的最大区别是转动头部与症状变无明显关系。有的患者有耳鸣，舌麻，瞳孔缩小，心律不齐，时快时慢；有的患者局部肢体发凉、麻木，皮肤可有刺痒感；有的患者头、耳部发木；更有的患者半边身体出汗过多或极少。影像学检查可见典型的颈椎椎体增生性改变。

14. 什么是混合型颈椎病

颈椎间盘遭受急、慢性损伤后产生损伤后的修复反应，可形成骨赘与破坏的椎间盘组织和后纵韧带组成的混合性突出物。其向后外侧突出时，压迫神经根，产生神经根压迫和刺激症状；向侧方突出，压迫椎动脉或刺激交感神经，产生椎动脉供血不足症状或交感神经症状；向后方突出，压迫脊髓，产生脊髓压迫症状；当突出物介于上述不同部位之间，同时压迫、刺激不同组织时，即可产生混合型症状。也就是人们常说的混合型颈椎病。从临床症状来说，混合型颈椎病是指上述各型中有2型或2型以上存在于同一患者身上时，叫混合型。混合型颈椎病诊治较为复杂，应从病理上搞清前后顺序及主次之分，按轻重缓急，依序处理。治疗时要注意按发病机制治疗，对手术持慎重态度；注意年龄特点，年轻者多病情简单，而年老者多病程长，病情复杂，病位广泛，全身状态不佳，治疗上要全面考虑。

15. 颈椎生理曲度的意义是什么

人体端坐或站立时，从侧方看人的脖子似乎是直的，但包绕其内的颈椎并不是直的，而是在其中段有一向前凸出的弧度。这一向前的弧形凸起，医学上称为颈椎的生理曲度，在X线片上，沿此曲度的走行，在各个颈椎椎体后缘连续的一条光滑的弧形曲线，称为颈椎生理曲线，正常值为

（12±5）mm。其测量方法是从齿状突后上缘至第七颈椎椎体后下缘作一直线，上述弧线的最高点至这条直线的最大距离就是颈曲大小的数值。

颈椎曲度的形成是由于颈 4～5 椎间盘前厚后薄造成的，这是人体生理的需要。它可以增强颈椎的弹性，起到一定的缓冲振荡的作用，防止大脑的损伤。同时，也是颈部脊髓、神经、血管等重要组织正常的解剖生理需要。

每当外伤、退变姿势不良时，不仅可以造成颈椎生理曲度的改变，而且可以因此引起相应的病理改变，从而出现临床症状及 X 线改变等。颈椎退变时，颈椎的前凸可逐渐消失，颈椎前凸曲线甚至可变直或反张弯曲，成为颈椎病 X 线上较为重要的诊断依据之一。据研究，颈椎轻度变直，或早期变直，经保养治疗，有望恢复原来的弧度；但中度变直，或颈椎增生明显，椎管已狭窄的，如果强迫使其变直，甚至使已反屈的颈椎恢复到原来的弧度，势必使原已狭窄的椎管更变窄，可引起症状加重，甚至瘫痪。

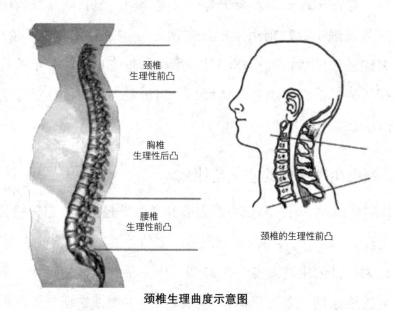

颈椎生理曲度示意图

16. 颈椎生理曲度消失的原因是什么

一是急性颈部肌肉扭伤：由于肌肉的疼痛、痉挛，肌肉牵拉骨骼，致使颈部生理曲度变直。

二是颈肩部肌纤维组织炎：由于长期坐姿不良、着凉等原因可引起颈肩部肌纤维组织炎，使肌肉由于疼痛而痉挛。可致颈椎生理曲度变直。

三是神经根型颈椎病：在急性期，由于受累的小关节呈急性炎症，关节骨膜及关节囊肿胀，邻近的神经根受激惹，患者多有颈肩部紧张，可引起颈椎生理曲度变直。

四是颈椎的病变：如颈椎的肿瘤、结核、化脓性感染等均可引起颈部肌肉痉挛、颈椎活动受限及生理曲度变直。强直性脊椎炎，此病晚期可引起颈椎僵硬强直。

17. 颈椎病的病因有哪些

颈椎病的病理过程相当复杂，其发病因素多种多样。如：不良的睡眠体位，工作姿势不当，长期处于坐位，尤其是低头工作，造成颈后部肌肉韧带组织的劳损。另外，在屈颈情况下，椎间盘的内压增大，使髓核后移而出现退变；不适当的体育锻炼如超过颈部耐量的运动造成外伤等均可成为颈椎病的病因。颈椎病的病因虽多，但下列因素在颈椎病的产生和发展中起着重要作用。

（1）年龄因素：人就像一台机器，随着年龄的增长，人体各部件的磨损也日益增加。颈椎也是一样，会产生各种退行性变化。有资料表明，50岁左右的人群中大约有25％的人患过或正患颈椎病，60岁左右则达50％，70岁左右则颈椎病发病率几乎为100％。现代医学研究也证实，人在20岁左右时颈椎的老化与退变就开始了，会逐渐发生椎间盘变性、脱水、血肿及微血管的撕裂、骨刺、关节及韧带的退行性病变及椎管狭窄。

（2）慢性劳损：颈椎是最灵活、活动频率最高的椎体，在承受各种负荷、劳损后，会逐渐出现退行性变化。当然，不同的职业，颈椎的劳损程度也不同，长期从事低头工作或头颈固定某一姿势工作者，患颈椎病的比例较高，如会计、绘图员、外科医生、电脑操作者、雕刻、刺绣、撰写、文秘工作者、职业作家等，往往每日连续低头屈颈工作数小时，乃至十多个小时，迫使颈部长时间处于疲劳状态，易加速颈椎间盘退变和颈部软组织劳损。

（3）意外事故：颈部外伤也是引起颈椎病的病因之一。有资料表明，颈椎病患者中约有半数病例与外伤有直接关系，如不得法的倒立、翻筋斗、工作与生活中的意外、运动性损伤等。高速行车中的突然刹车而造成颈椎病已是相当常见，称为"挥鞭"损伤。由于交通日益发达，此类损伤也迅速增多，乘车人在瞬间发生屈曲性颈部损伤，使椎体后软组织，如棘间韧带、棘上韧带、项韧带、关节囊等断裂，有的可同时发生颈椎脱位或半脱位。因颈屈后又受反力作用，可使脱位的关节又复位。X线摄片等检查骨性或关节损伤，仅见棘突间距增宽、棘突排列紊乱，或者伴有棘突骨折。如该类损伤有骨性损伤的，易在X线检查中明确诊断出来，但仅伤致棘韧带及棘间韧带等断裂的，瞬间脱位的关节已自行复位，不易发现。

（4）慢性咽炎：慢性咽炎为咽部黏膜、黏膜下及淋巴组织的弥漫性炎症，为上呼吸道慢性炎症的一部分，为咽部中的常见病。本病病程很长，症状顽固，不易治愈。此病分慢性单纯性咽炎、慢性肥厚性咽炎、慢性萎缩性咽炎。有资料表明，当咽部及颈部有急慢性感染时，易诱发颈椎病，或使颈椎病症状加重。这是由于咽部的炎性改变可直接刺激邻近肌肉、韧带，或通过丰富的淋巴系统使炎症在局部扩散，以致造成该处肌张力低下、韧带松弛和椎关节内外失衡，破坏了椎体间的稳定性。

（5）椎管狭窄：椎管狭窄症是指各种原因引起的椎管诸径线缩短，椎管容积缩小，压迫硬脊膜、脊髓或脊神经根而导致相应神经功能障碍综合征，它与脊柱发育异常、颈椎间盘脱出、退行性骨关节病、黄韧带肥厚、后纵韧带钙化、骨化及损伤等多种因素有关。按发生原因，椎管狭窄可分为先天性、获得性及混合性三种，先天性者较少见。按类型分类包括椎管中央狭窄、侧隐窝狭窄及椎间孔狭窄。医学解剖发现颈椎病与颈椎椎管狭窄关系密切。许多临床资料表明，颈椎管内径尤其是矢状径，与颈椎病的发生有直接关系。椎管狭窄者，当受外伤，甚至轻伤时也易发病，而大椎管者不易发病。

（6）炎症、畸形：患有急性扁桃腺炎、颈淋巴结炎、乳突炎等病，可出现急性颈痛、活动不利，甚至有的会产生肌肉痉挛性斜颈。X线片示有的颈椎呈半脱位，可能是患侧肌肉的保护性反应，或炎症波及颈椎间关节囊，产生渗液，导致充血、颈椎周围韧带松弛钙化等病理改变，使颈椎失稳所致；有的先天性畸形，如颈椎横突肥大、颈肋、齿状突发育不良或缺如、隐性椎裂、自发性椎体融合等，会使患者相邻的椎体产生应力功能改变，加速了颈椎退行性改变，从而导致颈椎病。

（7）其他因素：吸烟对颈椎病患者非常有害，也是造成颈椎病的致病因素之一。烟中的尼古丁等有害物质可导致毛细血管的痉挛，造成颈椎椎体血液供应降低，使椎间盘与上下椎体连接的软骨板钙化，椎间盘的有氧供应下降，废物增多，椎间盘中的酸碱度下降，最终使椎间盘代谢改变，发生退变，引起颈椎间盘突出。

各种先天性畸形颈，如先天椎体融合、第一颈椎发育不全或伴颅底凹陷症、棘突畸形等，也会诱发颈椎病。由于各种原因造成的人体代谢失常者，特别是钙、磷代谢和激素代谢失调者，往往容易产生颈椎病。临床还发现，情绪不好往往会使颈椎病加重，而颈椎病加重或发作时，患者的情绪往往更不好,很容易激动和发脾气,颈椎病的症状也更为严重,从而形成恶性循环。

18. 颈椎病与骨质增生有关吗

所谓骨质增生,是指关节软骨的改变,主要有椎骨边缘或关节边缘,关节面及骨实处骨小梁增多和骨密度增高或骨质疏松。因有时其增生形成状像口唇或像鸟嘴等,故叫作唇状突起或骨赘,一般人称为骨刺。中医所称的"骨痹"等统称骨质增生。

颈椎骨质增生,其实质上是一种正常的生理现象。据统计,人类的骨关节早在 20 岁前后就已开始发生退变,30 岁前后开始骨质增生,40 岁以上的人有 45%～50%会出现骨质增生。60 岁以后,80%以上的人或多或少会出现骨质增生。随着年龄的增长,关节的软骨逐渐退化,细胞的弹性减少,骨关节在不知不觉中被磨损,尤其是活动度较大的颈、腰关节。损伤的关节软骨缺少血液供给营养时,就很难修复。这时,在关节软骨的周围,血液循环比较旺盛,就会出现代偿性软骨增长,即为骨质增生的前身。时间久了,增生的软骨又被钙化,这就是骨质增生。事实上只要骨刺逐渐适应了关节活动的需要,就不会再生长了。颈椎病的X线片显示,大多数颈椎病的颈椎可有不同程度的骨质增生或骨赘形成。许多学者认为这些增生物并非颈椎病的主因。

19. 哪些人容易患颈椎病

多数颈椎病患者一般有从急性发作到缓解、再发作、再缓解的规律。多数颈椎病患者预后良好。但神经根型颈椎病预后不一,其中麻木型预后良好,萎缩型较差,根痛型介于两者之间。椎动脉型颈椎病多发于中年以后,对脑力的影响较严重,对体力无明显影响,有的椎动脉型患者终因椎－基底动脉系统供血不足形成偏瘫、交叉瘫，甚至四肢瘫；脊髓型颈椎病对患者的体力损害较为严重，如不积极治疗，多致终身残疾，但对脑力的影响小。那么，哪些人最易患颈椎病呢？

（1）白领一族：刘先生刚过 30 岁，就是高新一家公司的经理。两三年前他感觉有时脖子发硬，背部酸胀，开始他以为是累的，过一段时间就会好。后来感觉越来越重，发展到颈部活动受限，上肢无力，有时还出现麻木感。曾到一些专科门诊进行理疗、牵引，也吃过不少药，症状时好时坏。某一天，症状突然加重，稍一动就头晕，两腿站不起来，卧床休息一个多月，症状仍不见缓解。最后不得不去医院诊治，被诊断为椎动脉型颈椎病。

此前刘先生以为颈椎病是中老年人的"专利"，他才刚过 30 岁啊！但医生告诉他，近年来 30 多岁出现颈椎病的人逐渐增多，其中从事文字工作的比较多，如记者、办公室人员、公司职员、打字员，特别是长期用电脑的人员发病率较高。白领一族之所以易患颈椎病，是因为颈椎病与人们的生活、工作方式有直接关系，坐多动少，工作紧张，长期伏案，甚至在电脑前一坐几个小时，导致颈肩肌过度疲劳。

白领一族预防颈椎病应从年轻时就开始予以足够重视，保持良好的生活习惯，选择合适的工作、学习姿势，要尽可能多动一动，多走走路，爬爬楼梯，长时间伏案后站起来做做工间操，活动活动四肢、颈椎，坚持良好的颈椎保健功能锻炼等十分有益。

（2）中老年人

有不少中老年人都患有颈椎病，临床过程中也发现颈痛多发生于中老年人。之所以如此，是因为人过中年以后，颈椎间盘退变老化加重，可引起毗邻的神经、血管和脊髓受压，发生错综多变的症状，即为颈部疼痛。颈椎的前屈活动以颈椎 4～5 和 5～6 颈椎为中心，后伸活动以 4～5

颈椎为中心，而且下颈段在颈椎活动中所受的应力最大和较集中，故临床上颈椎4～5、5～6及6～7颈椎间盘变性最早和最常发生。

中老年人易患颈椎病，但患了颈椎病该如何对待呢？颈椎退变是不可遏制的生理过程，尽管其发生时间有先有后，这是不可抗拒的客观规律。如果在退变过程中能保持各方面的平衡，就不会出现太大的问题。要在退变过程中保持各方面的平衡，就必须使退变在自然的情况下进行，若不顺应自然趋势，可使退变向可能造成疾病的方向发展，这就要求中老年人全面了解颈椎病的治疗常识。

需要指出的是虽然流行病学统计表明，颈椎病以中老年人为主，但是近年来这种多发病已明显年轻化，临床中20余岁中重度颈椎病患者已不少见。统计表明，年轻患者正以每年约10%的比例迅速攀升。之所以如此，是由于近年来，由于大部分青少年都长期使用电脑，长期处于坐位，尤其是低头工作和学习，造成颈后部肌肉韧带组织的劳损；而且在屈颈情况下，椎间盘的内压力大大增高，使髓核后移而出现退变，颈椎病就会在不知不觉中缠身。

大量的临床实例也表明，青少年颈椎病发病明显上升的原因，主要是由于学习紧张，长期伏案读书、写字，导致颈肩肌疲劳；另外，伏案时姿势欠妥会导致椎间隙炎症水肿，严重的也可造成颈椎间盘膨出。有人调查了近200例青少年颈椎病患者，发病年龄多在12～13岁与16～18岁两个年龄段。其主要症状为颈肩疼痛、头痛、眩晕等。目前，因颈椎病而引发脑供血不足、胃肠疾病等多种颈源性疾病的青少年越来越多。所以，青少年也要预防患颈椎病，要注意劳逸结合，如果发生颈部不适要及时有效的治疗，以避免产生不良后果。

20. 颈椎病可以引起血压增高吗

在临床上有这么一部分高血压患者，经常血压不稳，多呈升高表现，血压长期得不到控制。实际上此种血压不稳有可能是由于颈椎小关节错位或增生，压迫刺激椎动脉和颈交感神经节，导致椎动脉痉挛，颈椎－基底动脉供血不足，反射性地使血管运动中枢兴奋性增高，引起血压升高。颈部损伤后反应性水肿，干扰颈部的紧张反射也会造成血管运动中枢紊乱，引起血压不稳。体液调节失常，颈部肌肉痉挛僵硬使颈曲改变，造成血管异常，影响大脑供血，使脑内二氧化碳浓度增高，刺激血管运动中枢兴奋性增强，也能导致血压升高。所以生活中当中老年人觉得颈部肌肉疼痛、转头不灵活时，当您有头痛、头晕、耳鸣、失眠、多梦、记忆力减退、眼睛干涩、视力减退或出现假性近视、复视、流泪、胸闷、心慌、心动过速或过慢、胃肠蠕动增加等植物神经功能紊乱症状时，您一定要警惕颈性高血压的偷袭。如果颈部检查可触及结节状、条索状硬块或触及棘突或横突偏歪，压痛明显，或 X 线片示有颈曲病变、骨质增生或关节紊乱等，要警惕这时颈性高血压已经悄然来临了。

21. 颈椎病可以引起视力障碍吗

颈椎病确实能引起近视障碍。颈椎病变可以影响人的视力，造成常见的视力模糊、视力下降、眼睛胀痛、眼睑疲劳、睁眼无力、怕光流泪、眼前冒金星等，而且可以造成视野缩小，视力锐减，甚至失明等。这种因颈椎病变造成的视力障碍称为颈性视力障碍，其特点为：眼部症状与头颈部姿势改变有明显的关系，眼部症状和颈椎病症状同时发生或相继出现，眼科检查常查不出明显的病因，按颈椎病治疗则视力改善（颈椎病影响视力的原因可能与颈椎病变造成的植物神经功能紊乱和椎－基底动脉供血不足有关）。对于这样的眼病，不将颈椎病治好，单纯从眼科方面着手，是无济于事的。

22. 颈椎病可以引起吞咽困难吗

颈椎病患者吞咽时往往有梗阻感，食管有异物感，少数有恶心、呕吐、声音嘶哑、干咳、胸闷等症状。这是由于颈椎前缘骨质增生直接压迫食管后壁而引起食管狭窄，或因颈椎病引起植物神经功能紊乱，导致食管痉挛或过度松弛而出现的症状；也可因骨刺形成使食道周围软组织发生刺激反应引起。此种表现极易被误诊，所以颈椎病患者就诊时，若被医生要求张大嘴巴暴露咽喉，可不要有别的想法。对于确诊是吞咽异常的颈椎病患者，在排除其他疾病的基础上，可采用颈咽同治的治疗原则，辨病与辨证相结合。诊治过程中尤其注重患者咽喉部的炎症情况。根据炎症的程度，结合其他症状与实验室检查结果，运用中药益气化瘀和清咽方药治疗，常用黄芪、丹参、板蓝根、玄参、防己、薏苡仁等。如炎症较重，使用清咽解毒的中药相应加量，往往能取得较好疗效。如配合坚持每天做 2 ～ 3 次颈椎保健操，则疗效更好。

23. 频繁落枕与颈椎病有关吗

"落枕"，就是一觉醒来，发生颈部疼痛和活动受限。轻者起床做适当的颈部运动后，症状逐渐消失；重者颈痛越来越重，出现头昏、头痛、颈肩背痛、手臂麻痛，甚至引起心悸、胸闷等不适症状。频繁落枕是颈椎病的一种早期信号。频繁"落枕"，说明颈椎周围的韧带已松弛，失去了维护颈椎关节稳定性的功能，称为"颈椎失稳"，椎关节已有发生"错位"的可能。继椎关节失稳、错位之后，可累及颈椎间盘，使之亦发生失代偿。此时加强保健，可及时预防颈椎病发病；如仍不预防，"落枕"发生频繁，就会诱发颈椎病。

24. 颈椎病可以引起胃肠不适吗

我的朋友老齐最近总觉得颈部酸痛，右上肢麻木、上腹饱胀、隐隐作痛，有时还恶心呕吐。到医院经胃肠钡餐透视和胃镜检查，都未查出结果，服用多种胃药也无济于事。后再经医师仔细问过病情，认真做了检查，认为是颈椎病的可能性大。经过拍颈椎的 X 线正、侧、斜位片，结果证实颈椎有明显的增生现象，从而确认，老齐的胃病是由颈椎病引起的，医学上叫"颈胃综合征"。

事实上，颈胃综合征易与胃溃疡、浅表性胃炎、萎缩性胃炎混在一起，表现为食欲不振、恶心呕吐、便稀或便秘、体重下降等。这是因为颈椎不断刺激或损伤颈交感神经感受器，传到大脑皮质后，使颈交感神经张力兴奋性增强，从而抑制胃的分泌和蠕动，副交感神经亢进又使胃分泌和蠕动加快，从而出现多食、胃痛、胃酸、口苦等。因此，临床称此病为"颈胃综合征"。在治疗时，除防治颈椎骨质增生外，应注意改善植物神经的营养。需要说明的是颈椎病引起的慢性胃肠异常，可随着颈椎病的加重或好转而变化。由于颈胃综合征痛在胃而病在颈，故治疗应先治颈椎病再治胃。

25. 颈椎病可以引起猝然倒地吗

李小姐今年 35 岁，供职于一家外贸公司，需要长时间伏案工作。前不久，她突然出现没有原因的头痛、呕吐，去医院检查头部拍片，却没有发现任何问题。病休一个星期后，她重新回到公司上班。某天中午，她抬头起身准备出门吃饭，突然眼前漆黑，随即晕倒在地。送到医院经过检查，被诊断为颈椎病。后来我告诉李小姐，有的颈椎病患者常在站立或走路时因突然扭头，使身体失去支持力而猝倒，倒地后因颈部位置改变而清醒并站起，不伴意识障碍，亦无后遗症，但多伴有头晕、头痛、恶心、呕吐、出汗等植物神经功能紊乱的症状。这是由于颈椎增生性改变压迫椎动脉引起基底动脉供血障碍，导致暂时性大脑供血严重不足所致。在临床上出现猝倒症状的时候往往表明病情已经十分严重。

26. 颈椎病为什么能引起后枕头痛

许多人后枕部经常出现疼痛，而且随着年龄的增大，疼痛越来越频繁，经过医生检查之后，大多数被诊断为颈椎病。临床认为，颈椎病引起的头痛主要有以下 5 个原因：

（1）因颈椎病累及颈部肌群，引起颈部肌肉持久痉挛性收缩，导致肌肉的血液循环障碍，可游离出乳酸、5 －羟色胺、缓激肽等致病物质而引起头痛。

（2）颈椎病直接刺激、压迫或牵拉头部头痛敏感组织而引起头痛。

（3）病变刺激、压迫或损伤第一对、二对、三对颈神经而引起头痛，尤以枕部为重，也可通过延髓或脊髓三叉神经核的反射作用，而使疼痛放射至头部。

（4）病变可刺激或压迫椎动脉周围的交感神经丛或颈部其他交感神经，使椎－基底动脉系统或颅内外动脉舒缩障碍而产生头痛。

（5）椎动脉型颈椎病患者，因病变直接累及椎动脉，使椎－基底动脉系统供血不足而产生头痛。

27. 颈椎病可以引起心脏异常吗

颈椎病引起的心脏异常表现与心脏病类似。如一位患者曾因此症状被误诊为心脏病长达 6 年，每服用心脏病药虽能暂时缓解症状，但不能根除，致使精神和身体都饱受痛苦。后经专家详细诊断才被确诊为颈椎病，采取对症措施后病情基本得到控制。中老年人是冠心病和颈椎病的多发人群，所以中老年人"颈心综合征"易被误诊为冠心病。但颈心综合征的心绞痛与冠心病中的心绞痛是有区别的。它与劳力负荷增加、情绪激动无关，服用硝酸甘油类药物及钙离子拮抗剂不能缓解；而颈椎负荷增加却常常是此类心绞痛的诱发因素，如高枕卧位、长时间维持过度仰头、低头的体姿，长时间头颈转向一侧，脊背受凉、潮湿、扭伤、劳累等。冠心病则与此不同，ST段及T波缺血性改变与颈部负荷增减无关，仅在劳累或运动时加重。"颈心综合征"的治疗主要是保障椎—基底动脉系统的供血，以及减轻炎症病变。同时，还要防止心肌缺血、心律失常、改善炎症组织病变等。

28. 颈椎病可以引起乳房疼痛吗

颈椎病可以引起胸前区类似心绞痛样痛及心律失常等，而顽固性的女性乳房疼痛作为患颈椎病时神经根受累的症状之一则很少被人们所认识。有些患者长期乳房疼痛而久治无效，甚至怀疑是否患了乳腺癌而背上沉重的思想包袱。大量的研究资料表明，颈椎退变以及胸廓出口综合征等都可引起顽固性乳房疼痛，多呈慢性疼痛，其疼痛往往和颈椎活动及其位置有关，并与颈椎病的其他症状成正比；多为单侧乳房疼痛，中老年女性多见。另外还有颈部活动受限、胸大肌触压痛，以及受累神经根支配区的肌力、感觉和反向的异常。在X线片上颈椎常有退行性变的征象，如骨刺、椎间隙狭窄等，以颈6和颈7部位受累最为常见。而心电图、胸片及乳房本身并无异常。故当有长久治疗不愈的乳房疼痛疾患时，要考虑是否患有颈椎病。

29. 颈椎病可以引起长期失眠吗

刘先生失眠两年，每晚睡眠不到半小时，失眠将他折磨得痛苦不堪。

随后刘先生又开始出现肩颈痛，疼痛导致他整夜难以入睡，有时好不容易睡着，但不到半小时又痛得惊醒过来，此后再难以入睡，失眠也越来越严重，两年来饱受煎熬吃尽苦头。后来医生给他做了认真细致的检查，发现他的颈椎间隙和弯曲度均异常改变，遂采取了按摩治疗和手法复位等技术治疗。经治疗，刘先生的症状日渐减轻，10 多天后症状完全消失，他终于恢复了正常睡眠。由此可见睡眠障碍也可能成为颈椎病的报警信号。实际上长期伏案工作的白领大多都有睡眠障碍，原因有很多，但颈椎的病变导致睡眠障碍的发生率越来越高，应引起警惕。这是由于颈椎病变导致大脑供血不足所致。

30. 颈椎病可以引起扭头眩晕吗

眩晕的产生与颈部有关，常于颈部活动时出现，特别是猛然扭转或过度后屈颈部时易引起，有时轻微活动也可出现，如卧床或起床时，甚或夜间翻身时均可引起。其时，患者会突然感到眩晕，甚至感到"翻心"、呕吐甚至大汗淋漓，随即闭目不敢动。轻者数秒即愈，重者可持续数日，或更长时间。但需要说明的是眩晕在神经内科、耳鼻喉科和骨科医生之间，对于其病因也常常是分不清的，更不用说患者自己。引起眩晕的病因多种多样，绝非颈椎病一种，而颈椎病中也只有椎动脉型和交感神经型患者才会出现眩晕，就是临床医生常说的"颈性眩晕"。所谓"颈性眩晕"则是指由于某些病因引起椎动脉供血不足的一类中枢性眩晕，颈椎病只是其中较为常见的一种病因，属于椎-基底动脉供血不足类疾病。如果青年人出现颈性眩晕，常由其他原因引起，如寰枕畸形、颈肋等先天畸形。对此，治疗时应给予改善脑血循环的药物，如给予扩张颅内血管、改善微循环、消除脑水肿等的药物，常可取得立竿见影的效果。

31. 颈部"咯嗒"声与颈椎病有关吗

有些人在活动头部时感觉到颈部有"咯嗒""咯嗒"的响声，这是由于长期低头工作的人或从事某种特定职业的人，颈部韧带肌肉容易受到牵拉或劳损以致韧带变性、钙盐沉积而产生钙化，在颈部活动时韧带相互摩擦，出现响声。有些人感到颈部僵硬不适，按揉颈部时可摸及到肌肉中有硬块隆起。拍 X 线片，颈椎 3 ～ 7 棘突、关节边缘可见到密度增高的钙化影，同时有不同程度的骨质增生。医生常诊断为颈韧带钙化。这些都预示着颈椎已有退行性改变，随时或已有颈椎病的发生，必须引起重视，早发现、早治疗，颈椎病是完全可以得到康复的。

32. 诊断颈椎病为什么要检查颈椎活动范围

颈椎病的检查方法有许多种，医生通过一定的临床检查就可初步诊断颈椎病的性质，然后再通过一系列仪器检查则可确诊。由于临床试验与检查方法简单，在一般的医院即可进行。诊断颈椎病检查颈椎活动范围就是一种方法。

虽然两个相邻颈椎骨间的运动范围很小，但是全部颈椎的运动范围却很大，能沿 3 个轴进行运动，即屈伸运动（点头与仰头动作）、头颈部的左右侧屈运动以及垂直轴上的旋转运动（头部向左右转动的运动）。颈部的屈伸活动主要是由寰枕关节（第 1 颈椎与枕骨之间的关节）完成的，其屈伸活动的幅度占到整个颈部运动幅度的一半。头颈部的左右旋转运动主要是由寰枢关节（第 1、第 2 颈椎之间的关节）完成的，其运动幅度也能占到整个颈部旋转运动的一半左右。正常成人颈部的最大活动范围，前屈时，下颌颏部也就是平常我们所说的下巴颏可抵触胸壁；后伸时，面部可接近水平，下颌颏部与喉结可接近处于同一垂直线上；左右侧屈时，耳朵可与肩部相接触；左右旋转时，下颌颏部可接近肩部。随着年龄的增长,颈部各个方向的活动度可以逐步变小。许多正常的老年人,回头时不得不整个回转身体,就是由于颈部的活动度随年龄的增长而减少的表现。临床上医生可以通过让患者颈部前屈、后伸、旋转与侧屈活动,用量角器测量后,根据正常活动范围,判断是否有活动受限。一般神经根型、颈型颈椎病患者的颈椎屈伸和旋转活动易受限。

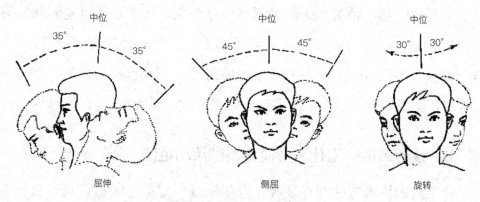

颈椎正常活动范围示意图

33. 颈部压痛点检查对诊断颈椎病的意义

（1）棘突间压痛：即在上、下棘突之间凹陷处有压痛。这对颈椎病的定位关系密切,尤其是早期压痛点的位置,往往与受累椎节相一致,后期则因椎间关节周围韧带钙化、骨刺形成而不明显。

（2）椎旁压痛：即在棘突两侧 1.0～1.5 厘米处压痛。检查时沿棘突两旁由上而下、由内及外按顺序进行。椎旁压痛点多见于下段颈椎横突与第 1 颈椎、第 2 颈椎旁,基本上沿斜方肌走行,通常反映脊神经受累。

（3）其他部位的压痛：肩部附近的压痛,表示肩部受累；锁骨上窝的压痛,多见于前斜角肌综合征；乳突和枢椎棘突之间的压痛,多提示枕大神经受累。

34. 临床有哪些诊断颈椎病的特殊检查方法

（1）击顶试验：令患者头偏向患侧，检查者左手掌放于患者头顶部、右手握拳轻叩左手背，则患者出现肢体放射性痛或麻木，表示有神经根性损害；对神经根性疼痛症状明显者，检查者用双手重叠放于头顶，向下加压，即可诱发或加剧症状。当患者头部处于中立位或后伸位时出现加压试验阳性称为 Jackson 压头试验阳性。

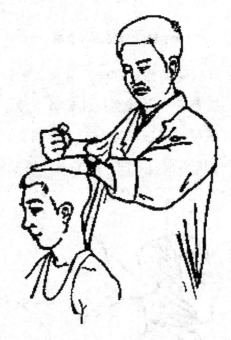

击顶试验操作示意图

（2）颈神经根牵拉试验：该试验因同时可检查臂丛神经，故又称为臂丛神经牵张试验。患者取坐位或站位，头稍低并转向健侧。检查者立于患者患侧，一手抵于患侧顶部，并将其推向健侧，另一手握住患者手腕部将其牵向相反方向，如患者肢体出现麻木或放射痛时，则为阳性。但判断时应注意，除神经根型颈椎病者可为阳性外，臂丛神经损伤者亦可呈现阳性结果。

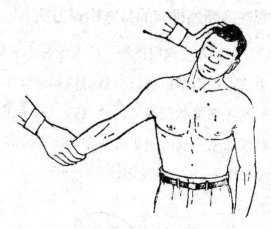

颈神经根牵拉试验示意图

（3）引颈试验：该试验又称颈椎间孔分离试验，即对疑有神经根型病变者，让其端坐，检查者双手分别托住患者下颌，并以胸或腹部抵住患者枕部逐渐向上行颈椎牵引，以逐渐扩大椎间孔。如上肢麻木、疼痛等症状减轻或有颈部松快感则为阳性，此多为神经根型颈椎病。

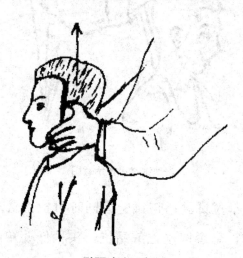

引颈试验示意图

（4）椎动脉扭曲试验：该试验又称为仰头转颈试验，根据病情令患者取坐位或站位，并快速做仰头转颈动作（即先仰头到最大限度紧接着转颈），使椎动脉突然产生扭曲。如出现明显的头昏、头晕、视雾、闪光、恶心、呕吐或倾倒，即为阳性。

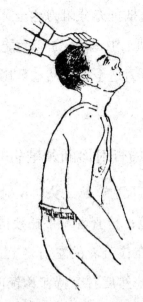

椎动脉扭曲试验示意图

35. 肌张力和肌力检查对诊断颈椎病的意义

（1）肌张力：即为肌肉松弛时在被动运动中所遇到的阻力。颈椎病的肌张力检查，主要有肢体下坠试验和上肢伸举试验。检查前者时患者仰卧，闭目，检查者举起一个肢体后突然放开，肌张力高者坠速缓慢，肌张力减退者则快。检查后者时患者闭目，双臂平伸。有锥体束张力痉挛或小舞蹈症者，前臂渐趋内旋；有锥外强直者，患肢向中线偏移；有小脑疾患者，则向外偏移；轻瘫者，患肢逐渐下沉；严重深感觉障碍者，则手指呈不自主蠕动。

（2）肌力：颈椎病患者由于神经根或脊髓不同程度受损，可造成三角肌、肱二头肌、肱三头肌及手部小肌肉等肌肉力量减弱或萎缩、无力。此外，颈椎病患者若长期颈部肌肉痉挛、活动受限，也可在一定程度上影响颈部肌肉，如胸锁乳突肌、斜方肌等的力量。因此，对颈椎病患者作上述肌肉力量检查是颇有意义的。

常用的有徒手肌力检查方法。该方法在临床上应用较为方便。其测定分为6级，其中，5级为抵抗充分阻力达全关节活动范围运动；4级为抵抗部分阻力达全关节活动范围运动；3级为能抵抗重力达全关节活动范围运动；2级为不能抵抗重力达全关节活动范围运动；1级为轻度肌肉收缩；0级为肌肉不收缩。

36. 反射和病理反射检查对诊断颈椎病的意义

反射一般包括肱二头肌反射、肱三头肌反射、肱桡肌反射等。

肱二头肌反射操作要点：检查者左手托被检查者左上肢的屈曲肘部，其前臂稍内旋，自然搭置在检查者的左前臂上。检查者以左拇指置于被检查者肘部肱二头肌腱上，然后右手持叩诊锤叩击检查者左手拇指末端指节，可使肱二头肌收缩，引出屈肘动作（两侧检查要对比）。检查本反射的临床意义为：反射亢进见锥体束损害，反射减弱或消失见器质性病变使反射弧损害，如脊髓灰质炎、脊神经根炎，骨关节肌肉损害等。若无瘫痪表现，两侧反射同等迟钝，无病理意义。

肱三头肌反射操作要点：仰卧位是此反射检查的最佳办法。肘关节稍呈直角屈角，前臂在肋弓外与体轴呈直角，上臂靠近胸廓的上外缘，检查者握住上臂，叩击肱三头肌稍上方（鹰嘴上方1.5～2厘米处），反应为前臂伸直。另一种方法是患者处展上臂，并曲肘关节，用叩诊锤叩

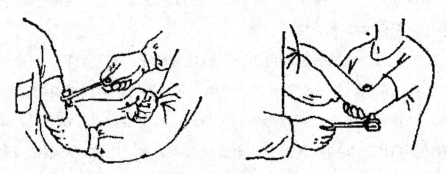

肱二头肌，肱三肌反射示意图

击肱三头肌肌腱，检查者以左手握住检查者的手，被检查者放松，引起前臂伸直。此反射属于生理反射，如亢进或减低、消失为异常。

常用的病理反射检查有霍夫曼征、掌颏反射、巴宾斯基征等。这些病理反射，均为上位神经元受损后使节段性反射亢进，甚至原来已被抑制的反射再现而产生。在进行病理反射检查时，要注意观察深、浅反射是否同时有异常，对于霍夫曼征，要注意少数正常人也可出现阳性，只有明显的阳性或两侧不对称时，才具有临床意义。

37. 颈部 X 线检查对诊断颈椎病的意义

凡颈椎病患者都应拍正位及侧位、双斜位 X 线片。X 线片可有颈椎生理前凸消失或后凸、椎间隙狭窄、椎体缘或钩突骨赘形成、项韧带钙化等表现。X 线片显示被累关节边缘尖锐增生，间隙变狭，椎间边缘不整齐，颈脊柱弧度不圆满等。本病需与颈椎结核、颈肋综合征、颈前斜肌综合征、雷诺氏病及心绞痛等相区别。

（1）正位：观察有无枢环关节脱位、齿状突骨折或缺失。第七颈椎横突有无过长，有无颈肋。钩锥关节及椎间隙有无增宽或变窄等。

（2）侧位

曲度的改变：颈椎发直、生理前凸消失或反弯曲。

异常活动度：在颈椎过伸过屈侧位 X 线片中，可以见到椎间盘的弹性有改变。

骨赘：椎体前后接近椎间盘的部位均可产生骨赘及韧带钙化。

椎间隙变窄：椎间盘可以因为髓核突出，椎间盘含水量减少发生纤维变性而变薄，表现为椎间隙变窄。

半脱位及椎间孔变小：椎间盘变性以后，椎体间的稳定性低下，椎体往往发生半脱位，或者称为滑椎。

项韧带钙化：项韧带钙化是颈椎病的典型病变之一。

（3）斜位：摄脊椎左右斜位片，主要用来观察椎间孔的大小以及钩椎关节骨质增生的情况。

38. 颈部 CT 检查对诊断颈椎病的意义

CT 是 Computer Tomography 的缩写，意即计算机断层扫描，是用计算机控制下的 X 线对人体的体层扫描。它是利用人体组织在 X 线下显现的不同密度进行对比达到诊断目的的。

CT 目前已用于诊断颈椎的椎弓闭合不全、骨质增生、椎体骨折、后纵韧带骨化、椎管狭窄、脊髓肿瘤所致的椎管扩大或骨质破坏，测量骨质密度以估计骨质疏松的程度。此外，由于横断层图像可以清晰地见到硬膜鞘内外的软组织和蛛网膜下腔，故能正确地诊断颈椎间盘突出症、神经纤维瘤、脊髓或延髓的空洞症。对于颈椎病的诊断及鉴别诊断具有一定的价值。

CT 是利用电子计算机技术和横断层投照方式，将 X 线穿透人体每个轴层的组织，它具有很高的密度分辨力，要比普通 X 线强 100 倍，所以，做一次 CT 检查受到 X 线照射量比 X 线检查大得多，其剂量为普通 X 线的 200 倍，其对人体的危害也大得多，但因病情需要，做一次 CT 没什么关系。

39. 颈部磁共振检查对诊断颈椎病的意义

磁共振是核磁共振成像（MRI）的简称。核磁共振成像也称磁共振成像、磁振造影，是利用核磁共振原理，依据所释放的能量在物质内部不同结构环境中不同的衰减，通过外加梯度磁场检测所发射出的电磁波，即可得知构成这一物体原子核的位置和种类，据此可以绘制成物体内部的结构图像。将这种技术用于人体内部结构的成像，就产生出一种革命性的医学诊断工具。快速变化的梯度磁场的应用，大大加快了核磁共振成像的速度，使该技术在临床诊断、科学研究的应用成为现实，极大地推动了医学、神经生理学和认知神经科学的迅速发展。从核磁共振现象发现到 MRI 技术成熟这几十年期间，有关核磁共振的研究领域曾在三个领域（物理、化学、生理学或医学）内获得了 6 次诺贝尔奖，足以说明此领域及其衍生技术的重要性。磁共振成像是一种新型的高科技影像学检查方法，于 20 世纪 80 年代初才开始应用于临床的医学影像诊断新技术。它具有无电离辐射性（放射线）损害、无骨性伪影、能多方向（横断、冠状、矢状切面等）和多参数成像、高度的软组织分辨能力，无须使用对比剂即可显示血管结构等独特的优点。对于颈椎疾病而言，磁共振可清晰显示颈椎间盘组织后突、压迫硬脊膜囊和脊髓的情况，以及有无静脉回流受阻、受压局部脊髓内有无囊性变等情况。

40. 肌电图检查对诊断颈椎病的意义

记录肌肉动作电位的曲线（电描记图）称为肌电图。缩写为 EMG。实际使用的描记方法有两种：一种是表面导出法，即把电极贴附在皮肤上导出电位的方法；另一种是针电极法，即把针电极刺入肌肉导出局部电位的方法。用后一种方法能分别记录肌肉每次的动作电位，而根据从每秒数次到 20 ～ 30 次的肌肉动作电位情况，发现频率的异常。应用肌电图还可以诊断运动机能失常的原因。平常所用的针电极称为同心电极，它是把细针状电极穿过注射针的中心，两者绝缘固定制成的。

颈椎病及颈椎间盘突出症的肌电图是由于不论是颈椎病还是颈椎间盘突出症都可使神经根长期受压而发生变性，从而失去对所支配肌肉的作用。这样，失去神经支配的肌纤维，由于体内少量乙酰胆碱的刺激，可产生自发性收缩。颈椎病因椎间盘广泛变性，引起骨质增生，损害神经根的范围较广，出现失去神经支配的肌肉也多些。在病变的晚期和病程较长的患者，在主动自力收缩时，可以出现波数减少和波幅降低。而颈椎间盘突出症往往为单个椎间盘突出，其改变多为一侧上肢，失神经支配的肌肉范围呈明显的节段分布。

41. 脑电图检查对诊断颈椎病的意义

脑电图检查对癫痫、脑炎、肿瘤、脑血管疾病、颅脑外伤有一定的诊断价值，CT 是不能代替脑电图之应用的。脑电图检查对癫痫的诊断、分型、抗癫痫药物的选择、剂量调整、停药时机、外科治疗、预后判断和法医鉴别等均有较大价值。脑肿瘤，主要表现为肿瘤部位局限性慢波、懒波、痫波、位相倒置和病理性电静息，有颅内压增高时，可呈弥漫性波异常。脑血管疾病，多呈广泛性或局限性慢波异常，与病情有很好的平行关系，随病情好转而改善，此可与脑瘤鉴别。颅内炎症，多呈弥漫性慢波异常，与病情有较好的平行性。颅脑外伤，有助于检查受伤部位、程度、预后、颅内血肿，并发脓肿和继发癫痫的可能性判断。怀疑是颈椎病患者有的需要进一步做脑电图检查，根据几种结果做出综合判断。

42. 实验室和脑血流图检查对诊断颈椎病的意义

（1）实验室检查：三大常规、血沉、抗"O"一般正常，类风湿因子阴性。脑血流图可见左右椎动脉不对称，尤其在转动颈部时，患侧可出现波幅明显下降，脊髓造影可见颈段不全或完全性梗阻等。

（2）脑血流图：有的患者需要进一步做脑血流图，根据几种结果做出综合判断。

以上虽然列举了不同的颈椎病诊断方法，但需要说明的是一般的颈椎病单凭发病特点普通人同样也可诊断，患者以青壮年为多，症状以颈部酸、痛、胀及不适为主，一般躺下后症状减轻，站位或坐位加重，做向上牵颈试验，颈部症状立即减轻或消失。中年以后，有慢性发作性颈僵伴有肩臂麻痛，或有头晕、头昏、耳鸣、视雾、猝倒症，或有下肢麻沉无力及震颤、瘫痪，或有肢端发凉、紫绀等。体征有颈丛、臂丛神经根受挤压表现，或椎动脉、脊前动脉受挤压表现，或有颈脊髓受挤压表现，或有颈交感神经受挤压表现。

43. 颈椎病治疗为什么要以非手术为主

颈椎病一般病程较长，病情复杂，另外由于颈椎病患者的突出节段不同、病情轻重不同，各种疗法都有其适应证和禁忌证，所以要求患者应熟悉颈椎病常识，学习颈椎病的相关知识，了解颈椎解剖特点，积极预防颈椎病的发生，做到科学治疗颈椎病。治疗时要循序渐进，持之以恒，选择有效方法，以求尽早痊愈。另外在治疗过程中，强调原则性与个体化相结合，不同的患者应当采取不同的方法。但总的来说颈椎病治疗应以非手术疗法为主，颈椎病患者只要长期坚持，科学指导，颈椎病一般能够治愈。适宜于颈椎病的非手术治疗方法有外贴、牵引、按摩、灸疗、理疗、康复锻炼等，要根据病情不同，在医生的指导下确定具体方案综合治疗。可以说绝大部分颈椎病非手术疗法有良好的效果，是大多数患者首选的治疗方法；只有少数经长期非手术治疗效果不肯定，痛苦难忍或虽有一定效果但症状反复发作者，可以考虑手术治疗。另外，少数患者症状急性发作，疼痛剧烈难忍，严重影响生活，特别是夜间难以入眠者，估计非手术治疗难以在短期内奏效，应考虑尽早手术治疗。

44. 颈椎病治疗为什么要强调中西医结合

目前，国内外治疗颈椎病的方法很多，多采用中西医结合多种方法治疗颈椎病。其中，通过中医非手术疗法可获得较好的疗效，且花钱少、痛苦小，很受欢迎。只有极少数病例，如神经、血管、脊髓受压症状进行性加重，或者反复发作，严重影响工作和生活，颈椎病患者才需要西医手术治疗。中医非手术疗法有手法治疗、颈部围领、颈椎牵引、局部封闭、理疗、穴位指压及功能锻炼等，治疗时应根据患者病情选择适当的方法。另外，对于处于颈椎病不同阶段的患者，采用的治疗手段应有所不同。颈椎病患者采取中西医结合的方法治疗，具有优于单纯用某一种方法治疗的效果，这已为大量的临床研究所证实。颈椎病强调中西医结合的另外一个原因是颈椎病在临床上表现为局部，实则是全身性疾病。所以在颈椎病治疗上除注意上面所说的两点外，还要做到局部与整体相结合，譬如：科学合理的全身运动能缓解颈椎病的症状，对防止颈椎病的发展有极大的益处。事实上有许多颈椎病患者就是坚持了全身性的运动疗法而被治愈的。

45. 颈椎病为什么要与其他疾病相鉴别

临床上有很多人一来就称自己患了"颈椎病"。经过医生检查后，发现相当一部分人并没有患颈椎病，有的症状是由肩周炎引起的，还有的是如颈肋综合征、肱二头肌腱炎、网球肘、腕管综合征等引起的；另有一些人是由内科疾病引起的，如高血压病、美尼尔氏综合征等。事实上，目前社会上存在的一大批所谓"颈椎病"患者，其中很多人就以某一个症状给自己下了诊断，比如最常见的就是，只要是脖颈疼，就说自己是患了颈椎病；还有一些症状如头晕、颈部僵硬、上肢发麻等，这些症状都有可能是颈椎病的表现，但决不能片面地将某一个症状与颈椎病等同起来。有些人一旦发现自己得了所谓的"颈椎病"后，精神上就表现出巨大的压力，主要是有人认为自己最终将可能瘫痪，结果表现出精神萎靡，对一切事情失去了以往的热情；或者情绪不好，很容易为一件小事生气，最终容易导致全身各脏腑功能紊乱，容易变生他病。

46. 颈椎病如何与臂丛神经痛相鉴别

臂丛由颈 5 至胸 1 的脊神经前支组成，有时胸 2 亦参与。主要支配肩及上肢的感觉和运动。组成臂丛神经的各部受损时，产生其支配范围内的疼痛，总称为臂丛神经痛。该病属于中医学"痹证""筋痹""肩臂痛"等范畴。臂丛神经痛的病因如下：

（1）西医病因病理：臂丛神经痛可分为原发性与继发性两类，以后者多见。以病损部位又可分为根性臂丛神经痛和干性臂丛神经痛。根性臂丛神经痛的原因有颈椎的各种病变、颈髓肿瘤、硬膜外转移癌等。干性臂丛神经痛的原因有颈胸出口区综合征、臂丛神经炎、颈部肿瘤、外伤、结核、肺尖部肿瘤等。病理改变的早期表现为神经间质水肿，髓鞘肿胀，晚期则以细胞浸润和神经组织轴突变性为主，各种原因导致的臂丛神经痛的共同特点是肩部及上肢不同程度的疼痛，可呈持续性疼痛或阵发性加剧的疼痛，以夜间疼痛较为明显。在臂丛神经支配区内可有感觉减退、肌力减退、肌肉萎缩、腱反射减低、自主神经功能障碍等表现。

（2）中医病因病机：中医认为本病是由于风、寒、湿、热等外邪侵袭人体，闭阻经络，气血运行不畅导致，以肌肉、筋骨、关节发生酸痛、麻木、重着、屈伸不利，甚或关节肿大灼热为主要临床表现的病证。其分证病机如下：

风湿痹阻：居处潮湿，冒雨涉水，气候变化，冷热交错，以致风寒湿邪侵袭人体，注于经络，留于关节，使气血痹阻而加痹证。

寒湿侵袭：素体虚弱，寒湿之邪乘虚侵袭人体，寒性收引、凝滞，湿行黏滞，故易出现筋脉拘挛，气血阻滞以成痹证。

瘀血阻络:气血筋脉受损,或久病亏虚,气血运行不畅,以致瘀血内停,以致脉络痹阻而为痹痛。

湿热浸淫:感受湿热之邪,或素体阳虚或阴虚有热,感受外邪后易从热化,或因寒湿之邪郁久化热,湿热壅滞,筋脉弛缓,经气不通,气血阻滞而为痹证。

正气不足是痹证的内在因素,而感受风、寒、湿、热是引起痹证的外因,尤以风寒湿三者杂至而致病者较多。主要病机为经络阻滞,气血运行不畅。

臂丛神经痛的急性期宜减少活动和提重物,使肢体适当的休息,可以用三角巾或绷带将患肢悬吊于胸前,使肌肉紧张得以缓和,有助于减轻疼痛,保持情绪稳定避免精神紧张,减轻精神压力,树立战胜疾病的信心,积极配合治疗。注意保暖,防止寒邪侵袭,居住环境应通风,空气新鲜,阳光要充足,室内温度,湿度不宜过高,防止受凉感冒。嘱咐患者多休息,适当增强身体锻炼,如太极拳、广播操等,锻炼须因人、因病而异,适可而止,量力而行。饮食宜富有营养,多进高热量、高蛋白、易消化的饮食,忌食辛辣刺激、生冷以及肥甘厚腻之品,以提高机体抵抗疾病的能力。床铺要整洁,皮肤要干燥,勤换内衣,疼痛时可以热敷、熏洗、艾灸、穴位封闭、理疗等,同时可以配合各种综合性的辅助治疗如推拿、针刺、水疗、蜡疗、泥疗、药浴等。

47. 颈椎病如何与肩关节周围炎相鉴别

肩关节周围炎又称漏肩风、五十肩、冻结肩,简称肩周炎,是以肩关节疼痛和活动不便为主要症状的常见病症。本病的好发年龄在 50 岁左右,女性发病率略高于男性,多见于体力劳动者。如得不到有效的治疗,有可能严重影响肩关节的功能活动,妨碍日常生活。本病早期肩关节呈阵发性疼痛,常因天气变化及劳累而诱发,以后逐渐发展为持续性疼痛,并逐渐加重，昼轻夜重，夜不能寐，不能向患侧侧卧，肩关节向各个方向的主动和被动活动均受限。肩部受到牵拉时，可引起剧烈疼痛。肩关节可有广泛压痛，并向颈部及肘部放射，还可出现不同程度的三角肌的萎缩。本病的治疗原则是针对肩周炎的不同时期，或是其不同症状的严重程度采取相应的治疗措施。肩周炎的治疗应以保守治疗为主。一般而言，若诊断及时，治疗得当，可使病程缩短，运动功能及早恢复。

（1）在肩周炎早期即疼痛期，患者的疼痛症状较重。而功能障碍则往往是由于疼痛造成的肌肉痉挛所致，所以治疗主要是以解除疼痛，预防关节功能障碍为目的，缓解疼痛可采用吊带制动的方法，使肩关节得以充分休息；或使用封闭疗法，在局部压痛最为明显处，注射强的松龙；或用间动电疗法，温热敷，冷敷等物理治疗方法解除疼痛。必要时可内服消炎镇痛类药物，外涂解痉镇痛酊剂等外用药物。在急性期，一般不宜过早采用推拿，按摩方法，以防疼痛症状加重，使病程延长。一般可自我采取一些主动运动练习，保持肩关节活动度，在急性期限过后方可推拿，按摩，以达到改善血液循环，促进局部炎症消退的目的。

（2）在肩周炎的冻结期：关节功能障碍是其主要问题，疼痛往往由关节运动障碍所引起。治疗重点以恢复关节运动功能为目的。采用的治疗手段可以用理疗，西式手法，推拿，按摩，医疗体育等多种措施，以达到解除粘连，扩大肩关节运动范围，恢复正常关节活动功能的目的。针对功能障碍的症状，严重的肩周炎患者必要时可采用麻醉下大推拿的方法，撕开粘连。在这一阶段，应坚持肩关节的功能锻炼。除了被动运动之外，患者应积极主动地配合，开展主动运动的功能训练，主动运动是整个治疗过程中极为重要的一环。

（3）在肩周炎恢复期以消除残余症状为主，主要以继续加强功能锻炼为原则，增强肌肉力量，恢复在先期已发生废物性萎缩的肩胛带肌肉，恢复三角肌等肌肉的正常弹性和收缩功能，以达到全面康复和预防复发的目的。

（4）除了针对不同病程采取不同的治疗措施外，还应针对肩周炎病情的严重程度考虑治疗措施。在这一点上，国外观点认为，可根据被动运动试验中因疼痛而造成的运动局限和终末感觉来判定其严重程度并指导治疗。假如被动运动中，患者的疼痛发生于终末感觉前，此时肩周炎往往是急性的，不宜采取主动运动体疗，如果患者的疼痛发生于终末感觉的同时，可适当采用主动运动体疗，当达到终末感觉时无疼痛，应采用主动运动体疗。

48. 颈椎病如何与落枕相鉴别

落枕或称"失枕"，是一种常见病，好发于青壮年，以冬春季多见。落枕的常见发病经过是入睡前并无任何症状，晨起后却感到项背部明显酸痛，颈部活动受限。这说明病起于睡眠之后，与睡枕及睡眠姿势有密切关系。

落枕病因主要有两个方面：一是肌肉扭伤，如夜间睡眠姿势不良，头颈长时间处于过度偏转的位置；或因睡眠时枕头不合适，过高、过低或过硬，使头颈处于过伸或过屈状态，均可引起颈部一侧肌肉紧张，使颈椎小关节扭错，时间较长即可发生静力性损伤，使伤处肌筋强硬不和，气血运行不畅，局部疼痛不适，动作明显受限等。二是感受风寒，如睡眠时受寒，盛夏贪凉，使颈背部气血凝滞，筋络痹阻，以致僵硬疼痛，动作不利。

落枕的临床表现为晨起突感颈后部，上背部疼痛不适，以一侧为多，或有两侧俱痛者，或一侧重，一侧轻。多数患者可回想到昨夜睡眠位置欠佳，或有受凉等因素。由于疼痛，使颈项活动欠利，不能自由旋转，严重者俯仰也有困难，甚至头部强直于异常位置，使头偏向病侧。检查时颈部肌肉有触痛、浅层肌肉有痉挛、僵硬，摸起来有"条索感"。引起落枕的原因有：一是睡眠时头颈姿势不当；二是枕头垫得过高、软硬不当或高低不平；三是颈部外伤；四是颈部受风着凉；五是如为颈椎病引起，可反复"落枕"。

49. 颈椎病如何与颈肩综合征相鉴别

颈肩综合征是以颈椎退行性病变为基础（椎间盘突出、骨质增生等）以及由此引起的颈肩部酸麻、胀痛症状的总称。颈肩病的发展是一个很漫长的过程，常和身体素质、职业、生活习惯、寒冷有明显关系。胃肠吸收差、生活不规律、长期紧张工作、思想高度集中者，是颈椎病的高发人群，如财务人员、电脑人员、驾驶员、教师、办公室工作人员、缝纫工等。颈肩病本是中老年人的多发病、常见病，但是社会工作节奏的加快、复杂程度的提高，使颈椎病发病有年轻化的趋势。

颈肩综合征的发展大致分为三个阶段：早期明显长时间紧张工作后，头晕、颈肩部劳累，此时只要注意适当的体育活动和放松，情绪乐观，也可做短暂的外部治疗，便可恢复原有的轻松。若前述症状没被注意，使病变进入中期，就会出现颈肩部肌肉群痉挛、颈部发僵、两上肢酸麻胀痛等症状。此时颈椎已发生退行性改变，但仍在可逆阶段，认真的治疗可避免退行性病变的进展，甚至组织病变也可康复。疗效可靠的中药外贴治疗会使症状迅速缓解，再配合适当体育锻炼，纠正行坐姿势，可预防复发。若放弃中期治疗，使颈椎病进入后期，骨质增生密度增高、椎间盘突出被挤出的髓核机化、椎管变狭窄，将使治疗难度增加。因此一旦出现颈肩不适，应早期治疗。颈肩综合征的发展大致分为三个时期：神经激惹期，神经挤压期，神经压迫期。

神经激惹期颈肩部酸累不适，此时只要注意适当的体育活动和放松，情绪乐观，或做短暂的外部治疗，便可恢复原有的轻松。若上述症状不被重视，病变进入神经压迫期就会出现颈肩部肌肉群痉挛，颈部强直酸疼及上肢经常酸疼不适等症状，此时如及时认真治疗可避免退行性病变的进展。

50. 颈椎病如何与枕大神经痛相鉴别

枕大神经痛是指枕大神经分布范围内（后枕部）阵发性或持续性疼痛，也可在持续痛基础上阵发性加剧。病因与眶上神经痛类似，常因风寒、感冒引起，也可因颈部外伤、颈椎病等引起。临床表现为一侧或两侧后枕部或兼含项部的针刺样、刀割样或烧灼样疼痛，痛时患者不敢转头，头颈部有时处于伸直状态。查体可见大神经出口处（风池穴）有压痛、枕大神经分布区（C2～C3）即耳顶线以下至发际处痛觉过敏或减退。

51. 颈椎病如何与美尼尔氏综合征相鉴别

美尼尔氏综合征为一突然发作的非炎性迷路病变，具有眩晕、耳聋、耳鸣及有时有患侧耳内闷胀感等症状的疾病。多为单耳发病，其发病原因不明，男女发病率无明显差异，患者多为青壮年，60 岁以上老人发病罕见，近年亦有儿童病例报告，病程多为数天或周余。关于病因、学说甚多，尚无定论，如变态反应、内分泌障碍、维生素缺乏及精神神经因素等引起自主神经功能紊乱，因之使血管神经功能失调，毛细血管渗透性增加，导致膜迷路积水，蜗管及球囊膨大，刺激耳蜗及前庭感受器时，引起耳鸣、耳聋、眩晕等一系列临床症状。此病不经过治疗，症状可缓解，虽可反复发作，发作时间间隔不定，但也有发作一次不再发者。本病的临床表现为：

（1）眩晕往往无任何先兆而突然发作的剧烈的旋转性眩晕，常从梦睡中惊醒或于晨起时发作。患者自诉周围物体绕自身旋转，闭目时觉自身在空间旋转。患者常呈强迫体位，不敢稍动，动则可使眩晕症状加重。

在发病期间神志清楚。发作时有恶心、呕吐、出冷汗、颜面苍白及血压下降等症状。数小时或数天后，眩晕症状逐渐消失。

（2）听力障碍 为波动性感音性耳聋，在早期眩晕症状缓解后，听力可大部或完全恢复，可因多次反复发作而致全聋。部分患者尚有对高音听觉过敏现象。

（3）耳鸣为症状发作前之可能先兆，耳鸣为高音调，可能轻重不一，在发作前患者可能耳鸣加重，发作停止，耳鸣可逐渐消失。

（4）同侧头及耳内闷胀感，多数患者有此症状，或感头重脚轻。

52. 颈椎病治疗强调的四大原则是什么

颈椎病一般病程较长，病情复杂，另外由于颈椎病患者的突出节段不同、病情轻重不同，各种疗法都有其适应证和禁忌证，所以要求患者应熟悉颈椎病常识，学习颈椎病的相关知识，了解颈椎解剖特点，积极预防颈椎病的发生，做到科学治疗颈椎病。治疗时要循序渐进，持之以恒，选择有效方法，以求尽早痊愈。另外在治疗过程中，强调原则性与个体化相结合，不同的患者应当采取不同的方法。除此之外，颈椎病的治疗还应遵循以下基本原则。

（1）非手术治疗：颈椎病的非手术治疗是极为重要的一类治疗方法，只要长期坚持，科学指导，颈椎病一般能够治愈。宜于颈椎病的非手术治疗方法有外贴、牵引、按摩、灸疗、理疗、康复锻炼等方法，要根据病情不同，在医生的指导下确定具体方案综合治疗。可以说绝大部分颈椎病非手术疗法有良好的效果，是大多数患者首选的治疗方法；只有少数经长期非手术治疗效果不肯定，痛苦难忍或虽有一定效果但症状反复发作者，可以考虑手术治疗。另外，少数患者症状急性发作，疼痛剧烈难忍，严重影响生活，特别是夜间难以入眠者，估计非手术治疗难以在短期内奏效，应考虑尽早手术治疗。

（2）整体观念：中医认识机体及诊疗疾病的一种思想方法。祖国医学非常重视人体本身的统一性、完整性及其与自然界的相互关系，它把人体内脏和体表各部组织器官之间看成是一个有机整体，认为构成人体的各个组成部分之间，在结构上是不可分割的，在功能上是互相协调的，在病理上是相互影响的。同时并认为四时气候、地土方宜、环境等因素的变化，对发病以及人体生理、病理有不同程度的影响。既影响人体内部的协调完整性，也重视人体和外界环境的统一性。这种观念，称为整体观念。用这种从整体出发，全面考虑问题的思想方法贯穿于对疾病的诊断治疗，而不是单从局部的病变着眼，这种整体观念，是中医学基本特点之一。对于颈椎病而言，在临床上表现为局部，实则是全身性疾病。所以在颈椎病治疗上要做到局部与整体相结合，譬如：科学合理的全身运动能缓解颈椎病的症状，对防止颈椎病的发展有极大的益处。事实上有许多颈椎病患者就是坚持了全身性的运动疗法而治愈的。

（3）中西医结合：将传统的中医中药知识和方法与西医西药的知识和方法结合起来，在提高临床疗效的基础上，阐明机理进而获得新的医学认识的一种途径。中西医结合是中华人民共和国建立后政府长期实行的方针。中西医结合是中、西医学的交叉领域，也是中国医疗卫生事业的一项工作方针。中西医结合发轫于临床实践，以后逐渐演进为有明确发展目标和独特方法论的学术体系。

目前，国内外治疗颈椎病的方法很多，多采用中西医结合多种方法治疗颈椎病。其中，通过中医非手术疗法可获得较好的疗效，且花钱少、痛苦小，很受欢迎。只有极少数病例，如神经、血管、脊髓受压症状进行性加重，或者反复发作，严重影响工作和生活，颈椎病患者才需要西医手术治疗。中医非手术疗法有手法治疗、颈部围领、颈椎牵引、局部封闭、理疗、针灸及功能锻炼等，治疗时应根据患者病情选择适当的方法。另外，对于处于颈椎病不同阶段的患者，采用的治疗手段应有所不同。颈椎病患者采取中西医结合的方法治疗，具有优于单纯用某一种方法治疗的效果，这已为大量的临床研究所证实。

（4）早发现早治疗：在一家高新公司当工程师的刘先生，患颈椎病已经 5 年，常常出现手指麻木、头晕、脖子僵硬。由于平时工作过于忙碌，刘先生也没有把颈椎病当作大病来对待，每当症状加重时，就随便服用一些止痛的药物来减轻症状。近日，他突然感觉头晕，脖子剧烈疼痛，随后瘫倒在地。到医院检查，其颈部 X 光片显示：颈椎侧弯，重度骨质增生，骨刺压迫颈部神经根和脊髓，导致突然发病瘫痪。之所以如此，是因为刘先生和很多颈椎病患者一样，在颈椎病初、中期并不重视，颈椎病发作时随便服用消炎止痛药物，这虽然在一定程度上暂时缓解了症状，但错过了治疗时机，症状越来越严重。刘先生就是因为没有及时得到有效的治疗，延误了病情，才引发了意外的典型事例。所以，专家提醒：颈椎病并不可怕，关键是早期发现，早期治疗。

53. 项后纵韧带骨化是怎么一回事

颈椎后纵韧带骨化症同样是一种颈椎疾患，它在颈椎 X 线侧位片上表现为紧贴颈椎后缘的、具有各种表现的骨化阴影。以往此阴影被认为是颈椎后壁的阴影，实际上是后纵韧带的骨化，形成椎管内占位性病变，使脊髓容易受压，产生脊髓压迫的临床征象。颈椎后纵韧带骨化症多见于东方人，少见于白种人，尤以日本人的发病率为最高。该病随年龄增大发病率有增多的倾向，男性患者的发病率为女性的 2 倍多。整个颈椎都可发病，但以颈 5、颈 4、颈 6、颈 7 为最多，同时可向纵的方向和水平方向发展。由于后纵韧带上有钙盐沉积及骨化，使颈椎管的矢状径减小，可对脊髓产生不同程度的直接压迫与刺激，并且骨化的后纵韧带也可以压迫脊髓前动脉，造成中沟动脉供血不全，引起脊髓的中央性损害。同时，由于后纵韧带的骨化（尤其是连续型者），可使骨化区内的颈椎节段稳定不动，患节活动度完全消失，如此势必加重邻近的非骨化区颈椎节段的代偿性活动，而加速其退变过程，产生相邻颈椎的节段性不稳，骨赘明显增生，颈椎间盘的退变及突出等，常常是引起临床症状或新症状的直接原因，也是在治疗方法特别是手术疗法选择上的着眼点。颈椎后纵韧带骨化症的病因目前还不清楚，可能与创伤、慢性劳损、炎症、颈椎间盘变性、遗传等因素有关。部分患者除颈椎后纵韧带骨化外，尚有胸椎黄韧带、腰椎棘上韧带或髌韧带等组织骨化，具有全身多部位骨化的倾向。

54. 颈椎错位是什么原因造成的

颈椎错位是指颈椎的椎间关节的运动丧失而造成颈部运动障碍。颈椎错位主要原因是由于头部长期处于某个固定位置，造成颈椎间关节机能障碍。日常生活中，睡觉枕头过低或过高、观察事物注意力过于集中、工作中长时间保持一个固定姿势等都会造成颈椎错位。气候的突然变化，或者受寒气刺激，也可引起颈部某部肌肉痉挛，造成颈椎间关节摩动运动丧失。颈椎错位能引起反射性头、肩、上肢等处疼痛、发酸、发胀，颈部运动障碍，局部肌肉有痉挛、发硬和压痛等症状。颈椎错位时可用推、揉、拿等方法按摩软组织，解除肌肉痉挛。另外，可用拉头转颈法促使颈椎关节摩动运动恢复。但注意不可着急，更不能用粗暴的动作来强迫颈椎，这样会加重颈椎病症。

55. 椎体骨刺是如何形成的

椎体骨刺是颈椎病的主要病理变化之一，也是放射科诊断颈椎病的重要依据。有人叫骨刺，亦有人叫增生或称骨赘、骨唇。骨刺形成的机制有如下几点。

（1）椎间盘变性塌陷后，其两端椎体周围的韧带变得松弛。由于前后纵韧带松弛变性，已失去防止颈椎过度活动的能力，因此椎体的异常活动可刺激椎体边缘的骨膜，使新骨形成而成骨赘。此种方式形成的骨赘，多见于慢性损伤。

（2）急性外伤可使向四周突出的纤维环将椎体骨膜及前、后纵韧带推开，在其上、下、前、后形成四个间隙。间隙内可有血肿和渗出物，经过一定时间之后，血及渗出物被吸收机化，即钙化或骨化而形成骨赘。据观察，此种方式形成的骨赘多伴有椎间隙的明显狭窄；骨赘形成的部位以变薄或近消失的椎间盘为中心，即狭窄的椎间隙上椎体下缘及下椎体上缘均有骨赘，其典型表现为相邻椎体骨赘方向相反，最后形成骨桥。临床上可诊断为陈旧性颈椎间盘病变。

（3）关节骨刺的形成是骨端的韧带本身受到过多的张力牵拉所致，故推断向四周膨隆的椎间盘组织推挤椎体周围的骨膜与韧带，使之受到张力牵拉，而形成骨赘。有专家认为是椎间盘的张应力推挤椎体周围的韧带和骨膜所致。

骨刺多发部位的顺序如下：颈5、颈6、颈7、颈4、颈3、颈2、颈1。骨刺形成的时间快者半年，慢者几年到10多年，一般为1～2年。

56. 颈椎病会造成瘫痪和大小便障碍吗

颈椎病对极少数的患者可以造成瘫痪。由于颈椎病变造成脊髓、神经等的刺激和压迫，少数患者可以出现瘫痪和大小便障碍。如某些病程较长的神经根型颈椎病可以出现一侧或双侧上肢瘫痪；脊髓型颈椎病可以出现单侧或双侧下肢瘫痪或大小便障碍。这些症状是严重的，但发病率并不高,仅发生于某些特殊的病例。不是每例颈椎病患者都会造成瘫痪,只有少数患者,由于外伤、治疗不及时等,病变不断发展,才会出现上述表现。可见,对此既不能掉以轻心,也用不着过分担心和忧虑。大多数颈椎病患者不会发展到如此程度,即使发生了,只要及时治疗,也可以恢复。

特别值得注意的是,个别患者在出现其他症状之前,首先出现下肢发硬,行走不稳,走起路来头重脚轻,有如在棉花或海绵上行走一样,这些往往是脊髓型颈椎病的早期表现,要及时到医院检查,以便明确诊断,以免错过治疗时机。

57. 为什么说青少年也要预防颈椎病

流行病学统计表明,以往颈椎病以中老年人为主,但是近年来这种多发病已明显年轻化,临床中20余岁中重度颈椎病患者已不少见。统计表明,年轻患者正以每年约10%的比例迅速攀升。之所以如此,是由于近年来,由于大部分青少年都长久使用电脑,长期处于坐位,尤其是低头工作和学习,造成颈后部肌肉韧带组织的劳损;而且在屈颈情况下,椎间盘的内压力大大增高,使髓核后移而出现退变,颈椎病就会不知不觉中缠身。

大量的临床实例也表明,青少年颈椎病发病明显上升的原因,主要是由于学习紧张,长期伏案读书、写字,导致颈肩肌疲劳;另外,伏案时姿势欠妥会导致椎间隙炎症水肿,严重的也可造成颈椎间盘膨出。有人调查了近200例青少年颈椎病患者,发病年龄多在12～13岁与16～18岁两个年龄段。其主要症状为颈肩疼痛、头痛、眩晕等。目前,因颈椎病而引发脑供血不足、胃肠疾病等多种颈源性疾病的青少年越来越多。所以,青少年也要预防患颈椎病,要注意劳逸结合,如果发生颈部不适要及时有效的治疗,以避免产生不良后果。

第2章 饮食调养

58. 饮食调养颈椎病的原则是什么

颈椎病多发于中老年人，是随着年龄的增长，肾气渐衰而发生的病症，不是一朝一夕的治疗就能完全治好的，缓解病症要有一个过程，要根据老年人的特殊情况，制订长期的、适宜的药膳、食疗食谱。

（1）老年颈椎病患者，平时要在食疗中配用清淡而富含蛋白质、维生素和微量元素的食物，特别要重视协调补充对钙吸收有特殊作用的维生素 D 以及微量元素锌、碘、磷，以促进人体骨组织的正常新陈代谢。

（2）老年人在饮食调理中，要注意卫护脾胃功能，餐饮要有规律，切实做到定时、适量；尽量避免进食辛辣、生冷、坚硬、肥腻之物，以减轻对脾胃的损伤。

（3）老年颈椎病临床上女性多于男性，常合并有更年期综合征，在食疗中应全面考虑，兼顾妇女养护的特点，配制合理的药膳菜肴。

（4）颈椎病饮食疗法应立足于本，补肾益肝，兼顾理气养血，祛风抗邪。

59. 药粥调治颈椎病有哪些注意事项

传统的药粥疗法之所以久盛不衰，沿用至今，是因为它独特的剂型和疗效。中药剂型有丸、丹、膏、散，这些剂型制作工艺较复杂，处方固定不变，不能灵活组方配药为其不足之处；还有汤剂，虽然应用广泛，但也因药物的异味特性，而致患者难以接受。药粥则是从传统汤剂中脱颖而出的一种剂型。它的剂型简单，既可单味药与米谷同煮，也可几味药配用与米谷煮粥；还可根据病情及个体差异，灵活组方，按季节气候的变化，适时选用，适合长服久食，便于充分吸收，经济简便，安全有效。由于药物或药汁与米谷同煮成了粥剂，既可充饥，又可食疗；既有利于药物成分的吸收，又能制约药物的不良反应，适于长服久食，因此，深受医家推崇，民间百姓喜欢。药粥虽为滋补强壮、延年益寿的食疗佳品，然而配制方法是否科学，却直接关系到食用口感、味道及其药效的高低。因此药粥的配制，归纳起来，要注意以下几点。

（1）注意水量　煮制药粥，应掌握好用水量。如果加水太多，则无端地延长煮煎时间，使一些不宜久煎的药物失效。况且煎汁太多，患者难以按要求全部喝下。加水太少，则药物有效成分不易煎出，粥米也煮不烂。用水的多少应根据药物的种类和用米的多少来确定。

（2）注意火候　煮药粥要掌握一定的火候，才能使煮制出来的药粥不干不稀，味美适口。在煮粥过程中，如果用火过急，则会使粥液沸腾外溢，造成浪费，且容易煮干；若用小火煎煮则费工费时。一般情况下，是用急火煎沸，慢火煮至成粥的办法。

（3）注意时间　药粥中的药物部分，有的可以久煮，有的不可以久煮。有久煮方能煎出药效的，也有的久煮反而降低药效的。因此把握好煎煮粥的时间亦极为重要。煎粥时间常是根据药物的性质和功用来确定的。

（4）注意容器选择　用于煮粥的容器有砂锅、搪瓷锅、铁锅、铝制锅等。依照传统习惯，最好选用砂锅。这是为了使药粥中的中药成分充分析出，避免因用金属（铁、铝）锅煎熬所引起的一些不良化学反应。新用的砂锅要用米汤水浸煮后再使用，防止煮药粥时出现外渗现象。刚煮好后的热粥锅，不能放置冰冷处，以免砂锅破裂。

60. 调养颈椎病的药粥方有哪些

药粥疗法是指将中药和米谷同煮为粥，用来防治疾病的方法。粥，俗称稀饭。药粥，即用适当中药加适量的米煎煮为粥，叫作药粥。药粥疗法，是在中医理论的指导下，选择适当的中药，和米谷配伍，再加入一定的调味配料，同煮为粥。药粥是以药疗疾，以粥扶正的一种预防和治疗疾病的食疗方法。历代医学家创制了不少宝贵的药膳食治方剂，其中就有药粥，它既能滋补强身，又能防治疾病，因而受到了医家和广大群众的普遍欢迎。远在春秋战国时期，我国医药学书籍中就有了药粥记载，至今有 700 余种药粥。其中既有单味药粥，也有复方药粥；既有植物类药粥，也有动物类药粥。其种类繁复，效能各异。在当前老年医学及康复医学不断发展的情况下，中医食疗学中的药粥更应发挥其应有的作用，为人类的健康服务。以下药粥方可供颈椎病患者对症选用。

葛根五加粥

【配料】葛根、薏米仁、粳米各 50 克，刺五加 15 克。

【制法】原料洗净，葛根切碎，刺五加先煎取汁，与余料同放锅中，加水适量。武火煮沸，文火熬成粥。可加冰糖适量。

【功效】祛风、除湿、止痛。主治风寒湿痹阻型颈椎病，颈项强痛。

【用法】日服 2 次，温热食用。

小贴士

葛根，为豆科植物野葛，是中国南方一些省区的一种常食蔬菜，其味甘凉可口，常作煲汤之用。葛根内含 12% 的黄酮类化合物，如葛根素、大豆黄酮苷、花生素等营养成分，还有蛋白质、氨基酸、糖、和人体必需的铁、钙、铜、硒等矿物质，是老少皆宜的名贵滋补品，

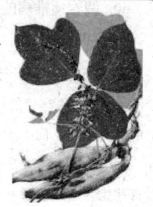

有"千年人参"之美誉。早在汉代张仲景的《伤寒论》中就有"葛根汤"这一著名方剂，至今仍是重要的解表方。《本草正义》谓葛根"最能开发脾胃清阳之气"。葛根味甘微辛，气清香，性凉，主入脾胃经。有发表解肌，升阳透疹，解热生津之功效。用于治疗脾虚泄泻、热病口渴、主治外感发热，头项强痛，麻疹透发不畅，温病口渴，消渴，酒毒，胸痹心痛等病症。常食葛粉能调节人体机能，增强体质，提高机体抗病能力，抗衰延年，永葆青春活力。现代医学研究发现，葛根黄酮具有防癌、抗癌和雌激素样作用，可促进女性养颜，尤其对中年妇女和绝经期妇女养颜保健作用明显。根据用葛根治疗外感病项背强痛的经验，试用于治疗高血压病的颈项强痛，亦取得疗效。一煎剂：10～15克/日，煎分2次服，连服2～8周。观察52例，颈项强痛消失17例，明显减轻30例。二总黄酮：每日量100毫克，两次分服，疗程同上。治疗40例，项痛消失9例，明显减轻27例。同时对高血压病患者的头痛、头晕、耳鸣及肢麻等症状也有一定改善作用，但降压作用不明显。多数患者在用药第1周即可出现疗效，作用持续1～2周。无明显副作用。

楂参桃仁粥

【配料】山楂30克，丹参15克，桃仁（去皮）6克，粳米50克。

【制法】原料洗净，丹参先煎，去渣取汁，再放山楂、桃仁及粳米，加水适量，武火煮沸，文火熬成粥。

【功效】活血化瘀，通络止痛。主治气滞血瘀型颈椎病。

【用法】日服2次，温热食用。

穹归蚕蛹粥

【配料】川穹 10 克，当归、蚕蛹各 15 克，粳米 50 克。

【制法】原料洗净，加水适量，先煎川穹、当归，去渣取汁，再加蚕蛹、粳米，武火熬成粥。

【功效】适用于气滞血瘀型颈椎病，体质虚弱者。

【用法】日服 2 次，温热食用。

生姜粳米粥

【配料】粳米 50 克，生姜 5 片，连须葱数根，米醋适量。

【制法】生姜捣烂与米同煮，粥将熟时加葱、醋。食后覆被取汗。

【功效】祛风散寒。主治颈椎病感受风寒感冒、症状加重者。

【用法】日服 2 次，温热食用。

> **小贴士**
>
> 生姜是一味极为重要的调味品，同时也可作为蔬菜单独食用，而且还是一味重要的中药材。它可将自身的辛辣味和特殊芳香渗入到食物中，使之鲜美可
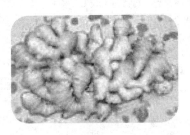
> 口，味道清香。生姜药用以老姜最佳，具有祛散寒邪的作用。颈椎病患者着凉、感冒时不妨熬些姜汤，能起到很好的预防、治疗作用，如果和肉桂混合使用，效果更佳。生姜还能促进血液循环，所以建议颈椎病患者在平时或感受风寒时食用生姜粳米粥。

川乌香米粥

【配料】生川乌 12 克，香米 50 克。

【制法】慢火熬熟，下姜汁 1 茶匙，蜂蜜 3 大匙，搅匀，空腹啜服。

【功效】散寒通痹。主治经络痹阻型颈椎病。

【用法】日服 2 次，温热食用。

川乌当归粥

【配料】将川乌 10 克，当归 20 克，生姜 10 克，粳米 100 克，蜂蜜适量。

【制法】将川乌、当归、生姜煎 1 小时，取汁与粳米煮粥，临熟时再调入蜂蜜，每日分 2 次服。

【功效】散寒通痹。主治经络痹阻型颈椎病。

【用法】日服 2 次，温热食用。

杭芍桃仁粥

【配料】杭白芍 20 克，桃仁 15 克，粳米 60 克。

【制法】先将白芍水煎取液 500 毫升，再把桃仁洗净捣烂如泥，加水研汁去渣，二汁液同粳米煮熟。

【功效】活血、养血、通络。主治气滞血瘀型颈椎病。

【用法】日服 2 次，温热食用。

葛根小豆粥

【配料】葛根 15 克，赤小豆 20 克，粳米 30 克。

【制法】葛根水煎去渣取汁，与赤小豆、粳米共煮粥服食。

【功效】主治颈椎病，适用于颈项僵硬者。

【用法】日服 2 次，温热食用。

枸杞牛肉粥

【配料】牛肉丁 50 克，糯米 100 克，枸杞 20 克。

【制法】牛肉丁、糯米共煮粥，待粥将煮好时放入枸杞，再共煮成粥，加调味品后服食。

【功效】主治颈椎病，适用于颈项不利、下肢痿软者。

【用法】日服 2 次，温热食用。

小贴士

糯米又叫江米，是大米的一种，常被用来包粽子或熬粥，是家庭经常食用的粮食之一。因其香、黏、滑，常被用来做成风味小吃，深受大家喜爱。很多地方逢年过节都有吃年糕的习俗。而且，正月十五的元宵也是用糯米粉制成的。中医认为糯米味甘，性温，能够补养人体正气，吃了后会周身发热，起到御寒、滋补的作用，最适合在冬天食用。糯米的主要功能是温补脾胃，所以一些脾胃气虚，常常腹泻的人吃了，能起到很好的治疗效果。糯米能够缓解妊娠后腰腹坠胀、劳动损伤后气短乏力等症状。糯米有收涩作用，对尿频、盗汗有较好的食疗作用。糯米制成的酒，可用于滋补、强身和治病。可用糯米、杜仲、黄芪、枸杞、当归等酿成"杜仲糯米酒"，饮之有壮气提神、美容益寿、舒筋活血的功效。还有一种"天麻糯米酒"，是用天麻、党参等配糯米制成，有补脑益智、护发明目、活血行气、延年益寿的作用。糯米不但可以配药物酿酒，而且可以和果品同酿，如"刺梨糯米酒"，常饮能预防心血管疾病，抗癌。

芝麻枸杞粥

【配料】黑芝麻 30 克，枸杞子 50 克，羊肾 1 对，大米 200 克。

【制法】取黑芝麻、枸杞、羊肾（洗净去筋膜切碎）、大米，加水适量，以小火炖烂成粥。

【功效】滋阴补肾，适用于偏肾阴虚的颈椎病患者。

【用法】日服 2 次，温热食用。

鸽子韭菜粥

【配料】鸽子 1 只，韭菜 100 克，大米 100 克，黄酒 20 毫升，精盐 2 克，味精 3 克，姜丝 3 克，葱末 10 克。

【制法】

（1）将鸽子活杀，去毛，去内脏，洗净，斩成大块；大米淘洗干净；韭菜洗净，切段备用。

（2）锅内加水适量，放入鸽子块、大米、黄酒、精盐、姜丝、葱末共煮粥，八成熟时加入韭菜段，再煮至粥熟，调入味精即成。

【功效】补益肝肾、益精养血。可用于治疗肾阳虚衰型颈椎病。

【用法】每日 1 剂，分早晚 2 次服食。连用数日。

小贴士

古代不少著名诗人的诗中都提到过韭菜，如唐代诗人杜甫的"夜雨剪春韭，新炊间黄粱"，宋代诗人苏轼的"渐觉东风料峭寒，青蒿黄韭试春盘"，可见，韭菜自古以来就受到我国人民的喜爱和重视，但鲜为人知的是韭菜还是一味传统的中药，自古以来就被广为应用。现代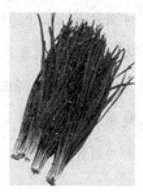医学研究证明，韭菜具有促进食欲、杀菌和降低血脂的作用，特别适于高血脂、冠心病患者食用。韭菜含有较多的粗纤维，能增进胃肠蠕动，可有效预防习惯性便秘和肠癌，这些纤维还可以把消化道中的异物包裹起来，随大便排出体外，故有"洗肠草"之称。韭菜为辛温补阳之品，能温补肝肾。因此在民间有"起阳草"之称，可与现今的"伟哥"媲美。韭菜还具有其他药用价值，《本草拾遗》中写道："韭菜温中下气，补虚，调和脏腑，令人能食，益阳""韭菜补肝及命门，治小便频数、遗尿。"等。

牛奶粳米粥

【配料】牛奶 500 克，粳米 100 克。

【制法】粳米淘洗干净，放入锅内倒入清水，大火煮沸后，改用文火煮至六成熟，加入牛奶，继续煮至成粥。

【功效】润肺通肠，补虚养血。主治体弱无力，食欲不佳，午后潮热，失眠多梦等症。

【用法】早晚服食。

木瓜陈皮粥

【配料】木瓜、陈皮、丝瓜络、川贝母各 10 克，粳米 50 克。

【制法】原料洗净。木瓜、陈皮、丝瓜络先煎，去渣取汁，加入川贝母（切碎），加冰糖适量即成。

【功效】化痰、除湿、通络。适应于痰湿阻络型颈椎病。

【用法】早晚服食。

小贴士

粳米俗称大米，是由稻子的籽实脱壳而成的。粳米是中国居民的主食之一。无论是家庭用餐还是去餐馆，米饭都是必不可少的。粳米其味甘淡，其性平和，每日食用，百吃不厌，是天下第一补人之物，南方人更是以此为主食，日日食用。粳米含有大量糖类，是热量的主要来源。其中蛋白质虽然只占7%，但因用量很大，所以仍然是蛋白质的重要来源。粳米所含的必需氨基酸比较全面，还含有脂肪、钙、磷、铁及B族维生素等多种营养成分。粳米熬成粥具有补脾、和胃、清肺、益气、养阴、润燥的功能。粳米性味甘平，有益于婴儿的发育和健康，能刺激胃液的分泌，有助于消化，对脂肪的吸收也有促进作用，还能促使奶粉中的酪蛋白形成疏松而又柔软的小凝块，使之容易消化吸收，因此将米汤作为婴儿的辅助饮食是比较理想的。

人参粳米粥

【配料】人参3克，粳米50克，大枣15克。

【制法】人参粉碎成细粉，米、枣洗净后入锅，加水适量，武火煮沸，文火熬成粥，再调入人参粉及白糖适量。

【功效】补益气血。适应于气血亏虚型颈椎病。

【用法】日服2次，温热食用。

小贴士

人参是祖国医药宝库中一颗璀璨夺目的明珠，从古至今，一直闪烁着迷人的光彩。早在两千多年前，我们的祖先就发现并利用人参防治疾病了。我国最早成书于东汉末年的药学典籍《神农本草经》称人参补五脏、安精神、定魂魄、止惊悸、除邪气、明目、开心益智，久服轻身延年。嗣后，在《伤寒论》《唐本草》以及后来的医药书籍中都有详细的记述。人参经历了任何药物所不曾经历的漫长的神话时代。经现代研究证实，人参含多种人参皂苷、挥发油、有机酸、糖类、维生素、微量元素等对人体中枢神经系统、免疫系统、心血管系统、内分泌系统等均具有良好的调节作用，具 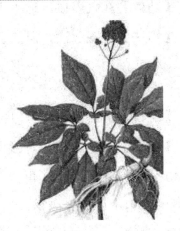 抗休克，促进人体糖、蛋白质和脂肪代谢，增强人体抗应激能力以及抗衰老作用。

值得注意的是，人参的产地不同，功效也不同。吉林参与高丽参性偏温，适用于年高体虚，阳气不足的老年人。吉林白参、白参须性质平和，宜于气虚乏力，声短懒言、动则汗出的患者，选用隔水炖服的方法，用小火蒸炖 1 小时左右，稍冷服用。"野山参"指未经人工栽培的野生人参，这种人参生长年限比较长，补益作用较强，可广泛适用于神疲乏力、少气懒言、食欲不振、失眠健忘等一切虚证。另外在服用人参的同时，不应吃萝卜、绿豆、螃蟹，也不宜饮茶。如发生感冒发热等疾病，应暂停用药。还应当注意保护脾胃，若服用不当会产生腹满纳呆等副作用，影响疗效。

参芪龙眼粥

【配料】党参、黄芪、桂圆肉、枸杞各 20 克，粳米 50 克。

【制法】原料洗净。党参、黄芪切碎先煎取汁，加水适量煮沸，加入桂圆肉、枸杞及粳米，文火煮成粥，加适量白糖即可。

【功效】补气养血。适用于气血亏虚型颈椎病。

【用法】日服 2 次，温热食用。

丹参山楂粥

【配料】生山楂 50 克，丹参 30 克，粳米 100 克，冰糖屑适量。

【制法】将生山楂、丹参洗净，再将丹参入锅，加水适量，用小火煎煮 40 分钟，除渣取汁。再放山楂片与淘净的粳米，加水适量，先用大火煮沸，再用小火熬煮成粥，后加冰糖调匀即成。

【功效】具有活血化瘀、通经止痛的功效，适用于气滞血瘀型颈椎病。

【用法】日服 2 次，温热食用。

小贴士

丹参别名紫丹参、血参、大红袍、红根等。以根入药。用途广泛，主要用于祛瘀止痛、活血调经、养心除烦等，冠心病、心血管病患者常服疗效很好。对慢性肝炎、早期肝硬化等疾病具有良好效果。主产四川、山 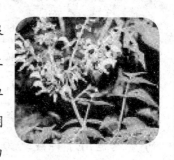 东、浙江等省，现全国大部分地区有分布。丹参始载于《神农本草经》，列为上品。以后历代本草均有收载，《吴普本草》载："茎华小，方如荏（即白苏），有毛，根赤，四月华紫，三月五月采根，阴干。"《本草图经》称："二月生苗，高一尺许，茎干方棱，青色。叶生相对，如薄荷而有毛，三月开花，红紫色，似苏花。根赤，大如指，长亦尺余，一苗数根。"丹参能扩张冠状动脉，增加冠脉流量，改善心肌缺血、梗死和心脏功能，调节心律，并能扩张外周血管，改善微循环；能提高机体耐缺氧能力；有抗凝血，促进纤溶，抑制血小板凝聚，抑制血栓形成的作用；能降低血脂，抑制冠脉粥样硬化形成；能抑制或减轻肝细胞变性、坏死及炎症反应，促进肝细胞再生，并有抗纤维化作用；能缩短红细胞及血色素的恢复期，使网织细胞增多，能促进组织的修复，加速骨折的愈合；对中枢神经有抑制作用；有抗肿瘤作用；能增强机体免疫功能；能降低血糖；对结核杆菌等多种细菌有抑制作用。

参莲杞子粥

【配料】党参 15 克，莲子 40 克，枸杞 12 克，粳米 50 克。

【制法】将莲子用温水浸泡，剥去皮，粳米、党参、枸杞淘洗干净，全部原料放锅中，加水适量，用大火烧沸，改小火煮成稠粥，加入冰糖融化即成。

【功效】具有益气养血的功效，适用于气血不足型颈椎病。

【用法】日服 2 次，温热食用。

当归川芎粥

【配料】当归 10 克，川芎 9 克，黑木耳 15 克，糯米 50 克，饴糖适量。

【制法】将当归、川芎洗净，用布包裹。黑木耳用冷水疱发，清洗干净；糯米用清水淘洗干净，入锅，加药袋及清水适量，大火煮沸后改用小火炖煮 30 分钟，加入黑木耳，再煮 10 分钟，加入饴糖，炖煮至木耳、糯米熟烂成粥，取出药袋即成。

【功效】具有补气养血、活血通络的功效，适用于气血不足、气滞血瘀型颈椎病。

【用法】日服 2 次，温热食用。

当归血藤粥

【配料】当归 12 克，鸡血藤 12 克，制何首乌 10 克，红花 5 克，粳米 100 克。

【制法】将当归、鸡血藤、制何首乌、红花洗净，装入纱布药袋中。将粳米淘洗干净，与药袋一同入锅，加清水适量，大火烧沸后改用小火炖煮，至米熟烂成粥时，捞出药袋即成。早晚 2 次分食。

【功效】具有养血活血、通络止痛的功效，适用于血虚气滞型颈椎病。

【用法】日服 2 次，温热食用。

黄芪桂圆粥

【配料】黄芪 15 克，桂圆 15 克，粳米 50 克，白糖适量。

【制法】黄芪切片，置锅中加水 500 毫升，煎取汁。粳米用水洗净，取黄芪液及加适量水煮沸，放桂圆同煮成粥后加适量白糖即可。

【功效】具有气血双补的功效，适用于年老体弱、气血不足型颈椎病。

【用法】日服 2 次，温热食用。

桑葚枣圆粥

【配料】桑葚（鲜）30 克，大枣 5 枚，糯米 100 克，桂圆肉 15 克，冰糖适量。

【制法】桑葚、大枣、糯米洗净，放锅中加水适量，用大火烧沸加桂圆肉后，改小火熬煮成粥，加冰糖适量调匀即可。

【功效】具有养血益气的功效，适用于年老体弱、气血不足型颈椎病。

【用法】日服 2 次，温热食用。

双仁血藤粥

【配料】薏苡仁 40 克，桃仁（去皮）6 克，鸡血藤 12 克，粳米 100 克，白糖适量。

【制法】薏苡仁、桃仁、粳米洗净放锅中加水适当，鸡血藤先煎取汁放锅中同煮粥，加白糖适量即可。

【功效】具有祛风除湿、活血止痛的功效，适用于痹证型、气滞血瘀型颈椎病。

【用法】日服2次，温热食用。

小贴士

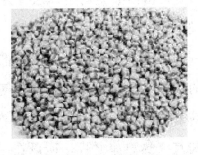

薏米又名薏苡、薏仁、六谷米等。薏米在我国栽培历史悠久，是我国古老的药食皆佳的粮种之一。由于薏米的营养价值很高，故被誉为"世界禾本科植物之王"。在欧洲，它被称为"生命健康之禾"，在日本，最近又被列为防癌食品，因此身价倍增。薏米具有容易被消化吸收的特点，不论用于滋补还是用于医疗，作用都很温和。薏米因其热量较高，有促进新陈代谢和减少胃肠负担的作用，可作为病中或病后体弱患者的补益食品。经常食用薏米食品对慢性肠炎、消化不良等症也有效果。薏米能增强肾功能，并有清热利尿作用，对浮肿患者有疗效。薏米有防癌的作用。其抗癌的有效成分为"薏苡仁酯""薏苡仁内脂"等，能有效抑制癌细胞的增殖，可用于胃癌、子宫颈癌的辅助治疗。身体健康者常吃薏米，能使身体轻捷，降低肿瘤的发病率。薏米还是一种美容食品，常食可以保持人体皮肤光泽细腻，消除粉刺、色斑，改善肤色。薏米对于由病毒感染引起的赘疣等有一定的治疗作用。薏米中含有丰富的维生素 B_1，对防治脚气病十分有益。

花生元胡粥

【配料】梨250克，花生50克，元胡10克，粳米100克，冰糖适量。

【制法】梨去皮，切碎或取汁。粳米用水洗净，花生洗后打碎，元胡用纱布包同放锅中加水适量煎，用大火煮沸转小火煮成粥后除元胡纱布包，加适量冰糖即成。

【功效】具有化痰活血的功效，适用于痰瘀交阻型颈椎病。

【用法】日服2次，温热食用。

需要指出的是药粥疗法作为一种中医饮食治疗颈椎病的方法，在使用过程中，应做到"根据病情，辨证选粥"。身体虚寒的颈椎病患者宜吃散寒的生姜粥；体质虚弱的颈椎病患者，要根据气虚、血虚、阴虚、阳虚的不同类型，而分别采用补气、补血、补阴、补阳的药粥，切不可笼统地来个"虚则补之"。另外颈椎病患者辨证选粥还要注意季节性，由于中药有寒热温凉之性，所以在应用时，要注意到不同季节的用粥特点，比如冬季调养宜吃温性粥，如选食羊肉粥，能收到温补元阳，暖中御寒的效果。此外，饮食习惯，南北有异，在煮制药粥加用配料时，也要适当注意到"南甜北咸，东辣西酸"的特点。

61. 现代药茶的概念与作用

药茶是中医的传统治疗方法之一，有着悠久的历史。有的药茶是由茶或药物组成，经加工制成，是可供饮用的具有治疗作用的特殊饮料，它们既可供人们工余、饭后饮用解渴，又可以防治疾病，缓衰抗老。有的药茶是以"茶"的形式出现，与平时所说的茶饮不完全相同，可以说只是饮用形式相同。但不管药茶是以何种形式出现，从疗效上看，药茶的有效成分溶出量大，药液质量好，具有携带方便，冲泡饮用易于接受以及便于长期饮用等优点。正是由于药茶具有方便、有效、天然、节约的优点，而且既有针对性，又灵活性，所以也就决定了药茶在临床运用上的广泛性，受到了人们欢迎。在中国的古代医籍里，有关药茶治病的方法随处可见。药茶一般作用持久而缓和，并无呆滞中焦脾胃之弊，还可以减少服药的精神负担，是一种既有汤剂之优点，又十分方便的剂型，有利于患者的调养和治疗。尤其是对于那种素有饮茶嗜好的患者，更容易接受。如果经常坚持饮用，辅以饮食疗法，可以达到治疗疾病，控制症状的效果。

62. 了解药茶养生疗疾发展史

药茶是祖国传统医学宝库中一个重要的组成部分，其应用历史非常悠久，历代医书中均有记载，最早记载药茶方剂的是三国时期张揖所著的《广雅》："荆巴间采茶作饼成米膏出之。若饮，先炙令赤……其饮醒酒。"此方具有配伍、服法与功效，当属于药茶方剂无疑。公元 992 年，由宋代朝廷组织有关名家编著的大型方书《太平圣惠方》，正式刊行，其书 97 卷中就有药茶诸方一节，收药茶方剂 8 首。公元 1078 年，由宋代太医局编成的《和剂局方》中也有药茶的专篇介绍，其中的"川芎茶调散"一方可称得上是较早出现的成品药茶。宋政和年间撰成的大型方书《圣济总录》中载有大量的民间经验方，也有应用药茶的经验。公元 1307 年，元代邹铉增编的《寿老养亲新书》中载有防治老年病的药茶方 2 首，一是槐茶方，二是苍耳茶。元代饮膳太医忽思慧在《饮膳正要》中较为集中地记载了各地多种药茶的制作、功效和主治等。至明清时期，茶疗之风盛行，药茶的内容、应用范围和制作方法等不断被更新和充实，大量行之有效的药茶被广泛应用，如午时茶、天中茶、八仙茶、枸杞茶、五虎茶、慈禧珍珠茶、姜茶、莲花峰茶等。药茶的适用范围几乎遍及内科、外科、儿科、妇科、五管科、皮肤科、骨伤科和养生保健等方面，药茶的剂型也由单一的汤剂发展为散剂、丸剂等多种剂型，使用方法也已多样化。综上所述，药茶由汉代始至今至少已有 2000 年的历史，经过历代医药学家和养生家的应用、发挥和完善，药茶已经成为我国人民防病、治病与养生保健的一大特色。现代科学技术的发展使人们更加注重在养生防病的同时还要防止治疗手段和药物本身的毒副作用，而茶中的多种成分均有很好的保健治疗作用，药茶中的茶与药配合使用，更加有助于发挥和加强药物的疗效和有利于药物的溶解、吸收。近年来茶疗热方兴未艾，不但历代的药茶方被广泛应用，而且许多新的药茶方也在不断产生。

63. 现代药茶的种类和剂型

（1）药茶的种类：按方剂构成，分为单方药茶、复方药茶。按有无茶叶，分为含茶药茶、无茶药茶。按传统剂型，分为药茶、药露。按入药部位．分为花类药茶、叶类药茶、茎类药茶、皮类药茶等。按饮用季节，分为春季药茶、夏令药茶、秋季药茶、冬令药茶。按应用功效，分为保健茶、减肥茶、健美茶、降压茶、去脂茶、活血茶、防癌茶等。

药茶的品种非常的多，比如薄荷药茶、冰红茶、柠檬茶、甜菊茶、柠檬蜂蜜茶、鲜橙茶、红糖姜茶、冰糖菊花茶、李子茶、甘茶、珍珠枸杞茶、解酒降脂茶、保肝茶、果汁茶、调味茶、安神催眠茶、冰糖柑橘茶、苹果茶、葡萄茶、香茶、七叶茶、苦丁茶、杜仲茶、洋甘菊茶、高糖丁香茶、富硒茶、橄榄茶、红枣茶、青茶、冬虫夏茶、野人参活力茶、悬钩子叶茶、抗癌药茶等，不胜枚举。由于药茶制法简单，服用方便，近年来药茶的种类在逐渐增多，医治疾病的范围也在逐渐扩大，如淫羊藿茶、还童茶、甜菊茶、决明茶等品种已用于防治心血管病、老年病等，还有一些药物，如人参、三七、贝母等的茎叶也在被研究制成药茶而加以开发利用。

（2）药茶的剂型：按制作方法分为冲泡剂、煎煮剂、散形茶、袋泡茶、块形茶。

冲泡剂指将药茶配方中的成分直接放入杯中，用沸水冲泡，加盖焖10 分钟即可直接饮用。

煎煮剂指将药茶配方中的成分先用冷水浸泡 15 分钟，后放入砂锅中煎煮 15 ～ 30 分钟，去渣取汁，倒入杯中，趁热代茶饮用。

散形茶指将茶叶和药物，或将药物粉碎成粗末，混合均匀后分成若干份，每次取 1 份放入杯中冲泡或入锅中加水煎煮后取汁饮用。

袋泡茶指将药茶成分粉碎成粗末，或将药物成分中一部分提取浓煎汁，另一部分粉碎成细末，混合后烘干成颗粒状，按每次剂量分装入特制的滤纸袋，冲泡时连滤纸袋放入杯中，用沸水冲泡后即可饮用。

块形茶指将茶叶和药物粉碎成粗末，混合均匀后以药量的 10 ％～20 ％的神曲或面粉为糊作黏合剂，加入到茶粉中，搅拌成颗粒，以手捏成团，以触之能散为度，用模具或压块机制成小方块，低温干燥，使含水量降至 3 ％以下即成。

小贴士

现代药茶研究和应用有着几个明显的特点，一是符合现代人的用药心理，因为药茶中的天然药经过浸泡，便可直接饮用；二是配伍所用的药物一般为有效成分、药理作用和临床疗效均明确的药物；三是袋泡茶取代传统的饮用方法，目前一些较为流行的成品药茶多用滤泡纸或布袋包装，沸水冲泡数分钟可饮用，这样不仅节约药材，而且便于携带，并且使其色香味更接近于饮茶的本色；四是通过药剂加工制成块状或颗粒型速溶茶，饮用方便卫生，易于药物的溶解、吸收。此外，还可以提取茶的有效成分制成口服液或片剂，使药茶的针对性更强，效果更好。

64. 治疗颈椎病的药茶方

在中国的古代医籍里，有关药茶治病的方法随处可见。药茶一般作用持久而缓和，并无呆滞中焦脾胃之弊，还可以减少患者服药的精神负担，是一种既有汤剂之优点，又十分方便的剂型，有利于患者的调养和治疗。尤其是那种素有饮茶嗜好的患者，更容易接受。如果经常坚持饮用，辅以饮食疗法，可以达到治疗疾病，控制症状的效果，但药茶不同于一般的茶饮，需要根据颈椎病患者的症状，依据药物的性能特点进行配方，并依据药茶的浸泡特点进行操作。药茶应用于临床，使用方便，口味清甜，疗效可靠，具有既可治病又可养生之优点，深受患者欢迎，但最好在医生的指导下使用。因为不同的药茶在治疗上有不同的功效，故只有使用得当，才会取得很好的疗效。平时颈椎病患者可喝些银花茶、菊花茶、枸杞茶和银耳羹等中药茶饮，既可补充水分又能防治疾病，颈椎病患者不妨试一试下面的药茶方。

木瓜五加茶

【配料】木瓜 15～20 克，南五加 12 克，炙甘草 6 克。

【功效】舒筋活络，和胃化湿。适用于因湿邪引起的骨节疼痛、四肢拘挛、颈部不适等。

【用法】上药加水 500 毫升，煎煮 15 分钟后便可饮服，药汁饮尽后，再以沸水冲泡。代茶饮用，每日 1 剂。

小贴士

木瓜素有"百益果王"之称。我们所说的木瓜有两大类，蔷薇科木瓜属植物木瓜与热带水果番木瓜科木瓜（番木瓜）。木瓜从用途上也分为食用和药用木瓜。木瓜，是我国特有的珍稀水果之一，有很高的药用价值和食用价值，川木瓜元月下旬开花，花有红花、白花两种，成熟上市时间为九、十月，果似苹果状，成熟果表面呈黄色，日照部分呈粉红色，单果重 200～350 克，盛产期亩产 2000～2500 千克。川木瓜果实营养极为丰富，每百克鲜果含维生素 2731mg，抗衰老物 3237mg，还含有丰富蛋白质，酒石酸、磷、铁、钙等，是水果加工品、药用品上乘原料，制作蜜饯口味独特，酸甜纯正可口，并有一股特殊的清香果味，果肉纤维少，不含石细胞，质地较硬，耐贮运，川木瓜的药用价值很高，具有舒筋活络、和胃化湿的功能。

苦丁枸杞茶

【配料】枸杞叶 500 克，苦丁茶叶 500 克。

【功效】祛风活血，舒筋止痛，养阴清热，生津止渴。适用于风湿痹痛、跌打损伤、颈部不适等。

【用法】将枸杞叶与茶叶各等分，共研粗末，用滤泡袋分装，每袋 4 克。每日 2 次，每次 1 袋，以沸水冲泡 10 分钟，代茶频饮。

颈痛杜仲茶

【配料】杜仲叶 15 克，绿茶 3 克。

【功效】补肝肾，强筋骨，兴阳事。适用于治疗脾肾阳虚引起的腰膝酸痛，阳痿早泄，尿频尿急等症。长期饮用具有抗衰防老，延年益寿之功效。

【用法】将杜仲叶切细，与茶叶一同入茶杯内用沸水冲泡 10 分钟即可。代茶饮用。

小贴士

杜仲性味甘、微辛、性温，补肝肾，强筋骨。现代中医药学的研究也证明了杜仲具有强身壮骨的作用。杜仲还具有降压、安胎、利尿、抗菌作用。因此可制成多种中成药、汤剂、膏剂等来治疗疾病。近年来，通过对杜仲化学成分的分析，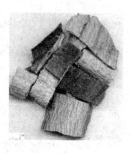发现在杜仲的树皮和叶子中，含有丰富的维生素 E 和胡萝卜素，还有维生素 B_2 和微量的维生素 B_1，以及铜、铁、钙、磷、硼、锌等13 种元素，这些都是人体需要的。杜仲的营养丰富，可以制成保健饮品（口服液、保健茶、药酒、可乐等）。适当服用杜仲茶能够预防疾病，具有良好的保健作用，同时对改善颈椎病的临床症状有一定的作用。

虎杖艽独茶

【配料】虎杖 20 克，独活 10 克，秦艽 9 克。

【功效】清热利湿，活血通经。此方对有湿热之象的颈椎病痛，可收捷效。

【用法】将上述药物研为粗末，置入保温瓶中，用沸水适量冲泡，盖闷 20 分钟。代茶饮用。每日 1 剂。

【宜忌】孕妇不宜服。

独活止痛茶

【配料】独活 20 克。

【功效】祛风散寒利湿。适用于神经根型颈椎病。

【用法】将上药以水煎煮。代茶饮用。

海米止痛茶

【配料】海米 10 克，绿茶 3 克。

【功效】温肾壮阳。可用于治疗肾阳虚型颈椎病等。

【用法】将二味放入杯中，沸水冲泡 15 分钟即可。代茶饮用。海米茶经反复饮用，淡而无味后，可连虾米、茶叶吃掉。

小贴士

海米也称虾米或虾仁，为海产白虾、红虾、青虾加盐水焯后晒干，纳入袋中，扑打揉搓，风扬筛簸，去皮去杂而成，即经加盐蒸煮、干燥、晾晒、脱壳等工序制成的产品。因如舂谷成米，故称海米。其中以白虾米为上品，色味俱佳，鲜食极美。

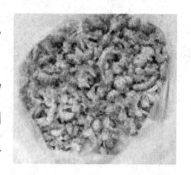

白虾须长，身、肉皆为白色，故前人有"曲身小子玉腰肢，二寸银须一寸肌"之咏。海米食用前加水浸透，肉质软嫩，味道鲜醇，煎、炒、蒸、煮均宜，味道鲜美，为"三鲜"之一。海米营养丰富，富含钙、磷等多种对人体有益的微量元素，是人体获得钙的较好来源，海米的含钙量比奶制品和鸡蛋中钙的含量还要高。因此，海米最宜于补钙的人食用。另外，海米蛋白质含量非常高，在 55% 以上。海米性温味甘，具有健胃化痰、壮阳补肾等作用，对肾虚脾弱、筋骨疼痛有食疗作用，所以颈椎病的食疗常选海米。

桃仁红花茶

【配料】桃仁 10 克，红花 6 克，川芎 10 克，白蜜适量。

【功效】具有活血通络、行气通络的功效，适用于气滞血瘀型颈椎病。

【用法】将桃仁、红花、川芎同入锅中，加水适量，用小火煎煮40分钟，取汁，待温后加入白蜜调服。早晚2次分饮。

川芎寄生茶

【配料】川芎5克，桑寄生10克，桂枝5克，红茶3克。

【功效】具有温阳散寒、活血化瘀的功效，适用于太阳经督脉型、痹证型、气滞血瘀型颈椎病。

【用法】将诸药洗净，切碎片，与红茶一同入锅，煎煮30分钟，去渣取汁。代茶频频饮用，当日饮用。

菊楂决明茶

【配料】菊花10克，生山楂15克（打碎），决明子20克，冰糖适量。

【功效】具有清肝疏风、活血化瘀的功效，适用于气滞血瘀型兼有头昏目眩的老年颈椎病患者。

【用法】三药同煮，去渣取汁，调入冰糖。代茶饮。

小贴士

　　菊花是多年生菊科草本植物，是经长期人工选择培育出的名贵观赏花卉，也称艺菊，品种已达千余种。菊花是中国十大名花之一，在中国已有三千多年的栽培历史，中国菊花传入欧洲，约从明末清初开始。中国人极爱菊花，从宋朝起民间就有一年一度的菊花盛会。古神话传说中菊花又被赋予了吉祥、长寿的含义。中国历代诗人、画家，以菊花为题材吟诗作画众多，因而历代歌颂菊花的大量文学艺术作品和艺菊经验，给人们留下了许多名谱佳作，并将流传久远。菊花味微辛、甘、苦，性微寒。能疏散风热，清肝明目，平

肝阳，解毒。有镇静、解热作用。对金黄色葡萄球菌、乙型链球菌、痢疾杆菌、伤寒杆菌、副伤寒杆菌、大肠杆菌、绿脓杆菌、人型结核菌及流感病毒均有抑制作用。能明显扩张冠状动脉，并增加血流量。可增强毛细血管抵抗力。菊苷有降压作用。菊花可用于感冒风热，发热头昏；肝经有热；目赤多泪，或肝肾阴虚，眼目昏花；肝阳上亢，眩晕头痛；疮痈肿痛。现代又用于冠心病、高血压病的治疗。

65. 制作药茶选用药材有哪些禁忌

不同的食物都有不同的属性和作用。因此，应在医生的指导下辨证、辨病地进行食物的选用，合理确定处方。同时要注意食物、食物与药物之间的配伍禁忌。按照传统的习惯，有些食物不能合用，如鸡肉忌糯米、芥末，猪肉忌荞麦、黄豆等。这些虽然没有充分的道理，但是民间长期流传的一些忌讳，仍宜慎重为宜。目前临床应用的 5000 多种常用中药中，有 500 百余种可作为药茶原料，如冬虫夏草、人参、当归、天麻、杜仲、枸杞等。这些药物在与食物配伍、炮制和应用时都需要遵循中医理论，使它们之间的作用互相补充、协调，否则就会出现差错或影响效果。因此，在家中配制药茶对药物的选用有严格的禁忌。自行配制使用药茶时，药物配伍禁忌，一般要参考中药"十八反"和"十九畏"。"十八反"的具体内容是：甘草反甘遂、大戟、海藻、芫花；乌头反贝母、瓜蒌、半夏、白蔹、白芨；藜芦反人参、沙参、丹参、苦参、细辛、芍药。"十九畏"的具体内容是：硫黄畏朴硝，水银畏砒霜，狼毒畏密陀僧，巴豆畏牵牛，丁香畏郁金，川乌、草乌畏犀角，牙硝畏三棱，官桂畏赤石脂，人参畏五灵脂。以上配伍禁忌，可作为用药参考，但非绝对如此，最好避开使用。

66. 颈椎病的药酒治疗方法

药酒即是一种加入中药的酒，是选配适当的中药，经过必要的加工，用度数适宜的白酒或黄酒为溶媒，浸出其有效成分，而制成的澄明液体。药酒在我国已有数千年的历史，是祖国医药学的宝贵遗产。它既能防病治病，又可滋补身体，延年益寿，并具有服用方便，疗效确切，便于存放等优点，因而深受历代医学家重视，成为我国传统医学中的重要治疗方法。酒是极好的有机溶媒，可以浸出许多水不能浸出的有效成分，多数药物的有效成分都可溶在其中。所以药酒有时比同样的中药煎剂、丸剂作用更佳，在防治疾病方面更有着好的疗效。在我国医药史上，药酒已处于重要的地位，成为历史悠久的传统剂型之一，在医疗保健事业中也同样享有较高的声誉，同样在防治颈椎病方面有着较好的疗效。

蛤蚧蕲蛇酒

【配料】蛤蚧（去头爪）10 克，蕲蛇（去头）30 克，白酒 600 毫升。

【制法】上药入酒中浸 7 天，过滤去渣，贮瓶备用。

【功效】祛风，通络，止痛。适用于神经根型颈椎病。15 天为 1 疗程，间隔 7～10 天后继服第二疗程。

【用法】早、晚各 1 次，每次 10～15 毫升。

川乌草乌酒

【配料】制川乌 20 克，制草乌 20 克，薄荷 50 克，炮干姜 50 克，当归 50 克，淡竹叶 50 克，陈皮 50 克，甘草 50 克。

【制法】此酒为市售成药，口服 1 次 15 毫升，1 日 1～2 次，温服。

【功效】祛风散寒，舒筋活络。主治颈椎病肢体麻木、筋骨疼痛及风寒湿痹等症。

【用法】早、晚各1次，每次10～15毫升。

乌梢蛇酒

【配料】乌梢蛇1条，白酒500毫升。

【制法】将蛇除去内脏，置净瓶中用好酒500毫升浸泡3～4日后，即成药酒。或用乌梢蛇1条，除去内脏，袋盛，酒曲适量置于缸底，糯米饭盖之。3～7日酒熟，去渣将酒收贮瓶中，

【功效】祛风通络。

【用法】每次服15毫升，每日3次。

小贴士

除去内脏的乌梢蛇干燥全体，是传统的中药材,名为"乌蛇"或"乌梢蛇"。据《本草纲目》记载，乌梢蛇肉能医治"诸风顽痹，皮肤不仁，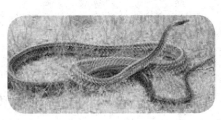风瘙隐疹，疥癣等，功效与白花蛇同，而性善无毒"。蛇胆、蛇蜕也可入药。蛇皮薄韧，可用作胡琴膜和皮制工业品，因此其是捕蛇者大量捉取的对象。乌梢蛇现为国家二级重点保护野生药材物种。

独活寄生酒

【配料】独活30克，桑寄生20克，秦艽30克，防风20克，细辛12克，当归50克，白芍30克，川芎20克，生地150克，杜仲50克，牛膝15克。白酒1500毫升。

【制法】上药捣碎置于净瓶中，用酒浸泡，密封瓶口，经14天后，去渣备用。不拘时，随量饮用。

【功效】益肝肾,补气血,祛风湿,止痹痛。主治颈椎病肢体麻木、疼痛。

【用法】早、晚各 1 次，每次 10～15 毫升。

牛膝秦艽酒

【配料】牛膝 15 克，秦艽 15 克，天门冬 15 克，薏苡仁 5 克，独活 10 克，细辛 10 克，制附子 10 克，巴戟天 10 克，五加皮 15 克，肉桂 10 克，杜仲 15 克，石楠叶 10 克。白酒 1000 毫升。

【制法】将细辛炮炙后，上药共捣细，用酒浸于净瓶中，冬 10 日，春 7 日，秋 5 日，夏 3 日后开封，去渣备用。

【功效】散寒祛风，舒筋活血，温经止痛。主治颈椎病手臂麻木不仁、肌肉酸痛。

【用法】早、晚各 1 次，每次 10～15 毫升。

牛膝薏米酒

【配料】牛膝 30 克，薏苡仁 30 克，酸枣仁 30 克，赤芍 30 克，制附子 30 克，炮姜 30 克，石斛 30 克，柏子仁 30 克，炙甘草 20 克。

【制法】上药共捣细和匀，用好酒 1500 毫升浸泡，封口，7 日后开封，取汁去渣，瓶装备用。

【功效】祛风，散寒，除湿。主治颈椎病手臂麻木、疼痛。

【用法】早、晚各 1 次，每次 10～15 毫升。

小贴士

怀牛膝、川牛膝及土牛膝的作用与区别。中医认为，其性味苦甘酸平，具有活血通经，补肝肾，强筋骨，利尿通淋，引血（火）下行之功效，常用于治疗瘀血阻滞的经闭、痛经、月经不调、产后

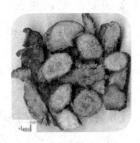

腹痛等妇科病，跌打损伤，肾虚之腰膝酸痛、下肢无力，尿血，小便不利，尿道涩痛以及火热上炎引起的头痛、眩晕、吐血、衄血等证。怀牛膝功偏滋补肝肾，壮腰膝：用于肝肾不足引起的筋骨酸软、腰膝疼痛。川牛膝以活血通经，祛风湿见长：用于血瘀经闭及风湿痛。本品性善下行，专治上炎之火及上部出血，故常用于虚火上炎或血热上冲之目赤、咽肿、吐血、衄血等症。还有一种野生土牛膝，为苋科植物牛膝的野生种及柳叶牛膝、粗毛牛膝钝叶上牛膝的根及根茎。通常生用，擅长泻火解毒。

草乌细辛酒

【配料】生草乌 10 克，细辛 3 克，洋金花 6 克，冰片 16 克。

【制法】先将前三味药研末，用 50％ 酒精 300 毫升浸泡，冰片另用 50％ 酒精 200 毫升浸泡，每日搅拌 1 次，约 1 周全部溶化，滤去渣，将二药液和匀，用有色玻璃瓶贮藏。

【功效】祛风，散寒，除湿。主治颈椎病手臂麻木、疼痛。

【用法】此酒为外用药酒。每次用棉球蘸药液少许涂痛处或放痛处片刻，痛止取下，每天 2 ～ 3 次。

木瓜砂糖酒

【配料】新鲜木瓜 300 克，白砂糖 80 克，白酒 500 毫升。

【制法】将木瓜洗净，擦干表面水分，连皮切成片，种子亦可应用，不必丢弃，放入酒器中，加入酒和砂糖，搅拌后，放置阴凉处密封浸泡半年，取上清酒液服用。

【功效】利湿解痉，舒筋止痛。

【用法】每日2次，每次15～20毫升。

四虫雪莲酒

【配料】白花蛇1条，全虫、雪莲花各15克，地龙、黑蚂蚁、威灵仙各20克，没药、当归各10克，制川乌、制草乌、川牛膝、红参各10克，白酒1000毫升。

【制法】将上诸药装入盛白酒的陶瓷罐或玻璃瓶内浸泡，罐口密封，浸泡7日后启用。

【功效】祛风通络，散寒止痛，补肝益肾。可用于治疗颈椎病、坐骨神经痛。

【用法】每日服药3次，每次15～10毫升，两周为一疗程。

小贴士

我国新疆及青藏高原，群峰林立，在积雪线下生长着一种名贵的药用花卉——雪莲。据研究，雪莲是珍贵的药用植物，具有除寒痰、壮阳补血、暖宫散瘀、治月经不调等作用，还具有治疗肾虚腰痛、祛风湿、通经活血等症的作用。雪莲全草入药，在7～8月初开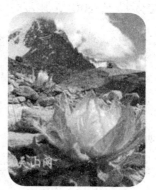花时采集，药效最好。雪莲不能用水煎服（因含挥发油），可单独用白酒泡浸，一朵大的雪莲加白酒500克，泡7天后即可服用。日服2次，每次10毫升。对风湿关节炎、颈椎病引起的上肢麻木腰酸腿痛均有良好疗效。

银环搜风酒

【配料】银环蛇 1 条，60°白酒 500 毫升。

【制法】将银环蛇放入装有 500 毫升白酒的大口玻璃瓶中，加盖封口，1 个月后启封饮用。

【功效】具有搜风通络、散寒止痛的功效，适用于神经根型颈椎病。

【用法】每日 2 次，每次 15 ～ 20 毫升。

灵仙苡仁酒

【配料】威灵仙 250 克，薏苡仁 300 克，酒曲 150 克，低度白酒 1000 毫升。

【制法】将威灵仙碾成粗末。薏苡仁煮成粥状，冷却后掺入酒曲和威灵仙末，放入白酒缸中密封，置温暖处。7 日后表面出现泡沫，滤去药渣即成。或将威灵仙、薏苡仁稍煮后，浸入白酒中密封浸泡 7 日，即成。

【功效】具有祛风除湿、通经止痛的功效，适用于痹证型颈椎病。

【用法】每日 2 次，每次 15 ～ 20 毫升。

羌活独活酒

【配料】羌活、独活、牛膝各 30 克，制川乌、制草乌、酒炒大黄各 10 克，白芷、红藤、苏木各 20 克，当归、生黄芪各 30 克，萆薢 60 克，低度白酒 2000 毫升。

【制法】将上述 12 味药以冷开水浸泡半小时后，滤水，晾干，加白酒 2000 毫升，贮瓶密封，浸泡 3 个月即成。

【功效】具有祛风散寒、活血止痛的功效，适用于太阳经督脉型、痹证型颈椎病。

【用法】每日 2 次，每次 15 ～ 20 毫升。

红花当归酒

【配料】红花 15 克，当归尾 12 克，赤芍 15 克，川芎 15 克，官桂 10 克，低度白酒 1000 毫升。

【制法】将以上 5 味同研为粗粉，浸泡于白酒中，密封瓶口，每日振摇 1 次，7 天后开始饮用。

【功效】具有活血化瘀、温通经络的功效，适用于气滞血瘀型、太阳经督脉型颈椎病。

【用法】每日 2 次，每次 15～20 毫升。

小贴士

　　红花（又名红蓝草）可直接在纤维上染色，故在红色染料中占有极为重要的地位。红色曾是隋唐时期的流行色，唐代李中的诗句"红花颜色掩千花，任是猩猩血未加"形象地概括了红花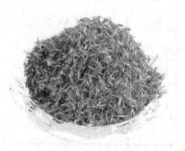非同凡响的艳丽效果。根据现代科学分析，红花中含有黄色和红色两种色素，其中黄色素溶于水和酸性溶液，无染料价值；而红色素易溶解于碱性水溶液，在中性或弱酸性溶液中可产生红色沉淀。红花的药理作用：有轻度兴奋心脏、降低冠脉阻力、增加冠脉流量和心肌营养性血流量的作用；保护和改善心肌缺血，缩小心肌梗死范围；红、黄色素分离物能对抗心律失常；煎剂、水提液、红花黄色素等能扩张周围血管，降低血压。能抑制血小板聚集，增强纤维蛋白溶解，降低全血黏度。注射液、醇提物、红花苷能显著提高耐缺氧能力，对缺血乏氧性脑病有保护作用。煎剂对子宫和肠道平滑肌有兴奋作用。红花黄色素对中枢神经系统有镇痛、镇静和抗惊厥作用。此外，红花醇提物和水提物有抗炎作用；红花黄色素有免疫抑制作用。

四蛇搜风酒

【配料】乌梢蛇 1 条，白花蛇 1 条，蝮蛇 1 条，赤练蛇 1 条，52°白酒 2000 毫升。

【制法】将乌梢蛇、白花蛇、蝮蛇、赤练蛇宰杀后，去除内脏，洗净，烘干或风干，切成小块状，浸泡于白酒内，贮瓶密封 1 个月后即可启封饮用。

【功效】具有祛风散寒、舒筋通络的功效，适用于太阳经督脉型、痹证型颈椎病。

【用法】每日 2 次，每次 15 ～ 20 毫升。

四龙搜风酒

【配料】地龙 15 克，制全蝎 12 克，制蜈蚣 10 克，白僵蚕 50 克，白酒 2000 毫升。

【制法】将上述 4 味药用冷开水浸泡半小时后，滤水晾干，放入白酒中，贮瓶密封，浸泡 2 周后服用。

【功效】具有搜风定痛的功效，适用于太阳经督脉型、痹证型颈椎病。

【用法】每日 2 次，每次 15 ～ 20 毫升。

双蛇搜风酒

【配料】乌梢蛇 1 条，白花蛇 1 条，壁虎 5 条，白酒 3000 毫升。

【制法】将蛇宰杀，去内脏，洗净。壁虎用冷开水浸泡 30 分钟，与蛇一同晾干，放入白酒中浸泡 2 ～ 4 周，贮瓶密封后即可开始饮用。

【功效】具有祛风除湿止痛的功效，适用于太阳经督脉型、痹证型颈椎病。

【用法】每日 2 次，每次 15 ～ 20 毫升。

需要提醒的是颈椎病患者药酒治疗要注意宜忌。药酒不宜过量服用，因药物过量必会有毒性。药酒的用法一般应根据病情的需要，体质的强弱，年龄的差异，酒量的大小等实际情况出发，宜适度，一般每次喝 15 ～ 20 毫升，酒量小的患者可将药酒按 1 ：1 ～ 1 ：10 的比例与加糖的冷开水混合，再按量服用。

药酒中虽含有酒精，但一般服用量少，对人体不会产生有害影响。但有些患者，如患慢性肝肾疾患、较重的高血压病、气管炎、肺心病、胃病、十二指肠溃疡及皮肤病的患者，要在医生的指导下使用；妊娠及哺乳期女性不宜用药酒；小儿也不应服药酒；年老体弱者用量应适当减少。患有糖尿病、尿酸过高的患者同样要在医生的指导下饮服药酒。

有一点应注意，选用药酒要对症，不能拿药酒当一般酒饮。有人以为药酒无碍，多喝一点没关系，这种认识是错误的。喝药酒过量不但能醉人，而且可能会引起不良反应，所以不可以滥饮。药酒在医疗上不同于一般的酒，有规定的疗程，病症祛除后，不应再服用。

药酒不宜佐餐或空腹饮用。如佐餐饮用则影响药物的迅速吸收，影响药物疗效的发挥。空腹饮酒则更能伤人，空腹饮药酒 30 分钟，药酒中的酒精对机体的毒性反应可达到高峰。一般宜在早晚餐后半小时之后饮用。

药酒不宜冷饮。饮药酒时应该加热到 20℃以上温饮。这样既可减少对胃肠的刺激，而且由于药酒中醛类的沸点只有 20℃左右，把酒烫温，醛类就挥发掉了，减少了其对人体的危害。药酒不宜混合饮用，两种以上的药酒混合饮用，由于药物的治疗作用不同，在体内产生不同的反应，会引起头痛、恶心等药物毒性反应，甚至可致药物中毒。

服用某些西药时，饮用药酒须慎重。饮酒并服用巴比妥类中枢神经抑制药会引起中枢抑制。精神安定剂氯丙嗪、异丙嗪、奋乃静、安定、利眠宁和抗过敏药物扑尔敏等，如与酒同用，对中枢神经亦有协同抑制作用，轻则使人昏睡，重则使人血压降低，发生昏迷。

中医辨证属湿热、阳盛体质者，要慎用药酒。饮用药酒后不宜立即针灸，不宜立即行房事。不习惯饮酒的人，在服用药酒时，要先从小剂量开始，逐步增加到需要服用的量。有些老年人喜用药酒代酒饮，实属错误，因为药酒是针对不同疾病或体质应用的，如药症不合会引起副作用。如平时阴虚内热的人服用鹿茸酒会"火上加油"，使病症加剧。

67. 汤是健康廉价的"保险费"

法国著名厨师路易斯·古伊说的一句话："汤是餐桌上的第一佳肴"。汤确有这么一种魔力，无论一顿饭多么丰盛，人们还是把许多赞美之辞加到汤上。因为，很多人都认为，汤对维护健康，保持和增强体力大有裨益，并对此积累了丰富的经验，许多人把喝汤比喻为"最廉价的健康保险费""增强体力的加油机"，无论走到哪里，人们都说"喝汤补身"。在西方各国中，美国人最爱喝汤，因而法国人常戏谑地称美国人为"汤罐"。据统计，96％的美国家庭三天起码要喝一次汤。在古希腊，奥林匹克竞技大会的参加者用牛、羊祭祀宙斯，根据宗教仪式，把牛羊肉放入大锅里煮。运动员们在竞技前喝汤，以增强体力；在日本，人们至今还认为海带汤有非凡的效果，因此产妇分娩后首先喝海带汤；日本的相扑运动员每天在大运动后便要吃一大碗有牛、羊肉之类的"什锦汤"并说他们"发力"的诀窍在于喝汤；在朝鲜，人们把蛇肉汤视为治疗神经系统疾病的灵丹妙药，并认为它能使人长寿；苏格兰人患了感冒就喝麻雀洋葱汤，据说十分灵验；越南人看重燕窝汤。由此可见喝汤是世界各民族通行的"健康保险"。

68. 滋补汤有什么养生作用

食物保健滋补汤寓治于食，其主要作用大致可概括以下几点。

（1）滋补强身　此类保健滋补汤是供无病但体弱的人食用的，它主要是通过调理脏腑器官和组织的功能，使之协调，从而达到增强体质，增进健康的目的。如生姜羊肉汤，由生姜15克、羊肉120克组成。将羊肉洗净切块，与生姜共入锅内，加水适量，小火熬至肉烂。方中生姜温中散寒，羊肉温养肾气，后世用于一切虚劳不足偏于阳虚者，确能起到滋补强身的作用。

（2）防治疾病　此类保健滋补汤是针对患者的病情需要而制作的一种起治疗作用或辅助治疗作用的膳食，它可以通过长期服用而达到治疗疾病的目的，最适宜于慢性病患者。如清代名医王孟英的雪羹汤，该方由海蜇120克，大荸荠10个组成。先将海蜇用水漂淡，与大荸荠一起切碎，加水适量，煎熬1小时即成。雪羹汤具有清热化痰之效，多用于肺热咳嗽，痰浓黄稠者。现代用于治疗高血压、脑动脉硬化引起的头晕头胀患者，也多获效。

69. 颈椎病的汤羹调养法

汤羹保健是中国饮食文化与中医药文化相结合的产物。厨师调五味，医生亦调五味，两者既有共性又有不同之处，对食疗的把握即是将两者巧妙地结合在一起。从历史源流、方药构成、制作过程、科学分析各个方面来看，汤羹保健都是饮食与医药的精华所在，但需要说明的是作为颈椎病患者的保健汤羹，首先应满足食物应该具有的色、香、味、形、触等基本要求；而从作为药的一方面来说，则应尽量发挥食物本身的功效，并进行合理搭配，辨证用膳。若需要加入药物，药物的性味也要求尽量甘、淡、平和、无异味，不能因用药就丢了膳。

黄芪虾皮汤

【配料】黄芪 20 克，虾皮 50 克。

【制法】先将黄芪切片，入锅，加水适量，煎煮 40 分钟，去渣，取汁，兑入洗净的虾皮，加水及葱、姜、精盐等调味品，煨炖 20 分钟，即成。

【功效】补益脾肾，补充钙质，抗骨质疏松，辅助治疗颈椎病。

【用法】佐餐当汤服食。

三七瘦肉汤

【配料】三七 12 克，生地 30 克，大枣 4 个，瘦猪肉 300 克。

【制法】将三七打碎，与生地、大枣、瘦猪肉入砂锅，加适量水，大火煮沸后改小火煮 1 小时至瘦肉熟烂，调盐适量。

【功效】活血化瘀，定痛。主治气滞血瘀型急性颈椎病。

【用法】饮汤吃肉，隔日 1 剂。

小贴士

三七味甘微苦，性温，归肝、胃经，以根、根状茎入药。其是名贵中药材，生用可止血化瘀、消肿止痛，是云南白药的主要成分，同棵植物的花叶也能入药，当茶饮，具有良好的止血功效、显著的造血功能；能加强和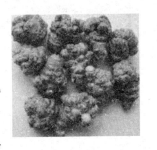改善冠脉微循环，三七入药历史悠久，作用奇特被历代医家视为药中之宝，故有"金不换"之说法。 三七"味微甘而苦，颇似人参之味""凡杖扑伤损，瘀血淋漓者，随即嚼烂罨之即止，青肿者即消散。若受杖时，先服一二钱，则血不冲心，杖后尤宜服之，产后服亦良。大抵此药气温，味甘微苦，及阳明、厥阴血分之药，故能治一切血病"。

三鞭鹿肉汤

【配料】狗鞭、牛鞭、鹿鞭各 15 克，鹿肉 500 克，枸杞 10 克，调料适量。

【制法】将上述三种鞭顺尿道剖开，洗净，放油锅中炸酥，切片；鹿肉洗净、切块，放入沸水中汆透；锅中放大油适量烧热后，下三鞭及鹿肉煸炒，而后下葱、姜、花椒、陈皮、桂皮及清水适量，煮沸后倒入锅中，文火煨至肉烂熟后，加食盐、味精调味服。

【功效】温补肾阳，填精益髓。适用于肾阳亏虚者颈椎病患者补益食疗。

【用法】早晚随量饮用。

姜葱羊肉汤

【配料】羊肉 100 克，大葱 30 克，生姜 15 克，大枣 5 枚，红醋 30 克。

【制法】将上述原料加水适量，做汤 1 碗。

【功效】益气，散寒，通络。主治中医寒湿型颈椎病。

【用法】日食 1 次。佐餐当汤服食。

五子羊肉汤

【配料】羊肉 250 克，枸杞、菟丝子、女贞子、五味子、桑葚子、当归、生姜各 10 克，肉桂 5 克。

【制法】原料洗净，菟丝子、女贞子、五味子纱布包，羊肉切成片，用当归、生姜、米酒、花生油各适量，炒炙羊肉后，放入砂锅内，放入余料，加水、盐适量，武火煮沸后，文火煎半小时，取出菟丝子、女贞子、五味子纱布包，加入蜂蜜适量即成。

【功效】补肝肾、益气血。适应证：肝肾亏虚型颈椎病，伴有肌肉萎缩、腰膝酸软等症。

【用法】早晚随量饮用。

小贴士

　　羊肉是我国人民食用的主要肉类之一，较猪肉的肉质要细嫩，较猪肉和牛肉的脂肪、胆固醇含量都要少。羊肉性温热，补气滋阴，暖中补虚，开胃健力，在《本草纲目》中被称为补元阳益血气的温热补品。不论是冬季还是夏季，人们适时地多吃羊肉可以去湿气，避寒冷，暖心胃。羊肉历来被当作冬季进补的重要食品之一。寒冬常吃羊肉可益气补虚，促进血液循环，增强御寒能力。羊肉还可促进消化酶的分泌，保护胃壁，帮助消化。中医认为，羊肉还有补肾壮阳的作用，适合男士经常食用。羊肉还有开胃健力，通乳治带的功效，对血气不足、虚劳瘦弱、脾胃虚冷、腹痛、少食或欲呕、肾虚阳衰、腰膝酸软、尿频、阳痿等均有一定的疗效。对于寒湿性颈椎病患者而言，羊肉无疑是最佳的食物。

颈椎壮骨汤

【配料】猪骨（最好是猪尾骨）200～300克，杜仲、枸杞各12克，桂圆肉15克，牛膝10克，淮山药30克。

【制法】原料洗净，猪骨斩碎，共入锅内，加水适量，武火煮沸，文火煎40～60分钟，加适量花生油、盐、葱、姜等配料，取汤服用。

【功效】补肝肾，强筋骨。适用于肝肾不足型颈椎病。

【用法】早晚随量饮用。

小贴士

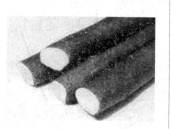

山药原名薯蓣，能补虚羸，除寒热邪气，补中益气，长肌润肤。山药可以入药，用于治疗许多疾病。干山药补而不滞，益肺胃之阴，不热不燥，还能固肾益精，所以是中医常用药物。山药的价值，一方面在于它的营养价值，另一方面在于它的药用价值。山药久服使耳目聪明，轻身不饥，是延年益寿，美容增须的食用佳品。现代医学研究则发现山药富含果胶，食用后能减少肠道内致癌物对肠道的刺激，对预防消化道肿瘤有利。近年又发现山药是人体干扰素的诱生剂，能增加 T 淋巴细胞的活性，提高网状内皮系统的吞噬能力，促进细胞免疫功能，临床实践发现可用山药扶正祛邪以防癌、抗癌；特别对预防消化道肿瘤和手术切除癌肿后预防复发有益。

羊骨虾皮汤

【配料】羊胫骨 500 克，虾皮 20 克，精盐、黄酒、葱段、生姜、醋各适量。

【制法】将羊胫骨洗净敲碎，与虾皮一同放入砂锅中，加水、黄酒、葱段、生姜、醋各适量，用旺火煮沸后转用小火炖煮 2 小时左右，加精盐调味，分次食用。佐餐当菜，随量食用。

【功效】具有补肾健脾、强筋壮骨的功效，适用于痹证型兼有肾阳虚衰的颈椎病。

【用法】佐餐当汤服食。

芪芍羊肉汤

【配料】黄芪 30 克，白芍 20 克，羊肉 250 克，苍术、羌活、刺五加各 15 克，当归、川芎各 6 克，白术、大枣、生姜各 10 克，蜜糖 100 克。

【制法】把羊肉切片，用当归、生姜、白糖适量，花生油炙。将其他药切碎，用米酒 1500 毫升煎至 1000 毫升，去药渣，加入锅中小火煮 10 分钟，加蜜糖混合，用瓶装密封备用。

【功效】具有补气养血、祛风散寒的功效，适用于气血两虚型、痹证型颈椎病。

【用法】佐餐当菜，随量食用。

羊肉五子汤

【配料】羊肉 250 克，枸杞、桑葚子、女贞子、菟丝子、莲子各 10 克，精盐、味精、料酒各适量。

【制法】将以上原料洗净，女贞子、菟丝子用纱布包，羊肉切片，入锅煸炒后放入砂锅内，枸杞、桑葚子、莲子与女贞子、菟丝子药袋同入锅内，加水适量，先用大火煮沸后，改用小火煮 40 分钟，将菟丝子、女贞子纱布包取出，加其他配料即可。

【功效】具有补益肝肾的功效，适用于肝肾亏虚型颈椎病引起的筋肉痿软，腰膝酸软，筋脉拘挛等。

【用法】佐餐吃肉饮汤。

小贴士

枸杞全身是宝，根、叶、花、茎都有保健价值。正如人们所说："根茎与花实，收拾无弃物"枸杞果实中富含甜素碱、胡萝卜素、核黄素、硫胺素、维生素 C、烟酸、抗坏血酸、钙、铁、磷等

多种营养成分，长期服用能抗癌保肝、生精益气、治虚安神、补肾养血、明目祛风、益寿延年，既是中药里的珍品，又是益身健体的食品。唐代著名诗人刘禹锡赋诗赞美说："上品功能甘露味，还知一勺可延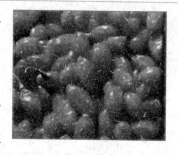年。"在枸杞种植园，每当夏季来临，叶腋中生出淡紫色的小花，艳丽多姿。深秋时节，绿枝茂密，蔓条上缀满光闪闪、红彤彤，玲珑剔透，貌若樱桃，状似耳坠的果实，灿烂夺目，令人流连忘返。

杜仲甲鱼汤

【配料】杜仲30克，甲鱼1只，植物油、精盐、味精各适量。

【制法】将甲鱼宰杀，去内脏及表皮，与杜仲同入锅中，以小火炖至甲鱼熟烂，调入植物油、精盐，再炖1沸，加入味精即成。

【功效】具有补肝益肾、滋阴养血的功效，适用于肝肾不足型颈椎病。

【用法】吃甲鱼饮汤。

细辛川乌汤

【配料】炙细辛1克，制川乌3克，鸡肉100克，珍珠米50克，姜末、葱末、料酒、精盐、味精各适量。

【制法】将细辛、川乌洗净，鸡肉洗净切成米粒大小的丁，珍珠米磨粉。将川乌、细辛入锅，加清水适量煎煮1小时，去渣留汁入鸡丁，烧沸后加姜末、葱末、料酒、精盐、味精，煮沸后撒入珍珠米粉，勾芡即成。

【功效】具有散寒止痛、祛风化湿、养血健脾的功效，适用于太阳经督脉型、痹证型颈椎病。

【用法】佐餐食用。

猪脊骨葛根汤

【配料】葛根 30 克，猪脊骨 500 克。

【制法】葛根去皮切片，猪脊骨切段，共放锅内加清水适量煲汤。

【功效】益气养阴，舒筋活络。适用于神经根型颈椎病。症状为颈项疼痛，活动不利，伴头痛、眩晕、耳鸣、视物模糊、腰腿疼痛等，舌质淡红少苔，脉细。

【用法】饮汤食肉，常用有效。

伸筋草鲴鱼汤

【配料】当归 6 克，伸筋草 15 克，板栗适量，鲴鱼 1 条。

【制法】将当归、伸筋草、板栗，与鲴鱼一条共煮汤。

【功效】主治颈椎病。适用于颈椎病引起四肢麻木、足软无力者。

【用法】佐餐当汤服食。

小贴士

伸筋草含有多种生物碱类、萜类、植物甾醇类化合物。伸筋草主要有抗炎、解热、镇痛作用。对中枢神经系统的作用：100% 伸筋草混悬液 0.5 mL/只小鼠灌胃，能显著延长戊巴比妥钠的睡眠时间；能明显增强小鼠对盐酸可卡因引起的步履歪斜、窜行、环行等毒性反应，而对士的宁等中枢兴奋药无抑制作用。对实验性硅肺有良好的疗效。对平滑肌的作用：石松碱对离体大鼠和豚鼠小肠有兴奋作用，对兔离体小肠的蠕动有增强作用，亦有收缩豚鼠离体子宫及兴奋兔离体子宫的作用。伸筋草用于治疗风湿性关节炎、脑卒中后手足拘挛、外伤后腕肘关节僵化症、软组织损伤等症。

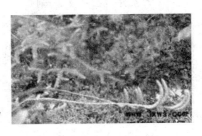

猪尾骨杜仲汤

【配料】猪脊尾骨 250 克，川杜仲 10 克，枸杞 10 克，牛膝 10 克，淮山药 30 克，植物油、精盐、味精各适量。

【制法】将猪骨切碎与上药洗净放锅内，加水适量，大火煮沸，改用小火煨煮 60 分钟，加植物油、精盐，汤稠后调入味精即成。

【功效】具有补益肝肾的功效，适用于肝肾不足型颈椎病。

【用法】佐餐当汤饮用。

枸杞猪骨汤

【配料】枸杞 50 克，猪骨 300 克，植物油、精盐、味精各适量。

【制法】将猪骨切碎，与枸杞同入锅中，加水适量，大火煮沸，再改以小火煨煮 60 分钟，加植物油、精盐，汤稠后调入味精即成。

【功效】具有补肾益精、强筋健骨的功效，适用于气血虚弱、肝肾不足型颈椎病。

【用法】佐餐当汤饮用。

70. 科学配制药膳汤需要注意的事项

药膳汤虽为滋补强壮、延年益寿的食疗佳品，然而配制方法是否科学，却直接关系到食用口感、味道及其药效的高低。因此药膳汤的配制，应根据不同药物的性能与特点采用不同的配制方法，归纳起来，有以下几种形式。

（1）药膳汤的配方需遵循两个原则：一是中医方剂组成的主次辅佐关系，一是膳食的调配原则。前者在组成药膳汤配方时，对所使用的原料应有主次辅佐关系。后者，主要是指要使药膳汤既有中药的特点又要符合膳食的要求，有色、香、味、形、质等方面的美感。二者必须互相协调，这样才有利于增强药膳汤的食疗效果。

（2）药膳汤配方要分清主次关系,除与配方中各种原料的作用有关外,也和各种原料的用量密切相关。一般来说,居于主要地位的原料其用量应大于其他原料,而一般性食物原料,如粳米、面粉和某些蔬菜、肉类,由于膳食种类,如汤饭、糕点、菜肴所决定,它们虽占有较大的分量,但一般并不居于主要地位。

71. 什么是维生素

维生素是人体不可缺少的一种营养素,是"维持生命的营养素"。从生物化学概念来看,它们是这样的一类有机物:在人体内的含量很少,但生理作用很大,因为它们参与人体物质与能量代谢,调节广泛的生理与生化过程,从而维持了人体正常的生理活动。因此,有人把维生素称作"生命催化剂"。但它与我们熟悉的三大营养物质(蛋白质、脂肪、糖类)不同,其本身既不是构成人体组织器官的成分,也不能为人体提供能量,主要参与人体内的生理调节过程。目前被公认的人体必需的维生素有 14 种,这些维生素的结构复杂,理化性质和生理功能各不相同。

72. 维生素 C 与颈椎健康有关吗

维生素 C 是人类最早发现的维生素。1519 年,葡萄牙航海家麦哲伦率领远洋船队从南美洲东岸向太平洋进发。3 个月后,有的船员牙床破了,有的船员流鼻血,有的船员浑身无力,到达太平洋时,原来的 200 多人,只有三十几人活了下来,人们对此找不出原因。

当时人们将这种疾病称为坏血病,主要症状有齿龈出血,牙齿变松;擦伤皮肤易青肿,呼吸困难。1734 年,在开往格陵兰的海船上,又有船员得了严重的坏血病,当时这种病无法医治,其他船员只好把他抛弃在一个荒岛上。待他苏醒过来,用野草充饥,几天后他的坏血病竟不治而愈了。1747 年英国海军军医林德总结了前人的经验，建议海军和远征船队的船员在远航时要多吃些柠檬，他的意见被采纳，从此发生坏血病的概率大为降低，这在当时简直就是奇迹。然而对于发生这种奇迹的深层次原因，当时人们却无法做出正确的解释。

直到 1928 年匈牙利科学家成功地从柠檬中提取了这种能攻克坏血病的物质，这个迷才解开，当时将其称为抗坏血酸，后来将其称为维生素 C。就是这一发现，使维生素 C 挽救了无数坏血病患者的生命。

维生素 C 是一种具有广泛生理作用的营养素，可促使细胞内合成胶原蛋白，为维持健康所必需。当出现颈椎病时，如果机体不能提供足够的胶原蛋白来修复破损处，椎间盘的愈合则较为缓慢。如果补充适量的维生素 C，就有助于产生量足且质较好的胶原蛋白，从而起到促进疾病康复的作用。因此，颈椎病患者应多吃些富含维生素 C 的食物，或者可经常服用一些维生素 C 制剂。

蔬菜（如番茄、菜花、绿叶菜），水果（如柑、橘、柠檬、枣、山楂、猕猴桃）都含有丰富的维生素 C。其中含量最多的就是红甜椒和甜浆果，其次是猕猴桃、草莓和醋栗。

富含维生素 C 的食物表

单位：mg/100g

食物名称	维生素 C	食物名称	维生素 C
鲜枣	540	菜花	61
番茄	8～28	萝卜	30
苦瓜	56	白菜	44～47
猕猴桃	62	荔枝	41
猕猴桃（汁）	150～400	红辣椒	159
红薯	150	西蓝花	51
沙棘	160	桃	7～12
苜蓿	118	柑橘	117

73. 维生素 D 与颈椎健康有关吗

在钙、磷的生化代谢中，维生素 D 的主要生理功能是促进肠吸收进而增加血清钙，并且把血清钙和磷的浓度维持在正常范围内，从而维持重要的细胞功能并促进骨骼矿化，在保持健康的矿化骨骼中扮演重要的角色。维生素 D 不足常见于老年人，这是由于老年人皮肤合成维生素 D 和肠吸收减少，缺乏阳光照射以及维生素 D 摄入量不足等因素造成。许多研究都表明，每天补充维生素 D 400 ～ 800 U，可以有效地消除老年人维生素 D 缺乏症，可以降低脊椎和其他骨骼的骨折，提高骨密度，从而有效降低患颈椎病发病的概率。但并非所有的维生素 D 都能有效地促进人体对磷、钙的吸收沉积，如常见的维生素 D_2，需经肝脏转化为 1，25-二羟维生素 D 之后，才能发挥作用。而维生素 D_3 则可使钙、磷不必经肝、肾的转化直接为人体所吸收，沉积于骨骼上。因此，颈椎病患者补充维生素 D_3 更为适宜。

74. 维生素 E 与颈椎健康有关吗

在 20 世纪 60 年代，科学家发现，人体正常的细胞放在体外培养，一般分裂 60 ～ 70 代就会出现衰老甚至死亡的情况；如果在培养液中加入维生素 E，细胞分裂的次数便会增加 1 倍左右，即到 120 ～ 140 代才衰老，说明这种营养素使人体细胞的寿命翻了一番。因此，认为维生素 E 具有抗衰老、延年益寿的作用。后来科学家认识到维生素 E 的这一作用在于它是一种非常强的抗氧化剂，可阻止有毒自由基对机体的伤害。椎间盘的纤维环是由结缔组织组成的，结缔组织的形成离不开维生素 E。患颈椎病后已有不同程度的肌肉萎缩者，可用维生素 E 缓解。

维生素 E 广泛地分布于动植物组织中，饮食中维生素 E 的主要来源是植物油，如麦胚油、玉米油、葵花子油、花生油、豆油，但橄榄油中含量不多。其他如深绿色蔬菜、核果、豆类、全谷类、肉、奶油、蛋中均含有较丰富的维生素 E。

富含维生素 E 的食物表

单位：mg/100g

食物名称	维生素 E	食物名称	维生素 E
麦胚油	149.4	麦芽	12.5
核桃油	56	绿叶菜	1～10
向日葵油	44.9	蜂蜜	1.9
棉籽油	35.3	花粉	100
米糠油	20	花生油	22
大豆油	11	猪肉	0.63
植物油	9.9	花生	4.6

75. 什么是矿物质

人体所含各种元素中，除碳、氢、氧、氮主要以有机化合物形式存在外，其他各种元素无论含量多少统称为矿物质。营养学家说，矿物质在人体中仅占 3.5%，但它在生命过程中起的作用却是十分重要。宇宙间的一切物质，都是由元素参与构成的。矿物质参与人体组织构成和功能发挥，是人体生命活动的物质基础。人体内约有 50 种矿物质，如钙、镁、钠、钾、磷、硫、氯、铁、铜、锌等。这些矿物质的功能各不相同，在人体内有不同的作用。

76. 钙与颈椎健康有关吗

钙有许多生理功能，但由于钙是构成骨骼和牙齿最重要的元素，故被人们称为骨骼和牙齿的朋友。也被称为组成骨骼和牙齿的钢筋水泥，因为约有 99% 的钙存在于人体组织的骨骼和牙齿中，其余的钙分布在体细胞和体液中。另外钙不仅是构成骨骼组织的主要矿物质成分，而且在机体各种生理和生物化学过程中起着重要作用。钙可维持细胞的正常生理状态。细胞内的钙离子是细胞对刺激产生反应的媒介。钙和受体钙等共同调节机体许多重要的生理功能，包括骨骼肌和心肌的收缩，平滑肌及非肌肉细胞活动及神经兴奋的维持。钙参与血液凝固过程。血液凝固时，必须有钙的存在，否则血液就无法凝固。目前已知至少有 4 种依赖维生素 K 的钙结合蛋白参与血液凝固过程，即在钙离子存在下才可能完成级联反应，使可溶性纤维蛋白原转变为纤维蛋白，从而使血液凝固。

许多流行病学调查和临床观察的结果表明，在制约颈椎间盘结构与功能的众多因素中，钙缺乏是成年人颈椎间盘退变的原因之一。膳食中的钙元素是非常重要的，通过改善膳食中对钙的摄取，可以预防颈椎病的发生，并能帮助已患有颈椎病的人改善症状。正常人每日摄入钙量约为 10 毫克 / 千克，其中少量为人体所利用，大部分随尿及大便排出，以维持钙的代谢平衡。如果摄入的钙量减少，或是有肠吸收功能障碍，或是钙从尿及大便中排泄量增加，则易引起缺钙。所以，颈椎病患者应在医生的指导下适量补钙。

在食物中，牛奶是钙的最好来源。对于颈椎病患者而言，营养学家提倡补钙以食补为主，生活中要调整膳食结构，增加奶制品的摄入量和在食品中强化钙，是改善钙缺乏最有效途径。钙的食物来源以乳制品及乳为最好，不但钙含量多，而且人体容易吸收利用。当膳食中的钙不能满足机体需要时，引起中度和严重缺钙才需要服用含钙药物和钙制剂。

主要的含钙食物表

单位：mg/100g

名称	含钙量	食物名称	含钙量
冬苋菜	230	葱	95
小白菜	159	蒜	65

名称	含钙量	食物名称	含钙量
马铃薯	143	豌豆（带荚）	102
芹菜	181	大白菜	67
茼蒿	108	蒜苗	105
绿豆芽	53	小白萝卜	49
芋头	73	韭菜	105

小贴士

成年人不分性别每天钙的摄入量为 800 毫克，孕妇 1000 ～ 1500 毫克，乳母为 1500 毫克，儿童 2 岁以下为 600 毫克，3 ～ 9 岁为 800 毫克，10 ～ 12 岁为 1000 毫克，13 ～ 15 岁为 1200 毫克。

77. 锰与颈椎健康有关吗

锰为一切生物和人体代谢必需的微量元素，其总含量在人体中虽然较少，可是在人体里，到处有锰的踪迹，大部分组织中都可以找到它，肝、脑、肾、胰及垂体内更是不可缺少。锰分布在体内各组织中，以骨骼、肝、脾、胰中最多。锰对人体的生长发育、繁殖、内分泌、神经、骨骼、造血、心血管系统均有重要的作用，有抗衰老、抗癌作用。一旦缺锰，细胞及机体将加速衰老过程，所以人们将锰称为与长寿有关的元素。

锰还能促进骨骼发育，防止共济失调，激活多种酶，是金属酶的组成成分，改善碳水化合物和脂肪代谢，更重要的是近年来发现锰还有许多作用，如锰与肿瘤有关，锰与老年人骨质疏松有关，锰与动脉硬化有关。

颈椎病与膳食中锰的摄入不足有很大关系。临床资料表明，有的颈椎病患者的血锰含量仅为正常人的 1/4 左右。实验发现，锰可能促进骨质的合成，因为缺锰的动物会发生软骨发育不良和骨关节畸形疾患。当然，人体缺乏锰引起的麻烦还远不仅有颈椎间盘退变、骨质疏松，还可引起动脉硬化等其他疾病。植物性食物是供给身体锰的主要来源。小麦、稻米中含锰量较高，但加工愈精细，锰的含量愈少，所以要多吃粗粮。一些坚果类食品含锰丰富，蔬菜，如萝卜缨儿、大白菜中也含有较多的锰，茶叶和咖啡中含锰也很丰富。如果检查体内缺锰，可选择黄豆、荞麦、燕麦片、豆腐皮、扁豆、腐竹、韭菜等多加食用。

主要含锰食物表

单位：mg/100g

名称	含锰	食物名称	含锰
麸皮	10.85	黄豆	2.26
荞麦	2.04	生姜	3.20
小麦	3.49	大蒜	2.50
燕麦片	3.36	金针菜	1.21
豆腐皮	3.51	扁豆	1.19
腐竹	2.55	韭菜	0.43

78. 锌与颈椎健康有关吗

人体中的锌广泛分布于全身组织。锌是人身体里酶的主角，已经发现有 50 多种酶与锌有关。锌有助于增强机体抵抗力，有助于伤口和痤疮的康复，有助于前列腺分泌性激素。锌的主要生理功能是促进生长发育，参与核酸和蛋白质的合成，可促进细胞生长、分裂和分化，也是性器官发育不可缺少的微量元素。锌可改善味觉，增进食欲。

锌在十二指肠被吸收，吸收率较低。膳食中的草酸、植酸和过多的膳食纤维都会干扰锌的吸收。膳食中植酸、钙和锌结合成络合物而降低锌的吸收率。发酵可破坏谷类食物中的植酸，提高锌的吸收率。所以人体缺锌是较为普遍的现象。

主要含锌食物表

单位：mg/100g

名称	含锌量	食物名称	含锌量
牡蛎	9.39	鸡肝	3.46
蟹类	3.3～5.5	鸡肉	1.28
鲜贝类	2.1～11.6	猪肝	5.78
鳟鱼	4.3	猪肉（肥瘦）	0.8～2.3
泥鳅	2.76	猪肉（瘦）	2.99
鳝鱼	1.9	牛肉（瘦）	3.71
盐水鸭	6.91	牛肉干	7.26
鸭肝	3.5	羊肝	3.45
鸡蛋黄	3.79	羊肉（瘦）	3.22

锌在自然界广泛存在，但主要存在于海味及肉类食物中。这是因为一般含蛋白质较高的食物其含锌量都较高，如肉类、猪肝、家禽，尤其在海产品中含量更高，如牡蛎、海蟹，在田螺、黄鳝中锌含量也不低。植物性食物不但含锌量较低，且吸收率也差，并会受到加工的影响，如粮食加工越精细，锌的含量就越低。豆类如黄豆、绿豆和赤豆及坚果类中都含有一定量的锌。颈椎病患者多食含锌较高的食物有益，也可在医生的指导下适量补充锌制剂。

79. 蛋白质与颈椎健康有关吗

蛋白质是构成生命的物质基础，一切细胞和组织都中含有蛋白质。生命的产生、存在与消亡无一不与蛋白质有关。蛋白质由一个个氨基酸相连接形成，氨基酸之间又通过一种叫肽键的结构环环相扣。氨基酸以不同数目、不同顺序及空间结构连接，构成种类繁多、千差万别的蛋白质，这些蛋白质在人体内发挥它们各自不同的作用。蛋白质在体内到底发挥什么样的作用呢？

（1）人体是由细胞组成的，而蛋白质是构成细胞的主要成分之一。蛋白质决定着细胞的形态和结构，这也就是蛋白质在人体"建设"中的构成作用。婴幼儿、儿童和青少年的生长、发育都离不开蛋白质。即使成年人的身体组织中，蛋白质也在不断地分解、合成，并更新。例如，小肠黏膜细胞每 1 ～ 2 日即更新 1 次，血液红细胞每 120 日更新 1 次。身体受伤后的修复也需要依靠蛋白质。

（2）体内新陈代谢过程中起催化作用的酶，调节生长、代谢的各种激素以及有免疫功能的抗体都是由蛋白质构成的。此外，蛋白质对维持体内酸碱平衡和水分的正常代谢也都有重要作用。

（3）虽然蛋白质的主要功能不是供给能量，但当五谷杂粮中蛋白质的氨基酸组成和比例不符合人体的需要，或摄入蛋白质过多超过身体合成蛋白质的需要时，多余的五谷杂粮蛋白质就会被当作能量来源氧化分解放出热能。

蛋白质与颈椎病关系的紧密主要体现在颈椎病与胶原蛋白的关系。医学专家推荐，正常人尤其是颈椎病患者宜食富含胶原蛋白的食物，主要有肉皮、猪蹄、牛蹄筋、鸡翅、鸡皮、鱼皮及软骨等。这是为什么呢？随着科学的发展和大量临床实践，科学家发现引发各种骨关节病（包括颈椎病）的关键是骨胶原蛋白的缺失。

身体吸收的钙必须依附在骨胶原蛋白上才可能大量沉积于骨骼中。如果骨胶原蛋白补充不足，则不易固定钙质，造成钙质流失，致使骨密度下降，形成骨质疏松，即使有大量的钙质补充，由于缺失骨胶原蛋白，骨骼虽硬但是没有了韧性，还是易发生骨折。由此可见，骨胶原蛋白的缺失，才是钙流失的关键，也是导致骨质疏松的根本原因。用一个比喻来形容，"骨胶原蛋白在骨骼中就像一个发散的纤维网，钙有序地分布在网上形成一个整体的骨骼"。

大多数的颈椎病患者都有骨质疏松，易发生骨折，这说明两者之间必有联系。其根源就是骨胶原蛋白的缺失。由于骨胶原蛋白的缺失，使颈椎关节的韧带变得松弛，颈椎间盘发生退行性病变，或者由于外力及长期的不恰当姿势，使颈椎关节韧带受到损伤。由于骨胶原蛋白不足，韧带很难得到修复，使颈椎关节稳定性下降，颈椎间盘发生退行性病变，纤维环弹力减退（与骨胶原蛋白不足有关）。这就是食物营养学家主张颈椎病患者在补钙的同时，尽量多食胶原蛋白食物的原因所在。

第 3 章　运动调养

80. 运动防治颈椎病有什么要求

运动锻炼在某种程度上要比药物治疗好，因颈椎是整个脊椎活动范围最大的部位，但在日常生活中却很少有机会得到充分的活动，而运动具有增强颈部肌肉力量，加强颈椎的稳定性，改善颈部血液循环，有利于颈部组织炎症的消退，预防颈椎关节粘连和骨质疏松的作用，还可矫正颈部不良姿势。实践观察也发现，绝大多数颈椎病患者，尤其是早中期颈椎病患者，经过一个阶段运动疗法的治疗之后，头晕、头痛、头胀、目眩、失眠、心悸等症状便会减轻，甚至能完全消失，同时全身健康状况也会出现不同程度的好转。科学家认为运动能改变颈椎病症状可能与下列因素有关。

一是运动可使颈椎病患者情绪安定，心情舒畅，使工作和生活中的紧张、焦虑和激动情绪得以缓解，可改变中枢神经系统某些功能的失调，能加强大脑皮质对皮质下血管运动中枢的调节功能，使全身紧张状态得以舒张。

二是坚持运动可使肌肉血管纤维逐渐增大增粗，可改善椎动脉及大脑的供血；运动还能使机体产生某些化学物质，这些化学物质进入血液后，能促使血管扩张，血液循环加快，并有利于血液中胆固醇等物质的清除，使血管保持应有的弹性，因此可有效延缓动脉硬化和颈椎黄斑的形成。

三是长期坚持运动可调整自主神经功能，降低交感神经的兴奋性，改善血管的反应性，引起外周血管的扩张，促进大脑的供血。

四是运动能增强体质，尤其是加强颈部肌肉的功能，适当的运动能松解软组织的粘连，纠正脊柱内在平衡与外在平衡的失调，提高颈椎的稳定性、灵活性和耐久性，从而达到良好的治疗及防止复发作用。

运动疗法能促使颈椎病康复并防止其复发，简便易行，但若运动不当，轻则对身体无益，重则使病情加重。因此，如何科学地开展运动是每个颈椎病患者十分关心的问题。

一要运动适度。运动疗法是指通过锻炼来达到治病祛病的目的。为此，适度运动尤为重要。颈椎病患者要注意掌握运动量的大小，尤其是体质较差的人更要注意。运动量太小达不到锻炼的目的，起不到健身作用；运动量过大则可能增加椎间盘的异常受力，造成新的损伤。颈椎病患者若运动后食欲减退，头昏头痛，自觉劳累汗多，精神倦怠，手臂麻木等症状加重，说明运动量过大，超过了机体耐受的限度。那么，运动量怎样掌握才算合适呢？一般来说，以每次锻炼后感觉不到疲劳困乏且身体轻松为适宜。颈椎病患者开始运动量应小，以后逐渐增加活动量和运动次数。另外，颈椎病患者应选择动作强度中等，持续时间相对较长，但又不剧烈的运动，要以增强颈部肌肉力量为主。患者进行颈部肌肉力量练习时，动作宜慢，用力宜缓。

二要长期坚持。运动治病并非一朝一夕之事，贵在坚持。"流水不腐，户枢不蠹"这句话一方面说明了"动则不衰"的道理，另一方面也强调了持久而不间断运动的重要性。运动疗法不仅是形体的锻炼，也是意志和毅力的锻炼。人贵有志，学贵有恒，做任何事情，要想取得成效，没有恒心是不行的。古人云："冰冻三尺，非一日之寒"，说的就是这个道理。这就说明，运动治病要经常而不间断，三天打鱼两天晒网是不会达到预防和治疗的目的。尤其当颈椎病进入恢复时，更应将运动疗法坚持下去。

三要有张有弛。运动疗法，并非是要持久不停地运动，而是要有劳有逸，有张有弛，才能达到治病的目的。因此，紧张有力的运动，要与放松、调息等休闲运动相交替；长时间运动，应注意有适当的休息，否则不仅影响运动效益，甚至于治病、健身不利。另外，为康复而进行的锻炼，应当是轻松愉快的，容易做到的，充满乐趣和丰富多彩的，这样人们才愿意坚持实行。颈椎病患者的运动应当在顺乎自然的方式下进行，在健身祛病方面，疲劳和痛苦都是不可取的。运动时一切顺乎自然，进行自然调息，调心，神态从容，摒弃杂念，神形兼顾，内外俱练，动于外而静于内，动主形而静主养神。这样在锻炼过程中内练精神，外练形体，使内外和谐，体现出"由动入静，静中有动，以静制动，动静结合"的整体思想。

四要运动规律。医学专家经过长期的研究证明，坚持规律性的有氧活动（如慢跑、走路、游泳、登楼梯等）是预防与康复颈椎病的有效方法。就颈椎病患者恢复期而言，每周保持3次运动，才可以称得上是规律性的运动，而对于工作紧张或是经常出差的颈椎病患者，每周至少应有1～2次的规律性运动。为了能够长期地保持规律性的运动，应该计划一下每周的运动时间和内容，注意不要将每次运动的时间间隔安排得太长。只要规律性的运动能够成为您的一种生活习惯，很快地，您将在生理和心理两大方面获得很大益处。

81. 颈椎病患者如何选择运动项目

各型颈椎病患者均有不同程度的颈部肌肉萎缩和肌力下降，造成颈椎内外平衡失调，同时颈部关节囊、韧带、肌肉等组织因炎性反应和缺乏活动等原因而发生粘连，显得僵硬，因此对颈椎病患者来说，选择适宜的运动项目进行锻炼既是一种治疗方法，又是一种极为重要的巩固疗效的手段。恢复期颈椎病患者的运动要以有氧的轻、中度方式为主。适合颈椎病患者康复运动的运动项目有太极拳、步行、散步等。一些耐力训练和有氧运动，如快走、慢跑、游泳等也可适当选用。是否为适宜的有氧运动的自我判断是，运动结束后心跳频率不过快，身体可有微汗或热感，并且感到精神舒畅，无明显疲乏感。颈椎病患者运动项目的选择还要因人而异。因为每个人的身体状况、疾病程度和工作性质不同，所以选择运动锻炼时的项目亦应有别，如经常伏案工作者，要选择一些扩胸、伸腰、仰头的运动项目。

82. 步行有益于颈椎病的治疗吗

医学工作者认为，步行是健身抗衰老的法宝，是一种能坚持一生的有效锻炼方法，是一种安全、柔和的锻炼方式。步行锻炼有利于精神放松，减少焦虑和压抑的情绪，提高身体免疫力；步行锻炼能使人的心血管系统保持良好的功能；步行促进新陈代谢，增加食欲，有利睡眠。步行主要适宜于恢复期的颈椎病患者，要以中速行进，一般在饭后30分钟后进行，以提高耐力，促进新陈代谢。根据实验研究，如果以每小时3千米的速度步行，则可把代谢率提高48%，每日1～2次，总运动量逐渐增加，每日可达数千米。步行时，一是要坚持循序渐进，开始时不要走得过快，应逐渐加快速度；一周后，身体逐渐适应，可以先延长运动的时间，直至每天锻炼半小时，并逐渐加快步行速度；二是要注意适度步行，坚持"三个三、一个五、一个七"。"三个三"：每天应至少步行3千米，30分钟，根据个人的情况，一天的运动量可以分成3次进行；"一个五"：每周至少运动5天以上；"一个七"：步行不需要满负荷，只要达到七成就可以防病健体。

83. 慢跑有益于颈椎病的治疗吗

慢跑是一项方便灵活的锻炼方法，老幼皆宜，已日益成为人们健身防病的主要手段之一。跑步能促进代谢，控制体重，而控制体重是保持健康的一条重要原则。跑步还能增强体质，延年益寿。坚持慢跑是有效防治颈椎病的特效"药方"，尤宜于恢复期的颈椎病患者，但颈椎病患者慢跑应该严格掌握运动量。决定运动量的因素有距离、速度、间歇时间、每天练习次数、每周练习天数等。颈椎病患者恢复期开始可进行短距离慢跑，从 50 米开始，逐渐增至 100 米、150 米、200 米。速度一般为100 米 /40 秒～ 100 米 /30 秒。跑的次数：短距离慢跑或跑行练习可每天1 次或隔天 1 次；年龄稍大的可每隔 2 ～ 3 天跑 1 次，每次 20 ～ 30 分钟。跑的脚步最好能配合自己的呼吸，可向前跑两三步吸气，再跑两三步后呼气。跑步时，双臂以前后并稍向外摆动比较舒适，上半身稍向前倾，尽量放松全身肌肉，一般以脚尖着地为好。

84. 太极拳有益于颈椎病的治疗吗

太极拳的特点是举动轻灵，运作和缓，呼吸自然，用意不用力，是静中之动，虽动犹静，静所以养脑力，动所以活气血，内外兼顾，心身交修。也就使意识、呼吸、动作三者密切结合，从而达到调整人体阴阳，疏通经络，和畅气血，使人的生命得以旺盛，故可使弱者强，病者康，起到增强体质、祛病延年的作用。太极拳和一般的健身体操不同，太极拳不但活动全身各个肌肉群、关节，还要配合均匀的深呼吸与横膈运动，而更重要的是需要精神的专注心静、用意，这样就对中枢神经系统起了良好的影响，从而给其他系统与器官的活动和改善打下了良好的基础。对于颈椎病患者而言，科学研究发现，打太极拳不仅可增强心肺耐力及上肢肌力，当练习 3 ～ 6 个月后，轻微颈椎病患者甚至可依靠这种方法促使颈椎病明显好转。所以颈椎病患者不可忽视太极拳的作用，以练简化太极拳为主，也可选择其中的某些动作反复练习，每次 10 ～ 15 分钟，每日 1 ～ 2 次。

练习太极拳时尤其是要注意太极拳对人体各部位姿势的要求。

头——保持"虚领顶劲"，有上悬意念，不可歪斜摇摆，眼要自然平视，嘴要轻闭，舌抵上颚。

颈——自然竖直，转动灵活，不可紧张。

肩——平正松沉，不可上耸、前扣或后张。

肘——自然弯曲沉坠，防止僵直或上扬。

腕——下沉"塌腕"，劲力贯注，不可松软。

胸——舒松微含，不可外挺或故意内缩。

背——舒展伸拔，称为"拔背"，不可弓驼。

腰——向下松沉，旋转灵活，不可前弓或后挺。

脊——中正竖直，保持身型端正自然。

臀——向内微敛，不可外突，称为"溜臀""敛臀"。

胯——松正含缩，使劲力贯注下肢，不可歪扭、前挺。

腿——稳健扎实，弯曲合度，转旋轻灵，移动平稳，膝部松活自然，脚掌虚实分清。

打太极拳要求松静自然，这使大脑皮层一部分进入保护性抑制状态而得到休息。同时，打拳可以活跃情绪，对大脑起调节作用，而且打得越是熟练，越要"先在心，后在身"，专心于引导动作。这样长期坚持，会使大脑功能得到恢复和改善，消除由神经系统紊乱引起的各种慢性病。太极拳要求"气沉丹田"，有意地运用腹式呼吸，加大呼吸深度，因而有利于改善呼吸机能和血液循环。通过轻松柔和的运动，可以使年老体弱的人经络舒畅，新陈代谢旺盛，体质、机能得到增强。太极拳近百年来之所以在国内外逐渐得到推广，就是因为它具有防病治病的功用，对多种慢性病都有一定预防和治疗作用。病情严重的患者，要在医务人员指导下进行锻炼。

85. 悬垂有益于颈椎病的治疗吗

颈椎病患者可利用门框或单杠等物进行悬垂锻炼，每日早晚各 1 次。具体方法：用双手握住比自己身体稍高的单杠或门上框，双手用力一拉，使身体悬吊起来，动作像单杠的"引体向上"，让身体的重量向下坠，从而起到牵引作用。如果两只胳膊的力量小，不能完全将身体悬吊起来，可让脚后跟离地，脚尖负担支撑身体的一部分重量。为了方便悬吊，可在家中的两屋门头上，架一根六分粗的铁管，每天早晚各悬吊一次，每次 3～5 分钟，胳膊累了就休息一会儿。悬垂时应注意放松腰部及下肢，使重量自然下垂，以达到牵引颈椎的目的；悬垂的上下动作一定要轻，避免因跳上跳下的动作过重而损伤颈椎，加重病情。悬垂法锻炼要循序渐进，运动量逐渐增加，并持之以恒。

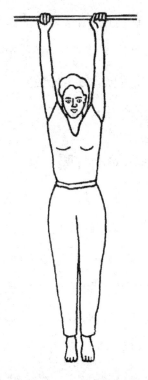

颈椎病患者悬垂锻炼示意图

在医院做牵引，受到时间和经济条件的限制，而在家里做既不用花钱也不用专门找时间，一早一晚就行了。经常进行悬垂锻炼，椎间盘挤压得到放松，逐渐恢复其弹性，能防止椎间盘受到挤压引起椎间盘脱出或膨出，同时促进颈椎之间的肌肉、韧带逐渐发达，避免颈部肌肉的萎缩退化，增强颈部肌肉对颈椎的支撑功能。这种悬垂动作，还能锻炼胳膊和肩部肌肉的力量，增强这些关节的灵活性，对防止肩周炎和老年人驼背也有一定作用。有的颈椎病患者原来患有肩周炎和轻微驼背，通过悬垂锻炼，不仅治好了颈椎病，还把这两种病也"捎带"治好了。

86. 爬行有益于颈椎病的治疗吗

爬行运动是指颈椎病恢复期患者四肢着地进行爬行锻炼。爬行锻炼能调整血液循环和血液分配，减轻心脏和脊柱的垂直负荷，对于防治心脑血管疾病及康复颈椎病有帮助。因为运动医学专家观察到，四肢爬行的动物比直立行走的动物血液更流畅，而且很少患颈椎疾病。具体运动方法为：双手、双膝着地或着床，头部自然上抬，腰部自然下垂，每天2次，在床上进行绕圈，每次爬行长度为20米左右。

87. 蛙泳有益于颈椎病的治疗吗

游泳是一项全身性的运动项目，所有的肌肉群和内脏器官都参加有节奏的活动。运动量与运动强度可大可小，游泳的速度可快可慢，特别适合于颈椎病患者。

游泳可以说是一种锻炼血管的体操。慢速度的游泳可以放松肌肉和血管，这对冠心病、高血压、肌肉劳损等疾病的防治以及消除疲劳具有特殊的意义。夏季游泳可以接受充足的紫外线，增强皮肤的抵抗力，防止皮肤病。某些慢性疾病，如肥胖症、神经衰弱、慢性气管炎、关节炎、骨质增生等均可通过游泳得到较好的治疗。游泳可以促进全身运动，促进机体的全面发展，使身体匀称，达到减肥的效果。其机制是由于水阻力比空气阻力大 820 倍左右，有助于使肌肉得到锻炼。人在水中比陆上消耗能量多，经研究，肥胖者每天不增加饮食，游 30 分钟就可以减肥。游泳时水对人的胸廓有一定的压力，水的密度比空气大，呼吸肌要额外克服这些阻力才能正常进行呼吸，长期坚持，呼吸肌会得到很好的锻炼，从而改善和发展呼吸机能。游泳时，身体的四肢都在运动，加上水温低，冷水的刺激使得人体的新陈代谢加快，增强机体适应外界环境变化的能力，抵御寒冷，预防疾病。

对于颈椎病患者而言，尤其是蛙泳在换气时颈部从平行于水面向后向上仰起，头部露出水面呼吸，头颈始终处于后低、前仰的状态，正好符合颈椎病的锻炼原则，因此能对预防和治疗颈椎病起到积极的作用。不过，蛙游防治颈椎病要因时、因人而异，严重的颈椎病患者就不能进行游泳锻炼，此时蛙泳动作容易对颈椎产生损伤。所以，建议患者最好先到医院进行体检，根据病情再考虑运动的方式。

88. 甩手有益于颈椎病的治疗吗

甩手是一种十分简易的锻炼方法，对于颈椎病患者、体弱者特别适宜，它有利于活跃人体生理功能，行气活血，疏通经络，从而增强体质，提高机体抗病能力。甩手方法及注意事项如下。

（1）站立姿势：双腿站直，全身肌肉尽量放松，两肩、两臂自然下垂，双脚分开与肩同宽，双肩沉松，掌心向内，眼平视前方。

（2）摆臂动作：按上述姿势站立，全身松静 1 ～ 2 分钟后，双臂开始前摆（勿向上甩），以拇指不超过脐部为度（即与身体成 45°），反回来，以小指外缘不超过臂部为限，如此来回摆动。甩手要全身放松，特别是肩、臂、手部，以利气血通畅，要以腰、腿带动甩手，不能只甩两臂，腰动才能增强内脏器官。甩手时要自然呼吸，逐渐改为腹式效果更好。甩手后保持站立姿势 1～2 分钟，做些轻松活动即可。甩手要根据自己的体力，掌握次数和速度，由少到多，循序渐进，使身体能够适应，这样才能达到锻炼的目的。

89. 跳绳有益于颈椎病的治疗吗

在各种预防颈椎病和轻型颈椎病恢复期患者的运动中，一些健身运动专家近年来格外推崇跳绳运动。他们认为，跳绳花样繁多，可简可繁，随时可做，一学就会，特别适宜在气温较低的季节作为健身运动，而且对女性尤为适宜。从运动量来说，持续跳绳 10 分钟，与慢跑 30 分钟或跳健身舞 20 分钟相差无几，可谓耗时少、耗能大的需氧运动，对颈椎病防治有非常好的疗效。中医理论认为，脚是人体之根，有 6 条经脉及穴位在这里交错汇集，跳绳可促进循环，使人顿感精神舒适，行走有力，可起到通经活络、健脑和温煦脏腑的作用，提高思维和想象的能力。

（1）绳子的选择与跳法：绳子一般应比身高长 60～70 厘米，最好是实心材料，太轻的不好。跳的时候，用双手拇指和食指轻握，其他指头只是顺势轻松地放在摇柄上，不要发力。另外，要挺胸抬头，目视前方 5～6 米处，感觉膝关节和踝关节的运动。

（2）跳绳的运动安排：医学专家建议，颈椎病患者跳绳健身要有一种"跳绳渐进计划"。初学时，仅在原地跳 1 分钟；3 天后即可连续跳 3 分钟；3 个月后可连续跳 10 分钟；半年后每天可实现"系列跳"（如每次连跳 3 分钟，共 5 次），直到一次连续跳 30 分钟，一次跳 30 分钟，就相当于慢跑 90 分钟的运动量，已是标准的需氧健身运动。

跳绳的注意事项：跳绳者应穿质地软、重量轻的高帮鞋，避免脚踝受伤。绳子要软硬、粗细适中。初学者通常宜用硬绳，熟练后可用软绳。要选择软硬适中的草坪、木质地板和泥土地的场地，切莫在硬性水泥地上跳绳，以免损伤关节，引起头昏。跳绳时须放松肌肉和关节，脚尖和脚跟须用力协调，防止扭伤。胖人和中年妇女宜采用双脚同时起落的方式；上跃也不要太高，以免关节因过于负重而受伤。跳绳前先让足部、腿部、腕部、踝部做些准备活动，跳绳后则可做些放松活动。由于颈椎病病症复杂，跳绳后如有身体不适，应立即停止该项运动。

小贴士

　　彭女士患糖尿病已七年有余，医生告诫：如果不减肥和控制血糖，就会引起好多麻烦。彭女士不得已开始运动减肥。她选择的是跳绳减肥，并且每天坚持，三个月过后，体重明显下降，血糖也比以前平稳，效果很明显。但意想不到的是彭女士发现自己的眼睛模糊，视力开始下降，到医院检查后，结果让她大吃一惊，她竟然出现了视网膜脱落，面临失明的危险！原来，因为糖尿病，她早已出现了严重的眼底病变，而她又选择了跳绳来作为运动方式，由于方法不够科学，在不断地跳动、震荡中，病变的视网膜终于无法承受这些冲击，结果出现了脱落。后来医生告诫彭女士说：中重度的糖尿病患者是禁忌跳绳运动的。由此可见，颈椎病患者如果伴有糖尿病进行跳绳运动时要加注意。

90. 端肩有益于颈椎病的治疗吗

　　自我端肩法是在长期的颈椎病医疗过程中，摸索出的一种既省钱、省事又有效的治疗方法。每天早起晨练时，颈椎病患者用左右端肩方法（行、站、坐均可）锻炼 10 ～ 20 分钟，时间长一点更好。5 分钟后颈部可有热的感觉，一周内病情能减轻，坚持锻炼，症状可消失。这种方法之所以有效，是因为它改变了人们通常行走前后甩手摆肩的活动方式，将前后活动改变成上下左右活动，有利于缓解骨质增生，改善血液循环。

91. 屈膝团摤法有益于颈椎病的康复吗

腰背痛是老年人的一种常见的病症。引起这种病的原因很多，如长期弯腰工作腰肌过度疲劳，造成了慢性腰肌劳损；急性腰扭伤后没有及时治愈，留下了慢性腰背痛的病根；老年人脊柱骨质增生，压迫了周围的神经；腰背部受到风寒潮湿，引起了风湿性疼痛；缺乏体育锻炼的人，腰背肌肉过早萎缩退化等。经常腰背痛的人，通过吃药、打针、针灸、理疗等虽能减轻症状，但却除不了病根。而采用古老的团滚疗法，却可以收到意想不到的效果。

其具体方法是：仰卧在床上，两眼看天花板，屈膝屈髋，两大腿紧贴腹部。两手十指交叉，抱住膝盖下的两小腿，并将两小腿尽量向腹部压挤。身体便成了像不倒翁一样的圆团状。然后用力向左滚动，以左侧耳朵、肩膀、手臂挨着床为止，再回转身向右侧滚动，以右侧耳朵、肩膀、手臂挨着床为止，如此反复滚动 30 ～ 50 次，即感到浑身轻松，腰背部的疼痛减轻。每天早晨起床时及晚上睡觉时各滚动一次，便可收到很好的治疗效果。

屈膝团滚疗法的原理是：屈膝抱腿使身体形成圆团状，能牵伸腰背部的肌肉达到舒展状态。在床上滚动时让腰背部的肌肉和床面接触，发生机械的按摩作用，肌纤维拉长，血管扩张，血液循环旺盛，运送到腰背部的养料和氧气增多，腰背部肌肉的抵抗力增强，牵伸开挛缩的肌肉和韧带，防止了瘢痕粘连和肌肉萎缩，维持了正常的腰背部功能，腰背痛的症状逐渐减轻或消失。此法简便易行，没有副作用，有腰背痛的老年朋友不妨一试。

92. 颈椎病患者练习手跑有益康复吗

顾名思义，"手跑"就是以手为中心的一项健身活动。这是健身专家新设计的一种健身运动。手跑形式多种多样，健身者可躺在草地上、沙滩上或垫子上进行，当然也可以躺在床上进行。仰卧身体，双臂向上伸直，活动手指，甩动腕肘部，伸展手臂等，目的是促进血液循环，让整条手臂的所有关节都能活动开。也可以模拟蹬自行车的活动，但要有意用手臂发力，每次可做 2 分钟；或假想有个沙袋来做对手，握拳重击，每次挥拳 100 次；也可拿一个橡皮软球尽力抛向空中，落下时稳稳接住，或将球用力抛向墙壁，弹回时再接住。

"手跑"特别适合腿脚不便或有残疾的老年人，不仅能起到与慢跑相同的健身效果，而且还有助于防治老年人常见的肩周炎、网球肘、关节炎等疾患。手跑对场地和设备并没什么要求，可在自家床上，或者草地上、垫子上进行，因此非常适合腿脚不方便的老年人。经常坚持手跑锻炼，有助于防治肩周炎、关节炎等疾病。

93. 练习抖空竹有益颈椎病的康复吗

空竹是一种简单的竹制玩具，俗称风葫芦。60 多岁的崔老先生靠一手抖空竹的绝活，不仅增进了健康，而且起到了防病治病的作用。如今的崔老先生看起来精神矍铄，很难想像他曾是一位颈椎病、心脏病患者。20 世纪 50 年代的时候他曾玩过空竹，那时候只是偶尔玩玩，后来就撂下了。1999 年崔老先生患了心肌梗死，并于 2001 年做了心脏搭桥手术，术后为了尽快恢复身体素质，他采纳了别人的建议，开始练习空竹。一开始纯粹是为了锻炼身体，每天要练习 8 个小时以上。随着锻炼时间的不断增长，崔老先生病后的身体很快恢复了健康。

实际上，抖空竹是中医养生保健方法之一，有着悠久的历史。抖空竹的运动量可随意控制，可视自己的体能来确定，且不受场地大小限制，男女老少都可参加。抖空竹的花样技巧很多，据不完全统计就有近百种。我们见到一些抖空竹的高手表演，玩起来空竹忽左忽右，忽高忽低，时而身前，时而身后。舒缓时如行云流水，连绵不断，胜似闲庭信步。急重时似流星闪电，瞬息万变，酷若舞枪使棒。令观者眼花缭乱、目不暇接，不失为一种艺术享受。

94. 倒立有益于颈椎病的治疗吗

患者李先生 30 岁刚过，但由于长期的伏案工作患上了颈椎病。颈部僵硬，肌肉酸痛，常伴有紧张性的头痛，自感大脑供血不足，每每做了颈部活动或按摩后麻木酸痛方见减轻。李先生翻阅了不少有关颈椎保健的资料，加上从小就有练习倒立的基础，最后他选择了练倒立来缓解颈椎病的方法。

练倒立的做法是：每天 1～2 次，每次 15 分钟，双手支撑倒立，双脚靠在墙壁上，熟练之后可将脚离墙成无依托的静止倒立。倒立时前后点头，左右点头，头向后仰，旋转脖颈，各练 20 次。练完后站起正立时，要仰头观天，双手托天，拍打双肩，头颈旋转，前点后仰，揉搓颈椎部位。用此法坚持活动了 8 个月，颈部酸麻痛感消失，颈椎灵活自如了。倒立后感到眼明、脑清、心爽，全身有舒服感。这是因为倒立增加了大脑的血液供应，颈部血管得到扩张，颈椎 7 个关节受到了自然牵引，减轻了颈椎的负重。

需要注意的是练倒立要循序渐进，持之以恒。坚持"朝三暮四"，即早晨练三次，睡前练四次，每次 3～5 分钟。但中老年人一定要根据自己的身体状况，因人而异，不可强练。有高血压病、冠心病的人则不要练习此法。施行此法要有一定的倒立基础，要防止摔伤。

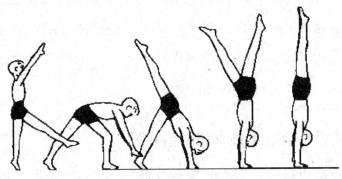

颈椎病患者倒立锻炼示意图

95. 跳舞有益于颈椎病的治疗吗

跳舞是以舞蹈活动为主要内容的一种防病、治病方法。跳舞是有节奏的全身运动，具有舒筋活络、流通气血、滑利关节、改善机体功能等作用。优美潇洒、千姿百态的舞姿及其伴奏乐曲，或其中表现出的"舞蹈语言"和情调，不但令跳舞的人心情舒畅，而且可使观舞者精神愉悦。跳舞多在音乐伴奏下进行，音乐与舞蹈的结合，其功效不仅仅是两者的简单叠加，而且往往具有更广泛的整体效应。

跳舞可作为运动娱乐疗法治疗一些慢性肢体关节疾病，如肩周炎、风湿性及类风湿性关节炎、脊椎增生、颈椎病、某些程度较轻的中风后遗症、肢体活动不利以及手足麻木酸痛等。但须根据民族、地区及个人爱好等选择合适的舞蹈内容；以病者喜欢、易学易行并适合病情及个人体质状况等为原则，不必追求舞蹈的艺术性，仅以治病为目的。一般每日可进行 1～3 次，每次 1 小时左右，1 个月为一疗程，视病情需要进行1～3 个疗程。

凡颈椎病伴有心脏病及年迈体衰者，舞蹈运动时间不宜过长，更不能进行过于剧烈的舞蹈运动。在一个疗程中，舞蹈运动或观赏舞蹈的内容可在同类范围内经常变换，以免单调乏味，但适合个人需要的原则不变。舞蹈运动宜在饭后半小时之后进行，过于剧烈的舞蹈则至少应在 1 小时之后进行。跳舞可以说是目前颈椎病患者最好的娱乐运动，有条件者不妨积极参加，会收到意想不到的效果。

96. 俯卧撑有益于颈椎病的治疗吗

俯卧撑是力量素质训练的重要内容之一。这一练习在体育教学、训练以及个人锻炼中经常运用。其主要作用是提高上肢、腰背和腹部肌肉力量。这种练习具有一定的普遍性和实效性。练习方法如下。

（1）双手支撑身体，双臂垂直于地面，两腿向身体后方伸展，依靠双手和两个脚的脚尖保持平衡，保持头、脖子、后背、臀部以及双腿在一条直线上。动作重点：全身挺直,平起平落。两个肘部向身体外侧弯曲，身体降低到基本靠近地板。收紧腹部，保持身体在一条直线上，持续一秒钟，然后恢复原状。动作要点：全身挺直，平起平落。动作难点：屈肘推直。

（2）形式分类：按身体姿势可分为高姿、中姿、低姿三种姿势。

高姿俯卧撑：是指在做练习时，练习者的身体姿势是脚低手高，手脚不在一个水平面上。

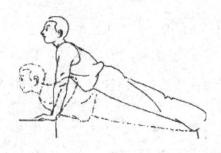

中姿俯卧撑：又称标准俯卧撑或水平俯卧撑，是指在做练习时，练习者的脚和手都在一个水平面上。

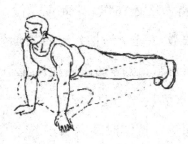

低姿俯卧撑：是指在做练习时，练习者的脚高手低，手脚不在一个水平面上的。

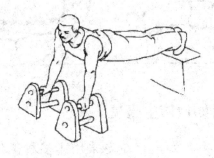

97. 颈椎病患者腰背床上运动练习法

做腰背肌床上运动体操，可增强腰背肌肌力，形成强有力的"腰围"，使紊乱的脊柱力学结构得到恢复。另外，床上腰背肌运动体操还能疏通气血，强筋壮骨，恢复脊柱功能，以及防止腰背肌僵硬。腰背肌运动体操的方法有多种，最常采用的方法是飞燕点水式和拱桥式。

（1）拱桥式。患者仰卧于床上，两上臂自然放于体侧；双膝尽量屈曲，让臀部高高抬起，悬空保持 5 ～ 10 秒，然后轻轻放下，休息 5 ～ 10 秒，再做上述动作，如此重复做 10 次。每天运动两遍，从第 2 天起每遍增加 2 次，逐日递增，一直增加到 30 ～ 60 次。

（2）飞燕点水式。患者俯卧于床上，手和上臂后伸，头后仰，使胸部离床；躯干和双下肢同时用力向后伸，膝不能屈曲，只让腹部着床，让身体成反弓状，在此姿势下保持 5 ～ 10 秒，然后上、下肢及头、躯干放下，贴床休息 5 ～ 10 秒，再做上述动作，如此重复做 10 次。每天可运动两遍，从第 2 天起每遍增加 2 次，逐日递增，一直增加到 30 ～ 60 次。

需要注意的是床上腰背运动宜在硬板床上进行；运动量以运动后不感到疲劳和疼痛不加重为度，一旦运动后出现疲劳或疼痛加重，应停止 1 ～ 2 天后再增加运动量；持续时间为 3 ～ 6 个月，既不能操之过急，又不能随意中断，而要持之以恒。

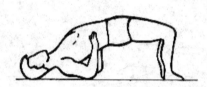
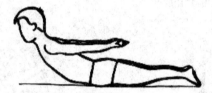

98. 颈椎病患者如何仿生康复

人们在日常生活中，为延年益寿采用了多种的保健方法，其中仿生保健法尤有奇效，有兴趣者不妨一试。现将几种仿生保健法介绍如下。

（1）仿燕展翅膀：趴在床上，两臂靠在身体两侧伸直，然后头和肩以及双臂向后上方抬起，与此同时，双腿伸直向后上方抬高使整个身体像飞燕展翅，反复做 10 次，对腰背肌是很好的锻炼。

（2）仿猫提腰：每天清晨醒来后，趴在床上，撑开双手，伸直合拢双腿，撅起臀部，像猫儿拱起脊梁那样用力提腰，再放下高翘的臀部，反复 10 次，可促进全身气血流畅，防治腰酸背痛等疾病。

（3）仿狗行走：像狗走路一样，将四肢着地，右手和左脚、左手和右脚一起伸出去移动身体前行。每天坚持走 20 步，可以防治由于长时间站立或行走而引起的腰痛、胃下垂、痔疮以及下肢肿胀等。

（4）仿熊摇头：先低头以双手施压于头部，再往后仰至下巴突出，像熊那样左右摆动，此时亦以双手压着太阳穴；头部转动时，则以双手压着脸颊。效仿熊摇头晃脑的动作，可促进颈部肌肉活动，缓解颈椎病及颈肩部肌肉疲劳。

（5）仿驼瑜伽：这是效仿骆驼动作和瑜伽姿势。首先，双手放在腰间，双膝跪在地上。然后慢慢地把上身后仰，仰至快要不能支撑时，就用双手握住双脚的踝部。保持这种后仰姿势，以腹式呼吸重复 3 次，此法使大腿和腹部的肌肉得到充分运动，预防脂肪沉积，有利于减肥。同时，由于腹肌绷紧，刺激了肠道，对防止便秘有效。

99. 颈椎病患者常摇四肢益于康复吗

四肢经常活动，不仅锻炼四肢肌肉、筋骨，也能通过四肢运动促进内脏气血运动，增强体质。尤其是对脑力劳动者而言，一个埋头于脑力劳动的人，如果不经常活动四肢，那是一件极其痛苦的事情。

方法为两手握拳，连同两肩，向前轮转，先由里向外下方转再由外向里上方转，如摇辘轳状，然后再反方向转，各转 24 次。也可以先左后右，如转辘轳状。平坐，提起左脚向前缓缓伸直，脚尖向上，当要伸直时，脚跟用力向前下方蹬一下，做五次后，再右脚做。这样做能舒展四肢关节。此法对于中老年人预防肩周疾病，提高身体素质，具有极大的益处。

100. 颈椎病患者练习金鸡独立有益康复吗

有一位姓刘的颈椎病患者经常练习金鸡独立，她说：金鸡独立真的很受用，练了一段时间后颈椎病症状减轻了，之后手脚冰凉的感觉就没有了。还有，我的腰受过伤，怕凉，每天磕头 30 个，做了 3 天，腰酸痛的感觉也没有了，而且现在能够正常用脑工作了。

练习金鸡独立的方法是：将两眼微闭，两手自然放在身体两侧，任意抬起一只脚，试试能站立几分钟。注意！关键是不能将眼睛睁开。这样你调节自己的平衡就不是靠双眼和参照物之间的协调，而是通过调动大脑神经来对身体各个器官的平衡进行调节。在脚上有 6 条重要的经络通过，通过脚的调节，虚弱的经络就会感到酸痛，同时得到了锻炼，这根经络对应的脏腑和它循行的部位也就相应得到了调节。

这种方法可以使意念集中，将人体的气血引向足底，对于高血压、糖尿病、颈、腰椎病等诸多疑难病都有立竿见影的疗效，还可以治疗小脑萎缩，并可预防美尼尔、痛风等许多病症。对于足寒症更是效果奇佳。

101. 颈椎病患者练习踢毽子有益康复吗

踢毽子，又叫"打鸡"。起源于汉代，盛行于南北朝和隋唐，至今已有两千多年的历史，是湘、鄂、渝、黔四省边境地区民间传统体育娱乐项目之一，深受该地区青少年及儿童的喜爱，尤其是少年女子。清代踢毽的技艺已相当高，也为我国古代妇女所喜爱。清初著名词人陈维崧曾赞美女子踢毽，说女子踢毽比踢足球还巧妙，比下棋还有趣味。20 世纪初，欧美近代体育传入我国以后，踢毽子仍为我国青少年喜爱的体育活动。北京、上海、广东、浙江、河北、湖南、福建、山东等省市都举行过规模较大的踢毽子比赛。

踢毽子以下肢肌肉的协调运动为主，功夫在脚上。铲、磕、拐、盘、转身稳步，起跳骗腿，前合后仰，在他人看来，就像欣赏跳舞。髋关节、膝关节、踝关节等，以纵轴为中心摆动，带动远端供血最困难、动作难度最大的部位，增强了肌肉的力量和相应关节的柔韧性。盘、拐、绕等动作，缝匠肌、腘肌、股肌等腿部肌肉得到锻炼；而铲、磕、落等，足背肌、足底肌的作用必不可少。至于花毽儿的一些高难度动作，像"雾里看花""苏秦背剑""倒挂紫金冠""外磕还龙""朝天一炷香"等，头顶、后背、脚跟、脚面等部位，毽子上滚下翻，滴溜儿乱转。这时，腰肌、髋肌、臀肌，甚至胸肌、腹肌等都要参与。骨骼肌的动静脉短路枝大量开放，下肢血流的动力性平衡得到维持。既增强了肌肉、骨骼的运动功能，又有效地预防了一些血液回流障碍性疾病，尤其是办公族罹患的下肢"深静脉血栓形成"性疾病。

长期低头伏案，颈椎前倾，疏于活动，容易得颈椎病；胸、腰等部位脊椎的生理弯曲失常，久之则拱腰驼背，成为所谓"办公室型体态"。踢毽子时，随着毽子的起落，脊椎各关节屈伸有节、有度，椎体的深、浅层肌及颈前、颈后肌等一张一弛的功能锻炼，避免了椎关节的僵化，增强了关节的稳定性，预防了颈椎病，修整了腰肢体态。踢毽子时双上肢有节律地摆动，运动了肩、背部肌肉、关节，对中老年人罹患的肩周炎，也有较好的防治作用。

踢毽子还可以防治"亚健康"状态。踢毽子要求人的思想高度集中。瞬间完成踢的动作，技术到位，动作准确，毽子才能遂心着意。大脑皮层势必建立起新的兴奋灶，转移思维，"换换脑子"。对于调节高级神经活动、化解心理压力十分有益。毽子虽小，娱乐和艺术等功能俱全，魅力十足。心到、眼到、脚到；反应要灵敏，动作要迅速，相互配合要心领神会。很多人把踢毽子又叫"走毽儿"。大家围在一起，你一脚，我一脚，飞舞的毽子牵动着所有人的眼球，调动着所有人的责任感，激发着所有人团结进取的精神；稍微的不小心都会造成毽子起落中断。其间有说有笑，有喊有叫，有逗有让，气氛融洽、热烈；一旦落地，一片哗然，一片惋惜。心态的调整寓于小小毽子的腾飞起落。有效地防治了"亚健康"状态。踢毽子要求条件不高。晴天室外，雨天屋内，有"拳打卧牛之地"即可踢上几脚。

102. 医疗体操有益于颈椎病的康复吗

颈椎病医疗体操的目的与作用主要有两方面：一是通过颈部各方向的放松性运动，加快颈椎区域血液循环，消除瘀血、水肿，同时牵伸颈部韧带，放松痉挛肌肉，从而减轻症状；二是增强颈部肌肉，增强其对疲劳的耐受能力，改善颈椎的稳定性，从而巩固治疗效果，防止反复发作。但只有在各型颈椎病症状基本缓解或呈慢性状态时，方可开始进行医疗体操以促进症状的进一步消除及巩固疗效。症状急性发作期宜休息，不宜增加运动刺激。有较明显或进行性脊髓受压症状时禁忌运动，特别是颈椎后仰运动应禁忌。椎动脉型颈椎病患者颈部旋转运动宜轻柔、缓慢，幅度要适当控制。

103. 颈椎病患者如何练习颈项疼痛康复操

康复操可改善患者颈部的血液循环，松解粘连和痉挛的软组织。颈椎病康复操中不少动作对颈椎病有独特疗效，对无颈椎病者也可起到预防作用。

姿势：两脚分开与肩同宽，双臂自然下垂，全身放松，两眼平视，呼吸均匀，站坐均可。

（1）双掌擦颈：十指交叉贴于后颈部，左右来回摩擦 100 次。

（2）左顾右盼：头先向左后向右转动，幅度宜大，以自觉酸胀为好，做 30 次。

（3）旋肩舒颈：双手置两侧肩部，掌心向下，双臂先由后向前旋转 20～30 次，再由前向后旋转 20～30 次。

（4）头手相抗：双手交叉紧贴后颈部，用力顶头颈，头颈则向后用力，互相抵抗 5 次。

（5）翘首望月：头用力左旋，并尽量后仰，眼看左上方 5 秒，复原后，再旋向右，看右上方 5 秒。

（6）颈项争力：两手紧贴大腿两侧，两腿不动，头转向左侧时，上身旋向右侧，头转向右侧时，上身旋向左侧，重复 10 次。

（7）放眼观景：手收回胸前，右手在外，劳宫穴相叠，虚按膻中，眼看前方，坚持 5 秒，收操。

104. 颈椎病患者如何练习床上颈项恢复操

（1）躺在床上，双手抱住右腿，将右膝往胸部方向靠近，头往右膝盖靠近，停 5 秒，换另一侧，重复 10 次。躺在床上，双手抱住双腿，将膝盖往胸部方向靠近，头往膝盖靠近，停 5 秒，重复 5 次。

（2）盘坐，身体前倾，上臂往前伸展，直到感觉拉到背部的肌肉，停 5 秒，要回复坐姿前，可先将手肘放在膝盖上，再慢慢将身体撑起，重复 5 次。

（3）坐姿，两腿弯曲抱在胸前，下巴弯向胸部，再缓缓向后躺，前后滚动，放松，重复 5 次。

（4）四肢跪在地板或床上，往胸部收紧下巴，使背部弓起，停 5 秒，放松，重复 10 次。

（5）平躺在床上，使背部平贴在床面上，两腿靠拢，将膝盖转向右侧，停 5 秒，再将膝盖转向左侧，放松，重复 10 次。

（6）平躺在床上，以双手支撑着腰部，慢慢将腿带过头部，直到感觉拉到腰部为止，放松，重复 5 次。

105. 颈椎病患者如何练习颈部哑铃操

颈部哑铃操既是一种医疗操，又是预防颈椎病的好办法，具体做法如下。

（1）屈肘扩胸：两腿分立与肩宽，两手持哑铃自然下垂，两臂平肩屈肘，同时向后扩胸，重复 12 ～ 16 次。

（2）斜方出击：两腿分立与肩宽，两手持哑铃屈肘置于胸两侧，上体稍向左转，右手向左前斜方出击，左右交替，各重复 6 ～ 8 次。

（3）侧方出击：两腿分立与肩宽，两手持哑铃屈肘置于胸两则，左手持哑铃向右侧方出击，左右交替，各重复 6 ～ 8 次。

（4）上方出击：两腿分开与肩宽，两手持哑铃屈肘置于胸两侧，右手持哑铃向上方出击，左右交替，各重复 6 ～ 8 次。

（5）伸臂外展：两腿分立与肩宽，双手持哑铃下垂，右上肢伸直由前向上举，左右交替，重复 6 ～ 8 次。

（6）耸肩后旋：两腿分立与肩宽，两手持哑铃下垂，两臂伸直向下，两肩用力向上耸起，两肩向后旋并放下，反复进行 12 ～ 16 次。

（7）两肩后张扩胸后伸：两腿分立与肩宽，两手持哑铃下垂，两臂伸直外旋，两肩后张，同时扩胸，重复 12 ～ 16 次。

（8）直臂前后摆动：两腿前后分立，两手持哑铃下垂，左右上肢伸直同时前后交替摆动，重复 6 ～ 8 次；两脚互换站立位置，同样摆动 6 ～ 8 次。

（9）头侧屈转：两腿分立与肩宽，两手持哑铃下垂，头颈部向左屈曲，达最大范围，再向右侧旋转到最大范围，左右交替，反复 6 ～ 8 次。

（10）头前屈后仰：两腿分立与肩宽，两手持哑铃下垂，头颈部前屈，尽可能达最大范围；头颈部向后仰达最大范围，重复 6 ～ 8 次。

（11）头部旋转：两腿分立与肩宽，两手持哑铃下垂，头颈部沿顺时针方向旋转一周，再向逆时针方向旋转一周，重复 6 ～ 8 次。

以上动作要轻柔，旋转动作因人而异，每天可做 1 ～ 2 次。

106. 颈椎病患者如何练习挺拉转颈操

（1）预备式：身体直立，两脚分开，与肩同宽，两手自然下垂，脊背颈椎挺直，头顶悬，下颏收，两眼向前平视；全身放松，凝神定志，自然呼吸 3 分钟。

（2）挺拉：头猛力上顶，产生头部被上提之感，牵引上身挺直，而腰部下沉。同时双手用力向下拉伸，十指指尖用意插地。一挺一拉，操练 20～30 次。

（3）转颈：头上顶，颈挺直，慢慢向左转动，脚跟提起，两眼后看，两手尽力下伸，十指用意插地。1 分钟后，恢复预备式。再向右转，操练 20～30 分钟。当头转正前方时，必须猛吸气，收腹、收肛、收外肾；头向两侧转动时，则徐徐吐气，松腹、松肛、松外肾，但松而不懈，注意力集中在颈椎。

（4）结束式：双手按摩头顶，向后拢发 10 次；双手掌心按摩颈部 3 分钟，然后从上到下摩脸 7 次。

107. 颈椎病患者如何做舒颈操

（1）预备式：两脚平行站立，与肩同宽，两臂自然下垂，掌心向内，十指微屈，全身放松；双目微闭，舌抵上腭，鼻吸鼻呼，心平气和，排除杂念，注意力集中在丹田。

（2）双回气：双手翻掌，掌心向上，经体前缓慢托起，捧气似球，贯入百会。翻掌，掌心向下，经体前缓慢下落至丹田。双手沿带脉转至身后，掌心向外，再翻掌，经体侧双手捧气似球，贯入丹田，恢复预备式。

（3）点头：以颈椎为轴，带动腰椎，下颌前点、后收。前点后收为 1 次，操练 99 次。前点时双脚十趾稍用力抓地，后收时头部尽量向后仰。

（4）转颈：以颈椎为轴，带动腰椎，按顺时针方向缓慢旋转180°。头部旋转一周为1次，共99次。再逆时针方向旋转99次。

（5）甩手：双臂自然摆动。摆动时，双手十指微屈下垂，先稍用力，将双臂往后甩去，然后随其自然摆回，做到上虚下实，前松后紧。前摆时，双脚十趾抓地；后摆时，两脚跟稍微提起，双臂尽量向后甩出，头尽量后仰。前后摆动为1次，共99次。

（6）摆手：摆手时，身体右转45°，右手摆至背后，左手摆至右肋。再身体左转摆臂。左右摆动为1次，共99次。

（7）拍打：先将腰部左摆，带动左臂屈肘向后，左手叩拍命门穴，掌心朝外，右臂屈肘上摆，左右上摆，右手拍打左肩肩部，大拇指的根部接触左颈项部。再将身体右转摆臂，左右交替拍打为1次，共99次。

（8）结束式：翻掌，掌心向上，深呼气，边吸气边双手经体前托起，捧气似球，贯入百会。呼气时，掌心转朝下，经体前缓慢下落至丹田，双手自然下垂。然后吞津3口，双目睁开，平视前方。

108. 颈椎病患者如何做强脊操

两脚开立，与肩同宽，两臂自然下垂。

（1）左顾右盼：吸气时，身体端正不动，头颈缓缓向左侧旋转，直到能看到肩部，颈部有酸胀感，保持3～5秒；呼气时，头颈转正还原。左右旋转为1次，操练5～10次。感到颈项部发热酸胀后还原。操练5～10次。

（2）左右牵引：吸气时，身体端正不动，头颈向左侧缓缓侧屈，右臂下沉，直到右颈部有牵引感，保持3～5秒；呼气时，头颈转正还原。左右侧屈为1次，操练5～10次。

（3）前点后收：两手叉腰，以颈椎为轴，下颌前伸，后收画弧。吸气时，前伸使颈后部有牵引感；呼气时，后收使颈部出现上拔感。前点后收为 1 次，操练 3 ～ 5 次。

（4）项臂争力：两手十指交叉，放于头后枕颈部。头颈上抬，两手下压，两力相争，静力对抗 5 ～ 10 秒，感到颈项部发热酸胀后还原。操练 5 ～ 10 次。

（5）头项旋转：两手叉腰。以颈椎为轴，头缓缓顺时针环绕 5 ～ 10 周，再逆时针环绕 5 ～ 10 周。

（6）颈旋拍肩：当头腰转向左侧时，右手向左上摆，掌心拍击左肩背；左手向后摆，掌背叩打命门穴。左右交替拍打为 1 次，操练 5 ～ 10 次。

（7）按压风池：两手放在头后枕部，双手拇指第一节掌指面按于同侧风池穴，向上用力，顺、逆时针各旋转按压 8 次。

（8）搓颈舒筋：两手搓热，左手掌贴于颈后部，右手掌叠于左掌上，两掌合力来回搓擦颈项部 10 ～ 20 次，再换手搓擦 10 ～ 20 次，以颈项部微热为佳。

109. 颈椎病患者如何练习八段锦康复操

锦字从金，形容贵重。锦帛是古代颜色鲜美之物。因为这种功法可以强身益寿，犹如展示给人们一幅绚丽多彩的锦缎，故称为"锦"。八段锦就是古人创编的八节不同动作组成的一套医疗、康复体操。八段锦在我国民间流传十分广泛，一般认为是南宋初年无名氏创编。由于八段锦动作简单，易学易练，并在实践中不断加以修改、创新，又演变出许多种类，如岳飞八段锦、十二段锦、自摩八段锦、床功八段锦、坐势八段锦等，各有特长。八段锦功能柔筋健骨、养气壮力，可以行气活血、协调五脏六腑功能，男女老幼皆可锻炼。现代研究也已证实，这套功法能改善神经体液调节机能和加快血液循环，对腹腔脏器有柔和的按摩作用，对神经系统、心血管系统、消化系统、呼吸系统及运动器官都有良好的调节作用，是一种较好的运动方法。练习方法如下。

（1）双手托天理三焦。（图）预备姿势：立正，两臂自然下垂，眼看前方。动作：两臂慢慢自左右侧向上高举过头，十指交如翻掌，掌心向上，两足跟提起，离地一寸；两肘用力挺直，两掌用力上托，两足跟再尽量上提，维持这种姿势片刻；两手十指分开，两臂从左右两侧慢慢降下，两足跟仍提起；两足跟轻轻落地，还原到预备姿势。

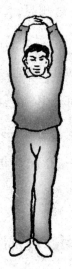

（2）左右开弓似射雕。（图）预备姿势：立正，两脚脚尖并拢。动作：左脚向左踏出一步，两腿弯曲成骑马势，上身挺直，两臂于胸前十字交叉，右臂在外，左臂在内，手指张开，头向左转，眼看右手；左手握拳，食指向上翘起，拇指伸直与食指成八字撑开，左手慢慢向左推出，左臂伸直，同时右手握拳，屈臂用力向右平拉，作拉弓状，肘尖向侧挺，两眼注视左手食指；左拳五指张开，从左侧收回到胸前，同时右拳五指张开，从右侧收回到胸前，两臂十字交叉，左臂在外，右臂在内，头向右转，眼看右手，恢复到立正姿势。

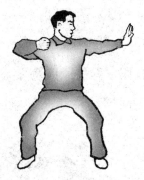

（3）调理脾胃举单手。（图）站直，双臂屈于胸前，掌心向上，指尖相对。先举左手翻掌上托，而右手翻掌向下压，上托下压时吸气而还原时则呼气。左右上下换做 8 次。

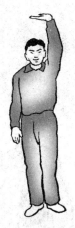

（4）五劳七伤往后瞧。（图）自然站立，两臂自然下垂。慢慢向右转头，眼看后方，复原，成直立姿势；再慢慢向左转，眼看后方，复原。

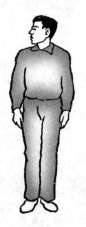

（5）摇头摆尾去心火。（图）两腿开立，比肩略宽，屈膝成马步，双手扶膝上，虎口对着身体，上体正直；头及上体前俯、深屈，随即向左侧做弧形摆动，同时臀向右摆，再复原成预备姿势；头及上体前俯，深屈，随即向右侧做弧形摆动，同时臀向左摆，复原成预备姿势。

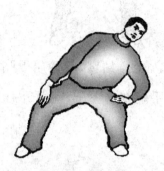

（6）两手攀足固肾腰。（图）两足平行并立与肩宽，双臂平屈于上腹部，掌心向上。然后向前弯腰，翻掌下按，掌心向下，手指翘起，逐渐以掌触及腰背，前俯呼气，还原吸气。

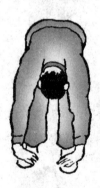

（7）攒拳怒目增气力。（图）两腿开立，屈膝成骑马势，两手握拳放在腰旁，拳心向上。右拳向前方缓缓用力击出，臂随之伸直，同时左拳用力紧握，左肘向后挺，两眼睁大，向前虎视。

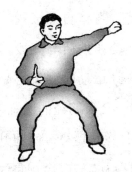

（8）背后七颠百病消。（图）两腿并拢，立正站好。两足跟提起，前脚掌支撑身体，依然保持直立姿势，头用力上顶。足跟着地，复原为立正姿势。

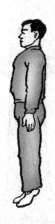

八段锦除有强身益寿的作用外，对于头痛、眩晕、肩周炎、腰腿痛、消化不良、神经衰弱诸症也有防治功效。练八段锦可根据自己的体力条件，选用坐位或站位。八节动作近似现代徒手体操，易学易练。做动作时也要结合意念活动，想着动作的要求而自然引出动作来，并注意配合呼吸。

110. 颈椎病患者如何练习易筋经康复操

易，改变的意思；筋，泛指肌肉，筋骨；经，为方法。所以，易筋经是一种改变肌肉、筋骨质量的特殊锻炼方法。它除练肌肉、筋骨外，同时也练气和意，是一种意念、呼吸、动作紧密结合的功法。在练功时要注意松静结合，柔刚相济，身体自然放松，动随意行，意随气行，不要紧张、僵硬。易筋经按其动作性质与八段锦颇为相似，但用力的程度和动作的难度超过八段锦，且运动时强调心静、神敛、调息，要求内外结合，动静结合。下面介绍一套易筋经的锻炼方法。

（1）两手当胸。（图）本节为起势，两腿开立，两脚距离同肩宽，两手自然下垂，腰背正直，两眼凝视前方，全神贯注。在基本做到调身、调心、调息后，两臂缓缓抬起至前平举位，掌心向下，手臂保持伸直；再翻掌，掌心向内，两肘内屈，使手缓缓向胸前收拢，停于胸前约一拳处，两手指尖相对，掌心向胸，作拱手状。

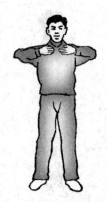

（2）两臂横担。（图）接上节姿势，以足趾抓地，同时两手翻掌，掌心向下，足跟微微提，脚尖点地，同时两手左右分开，两臂成侧平举，掌心向下。

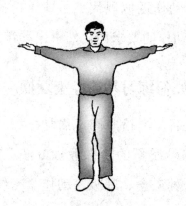

（3）两手托天。（图）接上一姿势，两手从左右两方缓缓上举，臂伸直，掌心向上，手指朝里，作托天状，同时两脚跟再稍抬起，足尖着地，牙关咬紧，舌抵上腭，呼吸细长，意识集中在两手，然后两手握拳，两臂顺原来路线缓缓用力降下至侧平举位，同时脚跟放下。

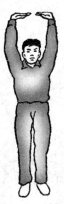

（4）摘星换斗。（图）两脚开立，两臂侧平举，右手缓缓上举伸直，覆掌，五指并紧，指尖向内；抬头向右上方望右手掌心，左手同时放下，并反手以手背贴于腰部，在此姿势下坚持片刻，做 3～5 次呼吸；再左手上举伸直，覆掌，五指并紧，指尖向内，抬头向左上方望左手掌心，右手同时用力放下，并反手以手背贴于腰部，在此姿势下做 3～5 次呼吸。

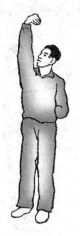

（5）倒拉九牛尾。（图）接上一姿势，右手从腰部撤回，并顺势向前方翻腕展臂，至手与肩平、肘微弯曲，五指撮拢如梅花状，握空拳，指

尖向里,同时右腿跨前弯曲,左腿伸直,成弓箭步,左手也同时放下,顺势向左后方伸出,五指撮拢,握空拳,拳心向上;然后吸气,意念集中在右手,右手做向后倒拉牛尾状;再呼气,意念集中在左手,左手做向前顺势牵牛状,换左弓右箭步,左手反抄向左前方,右手收回伸向右后方;吸气,意念集中在左手;呼气,意念集中在右手。

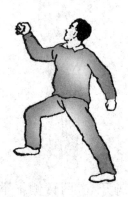

(6)出掌展臂。(图)接上节姿势,右脚踏前与左脚并拢,两手收回放在胸前成以下预备姿势:立正,两臂胸旁屈肘、手指张开,掌心向外。首先两手成"排山掌"(掌指直立与腕成 90°,掌心向前),缓缓向前推出,劲力逐渐加大,至时臂充分伸直为止,同时全身挺直,两眼睁大向前凝视;然后两掌缓缓收回,贴拢于左右两侧胸肋部。

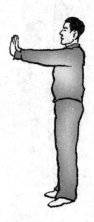

(7)拔马刀。(图)立正,两臂前平举,手成排山掌。首先右手上提

至后脑，用掌心贴枕部抱头，手指轻轻压拉左耳，右腋张开，同时头向左转，左手则收回反手以手背贴于两肩胛间；吸气，同时用右手手指压拉左耳，头及右肘稍紧张，意念集中在右肘；呼气，放松；再右手放下，反手提起以手背贴在两肩胛间，同时左手收回提至后脑，用掌心贴枕部抱头，手指轻轻压拉右耳，左腋张开，头向右转；吸气，同时用左手手指压拉右耳、头及左时稍紧张，意念集中在左肘；呼气，放松。

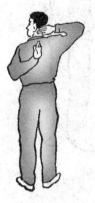

　　（8）三盘落地。（图）左脚向左跨出一步，两手收回，左右分开，即成以下预备姿势：两脚开立，两脚距离比肩宽，两臂侧平举，掌心向下。首先两腿呈半蹲式，腰背与头部保持正直，两手屈时翻掌向上，下臂平举，如托重物状；稍停片刻，两手翻掌向下，小臂伸直，放松，如放下重物状；两腿再慢慢伸直，左脚收回，两足并拢，呈直立状。

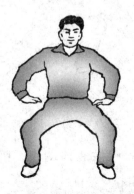

　　（9）左右伸拳。（图）左手握拳，置于腰间，右手向左前方伸出，五

指捏成勾手，上体左转；腰部自左至右转动，右手亦随之自左至右水平画圆，手画至前方时，上体前倾，同时呼气；画至身体左侧时，上体伸直，同时吸气。

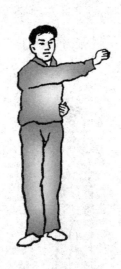

（10）猛虎扑食。（图）右脚向前跨一大步，屈膝成右弓步，上体前倾，双手撑地，头微抬起，眼看前下方；吸气，同时两臂伸直，上体抬高；然后呼气，同时屈肘，胸部下落。随呼吸，两臂屈伸，上体起伏，作扑食状。

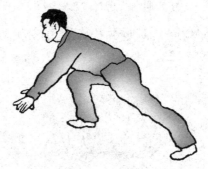

（11）躬身。（图）两腿开立，与肩同宽，两手用力合抱头后部，手指敲小脑后部片刻，配合呼吸做屈体动作：吸气时身体挺起；呼气时俯身弯腰，头探于膝间作打躬状。

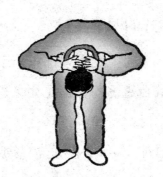

（12）掉尾。（图）两手提起，两掌向正前方推出，至两臂伸直为止，掌心向外；两手十字交叉，掌心向下，收回至胸前，两手分开；两掌向下推压，腰随掌向前弯曲，两腿保持挺直。两掌尽量下推，头稍抬起，两眼睁大，向前凝视；伸腰起立，两手同时上提、分别向左右屈伸手臂 7 次，两足顿地 7 次，结束全套练习。

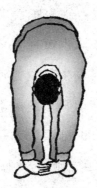

本功法适用于年老体弱者，对于神经衰弱、高血压、心血管病、关节炎等病亦有一定治疗作用。适宜于骨科及软组织损伤患者恢复期练习。适宜于中医骨科、伤科、按摩科医生基本功训练，需要注意的是在练习易筋经时，要轻松乐观，心情舒畅。在练功前 10 分钟，要停止较剧烈活动，诱导思想入静；练功地宜安静，空气新鲜，衣着要松适，不能紧腰、束胸，不能穿高跟鞋；在过饱、过饥时，均不可练功，练功前须排解大小便。凡高血压及动脉硬化较严重者禁做躬身及掉尾式动作。各种姿势一定要细致认真，心、身、息结合。

111. 颈椎病运动治疗的四个注意

许多运动爱好者是在运动中发生颈部损伤引起颈椎病的，这是因为椎间盘具有缓冲暴力，减轻震荡的作用，如果运动方法或用力不当，诸如跑跳或负重等体育运动时，易使纤维环受压，发生退行性改变，引起破裂，使髓核脱出，压迫神经根。因此，恢复期颈椎病患者必须注重运动准备。为了更好地避免运动中损伤颈部，加重颈椎病症状，一般要求做到以下几个方面。

一是头部旋转幅度过大，医学研究证明，人体头颈部直立不动时，两侧椎动脉在横突孔内直线上升，而枕部椎动脉则扭曲较大。因此颈部活动时枕部椎动脉受影响较大，而在有病理变化时，椎动脉亦可受到影响。

由于颈部旋转动作主要发生在寰枢关节，因此旋转时该部椎动脉可以极度扭曲，此时，正常椎动脉也可在寰枢关节水平被阻塞，有动脉硬化和血液黏稠度增高的人则易发生脑缺血症。进一步研究还表明，当头部转向一侧时，主要是对侧椎动脉在寰椎水平发生严重绞窄阻塞，而同侧第6和第7颈椎之间的血流也可短暂受阻，但正常人可以从大脑动脉环获得补偿，故无不适。只有当一侧椎动脉已有某种病变，如动脉畸形、硬化、骨刺压迫、椎枕肌群痉挛压迫等情况时，另一侧椎动脉再因头颈转动而受压或发生痉挛，脑部血供无法代偿时，才会出现各种不适症状。所以，锻炼颈椎时，若大幅度旋转颈椎，会对健康造成极大的伤害。

二是应制定运动处方，所谓运动处方，其完整概念可以概括为："根据医学检查资料，按其健康、体力以及心血管功能状况，结合生活环境条件和运动爱好等个人特点，用处方的形式规定适当的运动种类、时间和频率，并指出运动中的注意事项，以便有计划地进行经常性锻炼，达到健身或治病的目的。"运动处方是由世界卫生组织（WHO）提出并得到国际公认的一种健身计划，是指导人们有目的、有计划地进行科学运动锻炼的重要手段。运动处方一般分为治疗性、预防性和健身健美性三种，其中，治疗性运动处方最好由专业医师或体疗师帮您制订，后两种的主要目的是增强体质、预防疾病，提高健康水平和运动能力，颈椎病患者可以根据自身的体质和健康状况自行设计。

三是运动前要热身，运动前的热身有利于颈椎病患者的运动防护，防止出现新的运动损伤。很多人轻率地认定：做不做热身运动无关紧要，这是错误的。尚未运动开的肌肉很容易扭伤，因为肌肉还没有做好充分的准备以承受突然性的大动作。而热身动作可以提高肌肉的适应性，使关节变得灵活易动。所以在进行运动之前，要有充分的准备活动。无论何种方式的运动，在正式开始前均应对脊椎、四肢进行由小幅度到大幅度、由慢到快的准备活动，以全身充分活动、四肢关节灵活为度。颈椎病患者最简单的热身办法是轻松慢走，从适当的速度开始，5 ～ 10 分钟后再慢慢加速。

四是忌练习退步走。退步走疗法是以连续向后退步为主要动作，治疗腰痛的一种方法。因为退步走是人体的一种反向运动，所以它消耗能量比散步和慢跑大，对腰臀、腿部肌肉锻炼效果明显。退步走，不受年龄、性别和体质强弱的限制，不需任何器械，亦不受场地制约。此法具有锻炼腰背部肌肉，增强肌力，加强脊柱稳定性和灵活性的作用，是治疗腰肌劳损较好的一种方法。此法来源于我国传统的健身术——太极拳等。但退步走对于颈椎病患者来说，则不太适宜，因为颈椎病患者多存在有椎 - 基底动脉供血不足的表现，患有这些病时，极易在倒行过程中转头看路时诱发头晕，甚至昏厥、跌倒。还有些颈椎病患者，倒行时向后仰头而使颈椎动脉受压，导致头晕跌倒造成骨折。

第4章 起居调养

112. 起居与颈椎病康复有关吗

生活起居与颈椎病的发生、发展及预后有着十分密切的关系。工作紧张，坐多动少，长期伏案，会导致颈、肩部肌肉过度疲劳。正确的生活方式对颈椎病患者具有非常好的保健作用，同时能够提高其他疗法的治疗效果。预防颈椎病应从年轻时就要引起足够重视，要保持良好的生活习惯，选择合适的工作和学习姿势。特别是长期从事文案工作的人员，要尽可能多动少静，多走少坐，伏案工作1小时后应站起来活动活动四肢、颈椎，坚持锻炼。起居调养其法往往简单易行，无论行立坐卧随时可做，不受时间条件限制，如果平时稍加留意，认真准确地去做，久而久之，一定会收到健身防病的效果，对颈椎病患者尤其是如此。这些方法，贵在坚持，持之以恒，必有受益。

113. 颈椎病患者为什么要强调无枕仰卧

无枕仰卧的防治法，是中医界近年来提出的。有关理论认为，每晚入寝之前无枕仰卧1～2小时，有助于防止颈椎病的发生，对已经患颈椎病者则能起治疗的作用。至于这种方法是否适合每个颈椎病患者，目前还没有定论。一般医生都认为，任何一种健身养生的方法，都有它的适应范围和适应程度，也有它的适应对象。它可能对一些人能发挥疗效，但对另一些人却没显著效果。无枕仰卧应以1小时或最多2小时为宜，颈部不宜伸张太久。生活中有颈椎病的人不妨用此法一试。

114. 颈椎病患者为什么要用围领与颈托

围领和颈托均可以制动而保护颈椎，减少神经的磨损，减轻椎间关节创伤性反应，并有利于组织水肿的消退，具有巩固疗效、防止复发的作用。围领和颈托可应用于各型颈椎病，对急性发作期，尤其对颈椎间盘突出症、交感神经型及椎动脉型颈椎病患者更为合适。围领应用较广，因其制作较简单，用普通硬纸板按颈部的高度和周径剪裁成带状，其外面套以针织物品，两端接上布带即可制成。白天戴上，休息时可卸下。

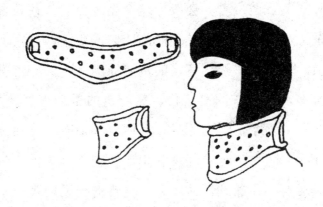

115. 颈椎病患者为什么要有正确的坐姿

不良体位是形成颈椎病的主要原因。颈椎病患者的正确体位，简而言之就是"站如松，坐如钟，睡如弓"，同一个姿势均不宜保持过久，应常更换。尤其是长期伏案工作者的坐势更为重要，统计表明，长期低头工作者的发病率，是非低头工作者的 4～6 倍，且发病年龄早，甚至 20 多岁即可出现症状。建议伏案工作同一个姿势不宜一次持续很长时间，每工作 1 小时左右，休息 5～10 分钟，做一做颈部各方向的轻微运动，让疲劳的颈部得到休息。其次，睡眠时枕头不能太高，因为颈部过屈对颈椎的休息不利，合适的高度应是与自己一侧的肩宽同高，一般是 10 厘米左右。

正确的坐姿：对于整日"坐"在办公室的人来说，要说"不会坐"令人发笑，但是"久坐一族"的人都经常抱怨：颈椎疼痛、肩膀酸软、后背发麻、小腹越来越突出、眼睛近视程度越来越严重等，而这些病症大都是坐姿不正确造成的，由此可见不是每个人都能掌握正确的坐姿的。那么什么是正确的坐姿呢？

人的脊柱具有略呈 S 形的生理弧度：腰椎弯向前，胸椎弯向后。正确的坐姿应该符合这个生理弧度，使身体处于松弛而不紧张的状态。研究表明，长时间笔直地坐着，会改变这个生理弧度，使背部肌肉、韧带长时间过度牵拉，加重竖脊肌及腰骶部肌肉的负担，导致上述肌群的痉挛与慢性劳损，这是发生腰部疼痛的重要原因之一。挺直腰背还会改变脊柱的应力分布，加速椎间盘老化，在一定的诱因下导致椎间盘突出。那么，什么样的坐姿才是恰当的呢？人体放松躺着同时膝盖略微弯曲时身体感觉最舒服，因为此时脊柱及其相连的韧带和肌肉，包括大腿肌肉和背部肌肉，基本不会受到任何压力。理想的坐姿应类似于此。选择一把靠背略向后仰的椅子（最好选择高度、靠背高度和倾斜度均可调节的椅子），高矮合适，下肢自然下垂，双足平实着地，膝关节略高于髋关节，臀部后移，身体稍稍后仰，轻轻靠于椅背，使上身与腿部夹角维持在 135°左右，必要时可在腰后部垫个小靠垫。这样就可以最大限度放松腰背部肌肉，减少腰背部疾病的发生。

必须指出，上述坐姿既适用于正常人，也适用于有疾患的人，当然对于有疾患的人其坐姿还另有讲究，比如腰椎间盘突出症患者不宜坐低于 20 cm 的矮凳，要尽量坐有靠背的椅子；前列腺增生患者的日常坐姿要有意识地将重心移向左臀部或右臀部（可左右轮换），这样可避免人体重心直接压迫增生的前列腺。还要特别注意，凡工作需要久坐的人，不但要注意保持正确坐姿，而且不要连续坐超过 1 小时，可进行 10 分钟的工间操，或伸伸懒腰，或走动走动，以舒展四肢，缓解疲劳。

电脑的摆放高度要合适。应有足够的空间伸放双脚，膝盖自然弯曲呈 90°，并维持双脚着地，不要交叉双脚，以免影响血液循环。如果使用电脑时高高地架着胳膊，低着头，并且在桌子下艰难地跷着二郎腿，那么，工作一小时你就会感到腰背酸痛，脖子和肩膀麻木，手臂也不灵活。

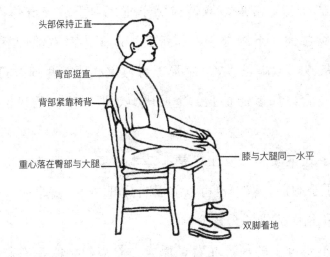

颈椎病患者正确的坐姿

上半身应保持颈部直立，使头部获得支撑，两肩自然下垂，上臂贴近身体，手肘弯曲呈 90°，操作键盘或滑鼠，尽量使手腕保持水平姿势，手掌中线与前臂中线应保持一直线。下半身腰部挺直，膝盖自然弯曲呈 90°，并维持双脚着地的坐姿。另外，必须选择符合人体工学设计的桌椅，使用专用的电脑椅，坐在上面遵循"三个直角"：电脑桌下膝盖处形成第一个直角，大腿和后背是第二个直角，手臂在肘关节形成第三个直角。肩胛骨靠在椅背上，双肩放下，下巴不要靠近脖子。两眼平视电脑荧幕中央，座椅最好有支持性椅背及扶手，并能调整高度。

116. 颈椎病患者为什么要有正确的站姿

正确的站姿应该是：站立时全身从脚心开始微微上扬，即收腹挺胸；双肩撑开并稍向后展；双手自然下垂，下颌微微收紧，目光平视；骨盆上提，腿部肌肉绷紧，使脊柱保持正常生理曲线。从侧面看，耳、肩、髋、膝与踝应处于一条垂线。正确的站姿可从背贴墙面开始训练，每天早、晚各一次，每次15分钟，头上可放一本书。

（1）垂手式是最基本的站姿。它要求上半身挺胸、立腰、收腹、精神饱满，双肩平齐、舒展，双臂自然下垂，双手放在身体两侧，头正，两眼平视，嘴微闭，下颌微收，面带笑容；下半身双腿应靠拢，两腿关节与髋关节展直，双脚呈"V"字形，身体重心落在两脚中间。一般用于较为正式的场合，如参加企业的重要庆典、聆听贵宾的讲话、商务谈判后的合影等。

（2）握手式主要用于女士，是在基本站姿的基础上，双手搭握，稍向上提，放于小腹前。双脚也可以前后略分开：一只脚略前，一只脚略后，前脚的脚跟稍稍向后脚的脚背处靠拢。

站立时不要过于随便，驼背、塌腰、耸肩、两眼左右斜视、双腿弯曲或不停颤抖影响站姿的美观。站着与别人谈话时，要面向对方，保持一定距离，太远或太近（特别是对异性）都不礼貌。姿势要站正，上身可以稍稍前倾，以示谦恭，但身斜体歪、两腿叉开很大距离、两腿交叉或倚墙靠桌、手扶椅背、双手叉腰、以手抱胸等都是不雅观和失礼的姿态，这样会破坏自己的形象。两腿交叉站立的姿势，是十分不雅的，这是一种轻浮的举动，极不严肃。手插在腰间，是一种含有表示权威和进犯意识的姿势，如在男女之间还有"性的侵略"的意识。正式场合，双手也不能插在衣袋中，实在有必要时可单手插入衣袋，但时间不宜过长。以手抱胸的姿势，表示的是不安或敌意，也包含"我对你的看法不能苟同"的意思，在与用户的交往中，是不宜出现的。

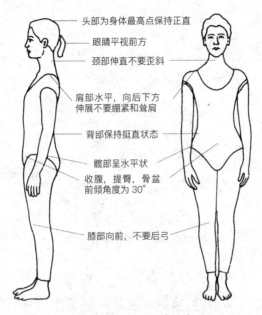

头部为身体最高点保持正直

眼睛平视前方

颈部伸直不要歪斜

肩部水平，向后下方伸展不要绷紧和耸肩

背部保持挺直状态

髋部呈水平状
收腹，提臀，骨盆前倾角度为30°

膝部向前，不要后弓

颈椎病患者正确的站姿

117. 颈椎病患者驾车时的正确姿势是什么

随着有车族的增多，与之相关的疾病也多了起来，其中颈椎病可居众病之首。由于人体颈椎神经、血管集中，一旦受损会给驾车人工作、生活带来极大影响。那么，在驾车过程中哪些情形最容易导致颈椎病？危害颈椎情形之一：驾车时的不良坐姿。

通常驾车人目视前方、分析路况的过程中，身体不自然的会处于向前微倾的状态，从物理学和生理学的角度来讲，这个姿势对颈椎的负荷都是最大的，时间一长不可避免地会导致颈椎病。另外，驾车人个人习惯不科学，或者汽车座椅不合适等情况（比如坐的过高或者过低、身体离脚踏距离不合适、手臂长期处于悬空状态等），也会加大患颈椎病的概率。正确的方法是驾车过程中，前倾、直坐都不是最健康的驾车姿势，驾车者因尽量保持微微后倾，后颈部有座椅靠背扶托的姿势，如汽车座椅设计不合理，可使用 U 形颈舒枕等辅助物品。

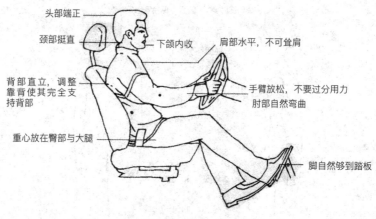

颈椎病患者正确的驾驶姿势

在交通事故所引发的人身伤害中有七成属于颈椎受伤。而其中追尾撞击事故是造成颈椎伤害的最大元凶。在追尾事故中，人体在靠背或座凳的带动下突然向前或者向后时，头部通常无法跟上身体的运动节拍，这种身体和头部不协调的运动，最终都会施压到颈椎，从而导致颈椎损伤。所以，驾车中有效地防止颈椎病，首要的是防止追尾撞击事故中的颈椎伤害，关键在于发生撞击事故时让司机的头部和上身一起和谐地运动。测试表明在座椅头枕有足够的高度，身体、头部都有效接触座椅及头枕情况下，碰撞给车带来的加速度，将通过座椅靠背及头枕同时传递给身体和头部，从而有效降低碰撞时对颈椎的伤害。换句话说，乘车过程中我们要尽量保持整个身体（包括头部）与座椅的充分接触。另外，要利用红灯的间隙活动颈椎、休息手臂、舒展身体、远眺或左右观望；长途驾驶中最多两个小时需要进行一定休息，或和同伴轮流驾驶；要调整座椅高度（或增加坐垫），让自己感觉舒适、自然；无论驾车或乘车均养成系安全带的习惯，要防止身体突然冲撞下的较大位移。

118. 颈椎病患者的正确睡姿是什么

大部分人都有一个惯性的睡姿。根据统计,有 65% 的人习惯侧睡,30% 习惯仰睡,而 5% 习惯俯睡。一般来说,仰睡能提供脊骨最佳的承托能力,因身体重量能平均地分配于一个较大的面积上。在有足够的头及颈部承托的情况下,侧睡亦是一个不错的睡姿。换句话说,侧睡时颈部应保持一个中性的位置。而不正确的睡姿如俯睡会增加腰椎弧度,导致脊椎后方的小关节过度受压和拉伤前方的软组织(如韧带)。再者,此睡姿会使大部分的体重落在肋骨和肠脏,从而压住横膈膜和肺部,影响呼吸。而颈部则由于必须向侧面扭转来保持呼吸畅通,增加扭曲,容易引致创伤。

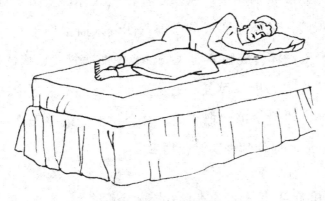

颈椎病患者正确的睡姿

119. 颈椎病患者为什么不宜留长发

头发可以比作脑健康的一面镜子。对于爱美的女性来说,一头秀发,万缕青丝,固然美不胜收,但女性朋友因头发惹出的麻烦和病痛也不胜枚举。当女性留有满头乌黑发亮的头发时会受到众人的瞩目,但在这种令人羡慕的外表背后,却容易隐藏着颈椎病。留长发者,头发一般是分开两半或全部垂到脑后,在学习或工作时,下垂的柔滑头发会随着头的活动悄悄溜到面前挡住视线，于是就得把秀发恢复原位；有的简便地用手轻拨；有的快速地把头往后外侧轻抖——甩头发；有的动作夸张，要先稍低头，然后手向后理头发的同时，头发顺势向后外方转个圈。由于头发一般都爱滑在一侧，甩发的动作久而久之就变成习惯性的下意识动作——但自己完全不知道。因此甩发是反复、长期、单侧的颈椎运动，容易使颈部劳损而引起病症。

120. 颈椎病患者为什么忌颈背受凉

中医学认为，颈背部位属阳中之阳，为督脉和足太阳膀胱经循行之处；脊柱为督脉之所在，总督一身之阳经；太阳经主一身之表，其分布背部之穴道与五脏六腑密切相关。风寒之邪侵袭人体，太阳经首当其冲。若不注意背部保暖，风寒之邪极易通过背部侵入而损伤阳气，甚至从表入里（透过体表入侵体内脏腑）而致病，或使旧病复发、病情加重和恶化。对于已有颈肩疼痛的患者而言，更是如此。在日常生活中，有的颈椎病患者夏天怕热，过度贪凉，把空调温度调得很低或整天吹风扇，导致颈肩局部肌肉挛缩，促使颈椎病症状加重。

121. 颈椎病患者为什么仰卧洗头应谨慎

如今，人们在美发店洗头时都是以仰卧的姿势洗头，但医学专家指出，在享受洗头服务的过程中可能潜在的健康隐患却鲜为人知，即伤害颈椎健康。医学专家称此类医案为"发廊洗头综合征"。当仰卧洗头的时间过长时就会对颈部的后面增加压力，令颈椎动脉受到压迫，影响大脑的血液供应，导致头晕、恶心、昏厥，甚至中风。此外，仰卧洗头时颈椎可能会过度后伸，将会引致颈部脊椎神经或其神经根受到巨大的压迫力，继而出现上肢麻痹、头痛等症状。颈部曾经在运动、工伤或车祸中受过创伤的人，这种仰卧的姿势更容易加剧"发廊洗头综合征"的症状出现。所以，专家建议："勿经常仰卧洗头，如果要仰卧洗头，应加一个软垫或卷起一条毛巾承托颈部，不要令颈椎过度地后伸；洗完头后不要过速地猛力起来，而应缓慢地抬起头来，使头颈部恢复正常的血液供应。"

122. 颈椎病患者为什么忌躺着看电视

颈椎病患者其中不少是因为躺着看电视引发的。这些患者主要以中青年居多，表现为颈部僵硬、眩晕，有的还出现背部和胸部疼痛。由于躺在床上看电视时，人的躯体活动比较少，人们被故事情节所吸引时，头部就会长时间保持一种姿势，使颈部肌肉疲劳僵硬，当头部转动时，肌肉应答能力就会减弱，导致关节错缝、肌肉扭伤，诱发颈椎病的发生。因此千万不要为图舒服而躺着看电视或者靠在沙发扶手上看电视。正确的看电视姿势应该是采取坐位，而且每看 15 分钟左右就要活动一下颈部，变换一下姿势。

123. 颈椎病患者为什么忌长时间打麻将

打麻将对提高人的思维敏捷性是有一定好处的，但不能超过 1 个小时，超过 1 个小时，就会容易引患上身。长时间打麻将，颈部棘间韧带长时间地处于紧张僵直状态，日久就易使颈背疼痛僵硬，不能仰卧和转身；而且久坐会使骨盆和骶髂关节长时间负重，腰部缺少活动，气血易在腰部凝滞而出现气滞血瘀，影响下肢血液循环，而出现两腿麻木等症状。所以，对于颈椎病伴有高血压病的人来说，长时间打麻将更是不宜。

124. 颈椎病患者衣着要注意什么

此项要求是指通过衣着合体和增减衣着以达到保健强身的目的。衣着不仅用于遮盖形体，是精神文明的需要，更重要的是保护形体，御寒保暖，是维持健康的必需。自古以来，人们都视衣食住行为生活起居的四件大事，甚至将衣着列为四者之首，足见其为保健中不可忽视的紧要之事。如孙思邈说："衣食寝处皆适，能顺时气者，始尽长寿之道"。那么，颈椎病患者的衣着应注意哪些事项呢？

（1）穿衣合体合时：颈椎病患者衣着固然要美观、漂亮、大方，但衣毕竟只是人之形体的装饰品，总以宽舒合体、可御寒暑为宜。颈椎病患者无论戴帽、穿鞋和衣着，都要适合自身形体的需要。衣着不可宽大，衣不着身，易中风寒；衣着更不宜过于窄小，紧衣窄裤，往往会妨碍血液运行，影响身体发育。从颈椎保健角度考虑，选择衣着不但要注意衣服的大小、肥瘦、质感、厚薄、款式、面料等，而且要兼顾生理卫生、劳动保护、作业安全、体育运动等方面的要求。颈椎病患者要按照春夏养阳，秋冬养阴的保健原则，春夏之季，衣服要为人体阳气增长而设，其颜色以浅为宜。秋冬之季，衣服要略微紧身为好。

（2）忌戴胸罩过小：女性生过孩子后，因乳房下垂，许多女性就买小一些的胸罩戴上，以把下垂的乳房提起来。虽然感到束缚一些，看到楚楚动人的身材，这些人往往还是在悄悄地忍受着。但过一段时间，有的女性就会感到肩部不适，有时还会有胸闷、头晕、恶心、上肢麻木、头颈部旋转时有针刺感，尤其是晚上肩背部出现酸痛。实际上这些症状是因为女性戴的胸罩尺寸过小引起的。胸罩尺寸偏小、穿戴过紧，使得皮肤好像戴上了一道细铁丝，当人体连续活动时，上肢肩部肌肉不断运动，而胸罩则在肌肤的很小范围内频繁地摩擦，时间长了，就可使这些肌肉过度疲劳，血液循环障碍而发生老化，从而造成背部肌肉不适、酸痛。另外，胸罩带过紧可压迫颈部肌肉、血管、神经，累及颈椎造成颈椎劳损、骨质增生，进而又影响椎神经、椎动脉，使患者产生上肢麻木、颈部及上肢酸痛、头晕、恶心、胸闷不适等症状。

125. 颈椎病患者睡眠如何选用枕头

人的一生，有 1/4 ~ 1/3 的时间是在床上度过的。有人说，高枕无忧嘛；也有人说，我从小到大都不用枕头，也睡得很香；还有人说，我抱着枕头趴着睡是最舒服的。虽然这些只是一种习惯,但若不注意用枕保健，青壮年期依仗颈椎间的韧带、关节囊和筋膜的代偿能力强，尚可维持在准健康状态（代偿期),而随着年龄增长，到了颈部慢性劳损进入失代偿时，就会出现颈椎病。

枕头是维持头颈正常位置的主要工具。这个"正常"位置是指维持头颈段本身及其与胸段的生理曲线。这种曲线既保证了颈椎外在的肌肉平衡，又保持了椎管内的正常生理解剖状态。因此一个理想的枕头应是符合颈椎生理曲度要求的，质地柔软，透气性好的，以中间低、两端高的元宝形为佳。因为这种形状可利用中间的凹陷部来维持颈椎的生理曲度，也可以对头颈部起到相对制动与固定作用，可减少在睡眠中头颈部的异常活动。同时，对枕头的高度也应有所选择，枕头不宜过高或过低，切忌"高枕无忧"。枕头高度要符合个人的肩宽需要。粗略的标准是，仰卧枕高约一拳（根据各人自己的拳手），侧卧枕高应为一拳加二指。此外，对枕芯内容物选择也很重要，常用的有：

（1）荞麦皮：价廉，透气性好，可随时调节枕头的高低。

（2）蒲绒：质地柔软，透气性好，可随时调节高低。

（3）绿豆壳：不仅通气性好，而且清凉解暑，如果加上适量的茶叶或薄荷则更好，但主要用于夏天。其他如鸭毛等也不错，但价格较高。

（4）黄豆：2 千克小黄豆，晒干装入一个长约 30 厘米、宽约 15 厘米的布袋里，制成一个"黄豆枕"。晚上睡觉时，把枕中间压低些，高度低于自己的一个拳头，睡下后两肩顶住枕两边，睡姿选仰睡，睡梦中不自主地活动，使一粒粒的黄豆始终在按摩颈部。

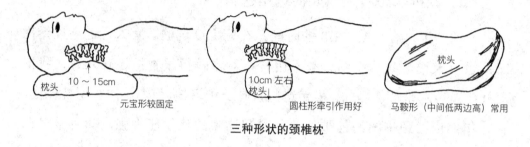

三种形状的颈椎枕

126. 颈椎病患者睡眠如何选用睡床

从颈椎病的预防和治疗角度来看，如果床铺过于柔软，可造成由于人体重量压迫而形成中央低、周边高的状态。这样，不仅增加了颈腰背部肌肉的张力，而且也势必导致头颈部的体位相对升高。常年如此，就会导致局部肌肉韧带平衡失调，从而直接影响颈椎本身的生理曲度。各种材料的床铺各有其优缺点，而且与每个人的居住地气候、生活习惯、经济状况有关。但单从颈椎病的预防角度说，应该选择有利于病情稳定、有利于保持脊柱平衡的床铺为佳。因此，以选择一个放在床板上有弹性的席梦思床垫为好，它可以随着脊柱的生理曲线变化起调节作用。棕绷床、木板床可维持脊柱的平衡状态，若被褥铺垫松软合适，亦利于颈椎病患者，并且较为经济实惠。具体选择可参照以下性能。

（1）棕绷床：透气性好，柔软，富有弹性，比较适合颈椎病患者的使用。但要注意的是随着使用时间延长，编织的棕绳逐渐松弛，它的弹性就逐渐减弱，而不再适宜于颈椎病患者。因此，使用棕绷床间隔 3～5 年后就应更换棕绳，以增强弹性。

（2）席梦思床垫：随着生物力学的发展，国外已生产出根据人体各部位负荷大小的不同和人体曲线的特点，选用多种规格和弹性的弹簧合理排列的席梦思床垫。这样床垫放在床板上，可起到维持人体生理曲线的作用。因此，较适宜颈椎病患者，但价格偏贵些。

（3）火炕：是我国北方寒冷地区农村常用的床铺。炕加温后，不仅可以抗寒冷，而且可有类似于热疗的效果，有利于对痉挛与疼痛的肌肉、关节起到放松和缓解的作用，并在一定程度上可起到缓解颈椎病症状的作用。

（4）木板床：使用较多，可维持脊柱的平衡状态，若被褥铺垫松软合适，也有利于颈椎病患者，并且较为经济实惠。

（5）气垫床、沙床、水床：是国内外较为新颖的产品，分别采取在床垫内通过气体、沙、水的流动而不断调整患者躯体的负重点的方法，使人体各部卧躺时符合正常的生物力学要求，保持颈椎、腰椎等的正常生理曲线。但价格极其昂贵，目前仅有个别大医院作为治疗床使用。

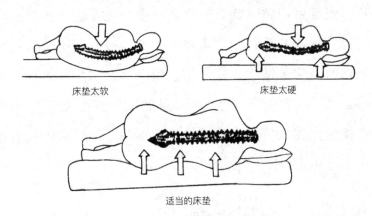

床垫太软　　　　　床垫太硬

适当的床垫

床垫对颈椎病患者影响示意图

127. 水浴有益颈椎病康复吗

水浴疗法就是利用水的理化性质，通过一定的方式作用于人体，以达到防治疾病的方法。水具有较大的热容量（比热为 1），并有较大的热传导性，约为空气的 33 倍，易于散热和吸取热量，故水对机体易产生温热或寒冷刺激。另外，因为水具有较大的可塑性，可任意改变其形态，所以可利用水进行各种方法的治疗。水还是最常用的良好溶媒，可溶解多种药物，故可用以进行各种自然和人工的矿泉水及药水浴疗。加之水广泛存在于自然界，取用方便，为治疗颈椎病提供了便利的条件。水浴疗法，虽为生活中之常事，但其保健之理深刻，须身体力行，才能受益无穷。有高血压病、心脏病及其他严重疾病的患者则应在医生指导下进行，采用水浴疗法前应进行全面身体检查。

水浴疗法治疗作用的基本因素有三：温度刺激作用，其生理作用大体与热疗法相似；化学刺激作用；机械刺激作用。各种水浴疗法作用不同，与这三种因素所占比重有关。如一般淡水浴治疗作用主要为温度刺激；而药水浴则以化学刺激为主，温度其次；淋浴则主要为机械性刺激，温度刺激为次。各种水浴疗法主要作用于皮肤，亦可作用于体腔黏膜，通过神经和体液反射而致局部、节段性或全身性反射作用。水疗按其作用方式不同可对体内各系统产生强弱不等的反应，其中神经系统和心血管系统对水疗的反应最敏感。就温热作用而言，水疗可迅速引起机体产生对温热刺激的一系列反应。但由于水的物质性能及人体生理调节机能，水疗不易直接达到使机体深部组织加热的目的，却可通过反射途径使深部组织器官甚至全身引起一定的反应。

128. 温泉浴有益颈椎病康复吗

温泉浸浴治疗颈椎病时，患者采取半仰卧位，使头颅、前颈及前胸部露出水面，枕项部浸在水中。浸浴的剂量为温度加时间，一般以患者浴后感觉周身轻松、舒适为宜。如浴后感觉疲乏、嗜睡，说明剂量过大，可适当降低温度或缩短浸浴时间。总之，浸浴的剂量可因人因病灵活掌握。颈椎病的神经根型、椎动脉型，可予以 40～42℃浸浴，脊髓型为 39 ～ 40℃，交感神经型为 37 ～ 39℃。浸浴时间一般每日 1 次，每次 10 ～ 15 分钟，每周 6 次，休息一天。利用温泉治疗疾病时应注意，新发病患者不要急于浸浴，经全身体检后，根据病情选择合适的剂量。需要注意的是颈椎病患者浴前不要吸烟、饮酒，浸浴一定要餐后进行，忌空腹，亦不可过饱，以餐后半小时为宜。温泉浴后应卧床休息一段时间，不要浴后立即穿衣活动。在治疗中如出现头晕、心悸、恶心，脉率至 120 次 / 分以上者，应立即停止浸浴，并予以对症处理。浴后可适当补充体液，如饮用茶水、淡盐水等。

129. 盐水浴有益颈椎病康复吗

所谓盐浴，就是温水浸湿皮肤后用食盐粉末涂抹在皮肤上进行"洗浴"，而不是用盐来按摩、揉搓皮肤，让皮肤受伤。实践证明，盐水漂浮既可以杀菌消毒，也能健美皮肤，对皮肤清洁、保湿、祛痘、美白、防皱具有功效，还能去脂减肥、降血压，对颈椎病、对皮肤病、关节痛、风湿病有一定疗效，对头发生长及抗衰老也有作用。

盐浴疗病是通过盐浴水中所含化学物质，在特定的物理条件下对人体发挥治疗作用。水温 28 ～ 37℃是家庭盐浴的最佳温度，浴盐中含有丰富的二氧化碳、铁、铜、锰、氯化物等，可对人体产生生物化学反应而发挥特定作用。铁进入体内可促进红细胞的生成，氯化钠可刺激皮肤充血，同时还可附着于皮肤表面形成保温膜，促进血液循环，松解关节周围软组织，对治疗各种慢性关节炎有效。需要指出的是，用作盐浴的盐是极细呈粉末状的食盐。盐浴的方法如下：

（1）人体在浴盆内用水充分浸泡后，从头到脚顺序用盐粉末涂抹全身，全身皮肤则顿然出现滑腻、油脂，经清水仔细冲洗干净后，再一次在温水中浸泡，擦干身体后就结束了盐浴。用这种盐浴方法洗浴后全身舒适、清爽、精神抖擞。

（2）在全身盐浴过程中一定不要忘记双手最难摸得到的背部。因为清除了背部的污物不仅能光洁皮肤，而且能令全身更加轻松舒适，且能预防背部疖疮及皮肤病。选用一把长柄柔软毛刷沾盐粉末在背部进行均匀涂抹，会感到轻松自如。

（3）用盐粉末揉搓脚后跟。盐浴人体全身大都是用盐粉末进行涂抹，为什么唯有脚后跟可以用盐粉末揉搓呢？因为人的脚后跟容易角质化，非常粗糙，用盐粉末上、下揉搓能去掉角质层，使脚后跟的皮肤光滑润泽。

（4）在浴盆中用加盐的热水浸泡身体15分钟，此种盐浴还可防治关节炎、风湿病、肩周炎等病痛；热敷在脂肪层厚的部位，能直接减少该部位的脂肪。

需要提醒的是：应该防止盐水进入口、眼、鼻内；患有某些疾病的老人要慎重，如严重高血压患者、心功能失代偿的心脏病、脑中风急性期等不适合盐浴；切忌空腹或醉酒；盐浴过程中出现全身皮疹、呕吐等不良反应要停止浸浴；盐浴后要及时补充身体水分并适量进食。

130. 海水浴有益颈椎病康复吗

海水浴的保健功效是非常显著的。在海水浴的过程中，由于海水的浮力和静压力，可以起到按摩、收敛、消肿、止痛的功效，同时还能促进血液循环并使血管舒张，起到促进颈部血液循环的作用。当然，受地理条件的限制，我国大部分地区的人们无法享受到自然的海水浴，即使是海滨地区，由于受气候的制约，冬季也不宜进行海水浴。但医疗保健专家通过医疗实践，得出一个令人欣喜的结果：一般家庭也可进行人工"海水浴"，其保健效果并不比自然海水浴逊色多少。

家庭"海水浴"的实施方法很简单：到药房买一些特制的海盐，洗时，一浴缸水（按 200 升计）可配放 1.5 千克左右的海盐。注意，先把海盐放到预先缝制的布袋里，这样，盐在浴缸里溶化后，杂质仍留在袋中。家庭"海水浴"最好从夏秋季开始。如果始于冬春季，水温以 36℃ 左右为宜，每次时间控制在 15 分钟以内。如果是针对某些疾病的"浴疗"，则一个疗程 6 ～ 10 天，其间每隔两天洗浴一次，每次宜安排在饭后 1 小时后进行。

室外海水浴要注意事项：

（1）事前要全面准备，首先要选择适合做海水浴的场地，海水温度应达 20℃ 以上，风速在 4 m/s 以下，当日的气温又高于水温 2℃ 以上时，方可进行海水浴疗法。

（2）控制好进行海水浴的时间，空腹或饱腹时，一般不要进行海水浴，餐后 1 小时后再入浴为好。一般认为每年的 7 ～ 9 月是进行海水浴最理想的季节。我国南方气候温暖，每年的 5 ～ 11 月都可以进行海水浴。在海南岛几乎全年都可以进行海水浴。每天入浴时间以上午 9 ～ 11 时和下午 3 ～ 5 时较为适宜。海水浴治疗应以循序渐进为原则。初始行浴，时间应短，每次 5 ～ 10 分钟，以后逐渐增加浴疗时间，达到 30 ～ 60 分钟。

（3）入浴前应做准备活动，以使机体有利于适应海水的作用，如果体表多汗，应拭干后再入浴。入浴后，应先在浅水中用手舀水冲洗头部、颈部、胸部和腹部，然后再到深水处进行全身浴或游泳。

（4）海水浴期间，可间歇到海滩做日光浴或海砂浴。进行时防止阳光长时间的曝晒，海砂温度不宜过高，以避免日旋光性皮炎和烫伤。

（5）海水浴后，应选择到空气流通的地方躺卧 15 ～ 30 分钟，既可进行空气浴，又可得到休息。

131. 冷水浴有益颈椎病康复吗

俗话说："要想身体好，每天冷水澡"。很多人洗过冷水澡之后都觉得神清气爽，甚至一年四季坚持洗。那么，洗冷水澡到底对颈椎病患者好不好呢？对于大部分健康人来说，如果洗冷水澡的方法正确，是有利于健康的。这是因为，刚开始洗的一两分钟，会使皮肤表皮收缩，血液流向内脏，但两三分钟后，身体适应了这种温度，血液会重新分配，回流到皮肤表皮，整个过程就像给血管做"体操"一样，不仅可以增强抵抗力，还会增强颈椎部位的血液循环，增强血管弹性、预防动脉硬化。其次，用冷水洗澡，神经系统明显受到刺激，导致心跳加快，呼吸加深，血流加速，既能促进新陈代谢，还会使皮肤变得柔软、有弹性。此外，洗冷水澡还有助于增强消化功能，对有的慢性疾病症有一定的辅助治疗作用。然而对于有颈椎病的患者来说，病情较轻的可在医生指导下进行，病情较为严重的则不宜进行冷水浴运动，因为不适当地进行冷水浴常可使患者颈部受寒，以致加重颈椎病症状。

132. 桑拿浴有益颈椎病康复吗

"桑拿"是英文的译音，是芬兰一种富于民族风情的沐浴法，至今已有两千多年的历史。芬兰人从呱呱落地，整个一生都离不开桑拿，几乎每个家庭和单位都有芬兰浴室，周末家人团圆，平时朋友相聚，通常最佳方式之一就是洗芬兰浴。桑拿浴从浴室环境和出汗方式又可分为干与湿两种。干桑拿浴从芬兰传入中国，因而称为芬兰浴，湿桑拿浴从土耳其传入我国，因而亦称为土耳其浴。

桑拿浴能够加快血液循环，使全身各部位肌肉得到完全放松，达到消除疲劳，恢复体力，焕发精神的目的。同时它对风湿病，关节炎，腰背痛，哮喘，支气管炎，神经衰弱等均有一定疗效。桑拿浴美容健身在于桑拿蒸汽的热透作用，因全身裸体置于恒定的高热雾气之中，通过大量的排汗散热，肌肤毛细血管充分扩张，血液循环加快，体内的组织细胞也得到更多的氧气和营养，并将积瘀于体内的过多脂肪废物和乳酸等迅速排出体外，达到减肥的目的。再去搓澡和洗浴后擦身，再接受服务员的按摩，顿觉污垢荡涤殆尽，周身倍感舒爽。热蒸汽蒸发到人的皮肤汗毛孔内，就会使沐浴者容光焕发，肌肤更加滋润健美。同时，由于身体反复冷热干蒸冲洗，血管得到不断收缩与扩张，它能达到增强血管弹性，预防血管硬化、颈椎病的效果。

133. 日光浴有益颈椎病康复吗

日光浴保健法是指利用太阳光照射身体，以补养气血，促进健康的一种保健法。古人说："日为太阳之精，其光壮人阳气。"古代医学家在长期的保健实践中已经直观地感受到了日光具有保健作用。保健家嵇康中就提出了"晞以朝阳"的观点，唐代医学家孙思邈也提倡"呼吸太阳"，即多晒太阳的意思。历代重视健康长寿的专家更是推崇日光的保健作用。

在日光保健的方法上，中医多认为应背对阳光，认为背对阳光，能温暖督脉，直补督脉阳气，使人心身和畅。之所以背对太阳，可能是因为"头为诸阳之会"，不宜直对阳光曝晒，以免阳气过旺，有违阴阳调和的缘故。

中医学十分重视人与自然的关系，特别强调阳光对人体健康的作用，认为常晒太阳能助发人体的阳气。特别是冬天，大自然处于"阴盛阳衰"状态，常晒太阳更能起到壮人阳气、温通经脉的作用。

现代科学研究表明，日光浴能杀死皮肤上的细菌，增加皮肤的弹力、光泽、柔软性和抵抗力，并能刺激机体的造血功能，提高机体的免疫能力，改善体内糖代谢，促进钙、磷代谢和体内维生素 D 的合成，有效地预防软骨病或佝偻病；还能促进血液循环，增进食欲，增强体质，预防骨质疏松症。红外线也是一种不可见光，它占日光的 60%～70%，可透过皮肤到皮下组织,对人体起热刺激作用,从而扩张血管,加快血液流通,促进体内新陈代谢,并有消炎镇痛作用。可见光能调节人的情绪、振奋精神、提高人的生活情趣及工作效率,并可改善人体的各种生理机能。

总之,晒太阳对人体的益处很多,但要注意应在没有风的天气情况下进行;不可过度暴晒,以免紫外线辐射过度引起人体皮肤衰老;不宜在空腹、饱腹和疲劳时进行日光浴,以免引起头晕;严重心脏病、高血压、神经兴奋症患者及对阳光过敏者。尤其是夏天,不要在阳光下晒得太久,以防中暑。春、秋两季日光浴亦不可过量,以防晒伤。

134. 泥浴有益颈椎病康复吗

泥浴、又称泥疗,是将含有对人体有益矿物质的泥抹于身体之上或者将整个身子浸浴泥液之中,以达到治疗和缓解症状的作用。我国在古代医学中,如晋洪的《肘后备急方》、唐·孙思邈的《千金要方》等,都有泥疗的记载。李时珍的《本草纲目》中曾说及泥与人体的关系,曰:"诸土皆能胜湿补脾。"中医认为,脾属土,自然界的泥土敷于人体,皆于人体的脾"同气相召",凡因脾引起的疾病,用泥疗疗效明显。

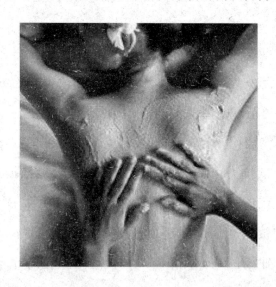

随着医学的发展，泥疗保健的应用范围也在不断扩大，方法也在不断地改进。除了民间使用泥疗方法之外，国家也在许多地方设立了泥疗医院和泥疗区，如我国的青岛、大连、塘沽和汤岗子等地，都设有泥疗的场所。用于泥疗的泥含有多种有机物和无机物，还含有多种有益生物，有助于机体功能的恢复。泥中的二氧化碳等气体被皮肤吸收后，能刺激呼吸及循环中枢，使呼吸加深加快，同时使血液循环得到改善。泥中的硅、钙、镁、钠等物质能调节神经功能，磷酸能增加组织对水分吸收。此外，泥中的抗菌物质有抑制细菌的作用，生物原刺激素有治疗营养性溃疡的作用。所以，泥疗是一种适应证很广的治疗法，同样也适合颈椎病患者。

135. 药枕对颈椎病康复有用吗

药枕是以具有一定药理功能的中草药为枕芯，通过气味及对皮肤的渗透作用，使患者吸收，达到治疗某些疾病的目的。选择具有祛风散寒、活血化瘀、行气止痛、化痰通络功用的药枕，对颈椎病的治疗和预防保健有极大的益处。中医认为：头为诸阳之会、精明之府，气血皆上聚于头部，头与全身经络腧穴紧密相连。颈椎病药枕以中医学理论为基础，根据不同使用者的身体状况，选用芳香开窍、活血通络、镇静安神、益智醒脑等效用的中草药，经过炮制之后，作为枕芯装入枕中。药物经过颈部摩擦和微热直接作用于头部，促使头部经络疏通，气血流畅，改善局部微循环，调整脑部神经。长期使用可有效消除失眠心悸、烦躁不安、头重目眩等症状。药枕疗法在我国具有悠久的历史，用来治疗颈椎病起始于何时已不可考，在颈椎病常用的药枕内装入有特殊功效的中药后，在睡眠中，既可使颈部肌肉得到充分休息，又有明显的抗炎、消肿、止痛的作用，对神经根型颈椎病效果尤佳。每个药枕可使用 1 个月，一般须连续使用 2 ～ 3 个月。

附子细辛枕

【配料】白附子 400 克，细辛 100 克，川芎 400 克，白芷 400 克，菊花 400 克，薄荷 300 克，桑叶 400 克，艾叶 400 克，夏枯草 400 克，冰片 20 克，磁石 20 克等。

【制作】将上述 20 多味药，制成长 40 厘米，宽 13 厘米的长圆形的保健枕。

【应用】将枕置于颈项下、耳下、肩上部位，头悬空，距床面 2～3 厘米，头面后伸；使负重点下移而形成头与躯干对抗牵引状态，每晚睡前和晨起各 1 次，每次卧枕 30 分钟。

【主治】颈椎病。

小贴士

四川是附子的产地。草乌属于野生乌药，主要指同科北乌头的块根，同科的其他野生乌头也属于草乌。《本草纲目》将其与川乌附子进行了区别。如在乌头条集解下曰："根苗花实并与川乌头相同，但此系野生，又无酿造之法，其根外黑内白皱而枯燥为异尔，然毒则甚也"。所以说各地野生的乌药不同于川乌附子。不仅没有严格规范的加工工艺，而且毒性较川乌更大，形态色泽也略有不同，所以加以区别。当然在乌药成为家种之前，所谓的川乌与草乌都是野生，两者的区别并不突出，应当都叫乌头。

防风艾叶枕

【配料】防风 500 克，艾叶 500 克，细辛 100 克，生川乌 300 克，生草乌 300 克，透骨草 500 克，伸筋草 500 克，羌活 500 克，独活 500 克，千年健 300 克，花椒 200 克，威灵仙 300 克。如有高血压者加菊花。

【制作】上述药物共做成一药枕。

【应用】夜间放于相当于第 6、7 颈椎部位，使头部处于过伸位，或放于痛点亦可。

【主治】适用于颈部不适，颈部骨质增生。

当归川乌枕

【配料】当归 300 克，制川乌 300 克，羌活 300 克，藁本 300 克，黑附片 300 克，川芎 300 克，赤芍 300 克，红花 300 克，地龙 300 克，血竭 300 克，石菖蒲 300 克，细辛 300 克，桂枝 300 克，紫丹参 300 克，防风 300 克，莱菔子 300 克，威灵仙 300 克，乳香 200 克，没药 200 克，冰片 20 克。

【制作】将上述药物除冰片外共研细末，和入冰片，装入枕芯。

【应用】枕垫于患者头项下，每日使用 6 小时以上。3 个月为 1 疗程。

【主治】颈椎骨质增生，颈项部疼痛者。

制作颈椎病药枕时，一般需要选用透气性能良好的棉布或纱布做枕芯，不用尼龙、化纤类布匹；药物一般不可潮湿，否则失效。颈椎病药枕使用时最好用塑料包封，防止有效成分散发，并置于阴凉干燥处，防止霉变。一般使用 2 周后，当置于阳光下晾晒 1 小时，以保持药枕枕形及药物的干燥度。颈椎病药枕在枕前一般要求患者松衣，饮 1～2 杯温开水，防止芳香类药物耗伤阴津，并要求患者全身放松，息心宁神。药枕疗法起效缓慢而且持久，必须告示患者要耐心坚持，绝不可 3 天一枕，5 天不用。一般每天至少要枕 6 小时以上，连续枕 2～3 周方可见效。药枕疗法没有禁忌证，颈椎病患者使用时，如枕后出现不良反应，要及时予以处理。颈椎病急危重患者使用药枕，只能作为辅助治疗手段，主要依靠药物等其他疗法。药枕疗法用药当辨证论治，绝不可一枕而终，应随证变枕，因人而异，即便是保健药枕亦当遵守此原则。使用药枕，临床上没有禁忌证，无毒副作用。药枕疗法在调理人体生理平衡时，见效较慢，一般须长年使用，所以使用时应有耐心，坚持使用，才能获效。

136. 颈椎病患者为什么要注意背部保暖

背主一身之阳气，是中医经络督脉所在之处，常暖可使阳气运行并畅达全身经脉，起防病治病作用，日常可采用按摩、晒太阳等方法。古人认为背部为督脉之所居，是太阳膀胱经之所舍。人感受风寒，多从背部起，故背部应经常保持温暖。从解剖学观点看，身体脊柱由颈椎、胸椎、腰椎、骶椎及尾椎连接形成，由椎管内脊髓发出的脊神经有臂丛神经，控制上肢、头颈肩部感觉及运动功能；胸部的脊神经负责胸前背后的肌肉收缩与皮肤感觉，还联系内脏；通向下肢的有腰骶神经丛，直接关系人体的行、卧、坐、立。这些神经与背部穴道之功能相似，根据热胀冷缩原理，风寒刺激常使颈肩腰背肌肉收缩、痉挛，不但引发肌肉酸痛、关节僵硬、活动不灵，还通过神经反射，出现头部或上下肢的症状。在现实生活中常暖背一方面可以防治感冒，另一方面可以固肾强腰。通常人们常穿的各种"背心"，便是背部保暖的服装。中老人如果能了解背对人保健的重要，就能够自觉加强背部的锻炼与调养，在晚间起床时给背部披一件衣服也是一种预防疾病的办法。日常生活中尽量做到背宜常暖，严防受寒。对于颈椎病患者而言，背部受寒易加重病情。

第5章 中西医治疗

137. 何谓经络

经络是什么？千百年来不少人曾提出过这样的问题。中医认为，经络是人体气血运行的通路，内属于脏腑，外布于全身，将各部组织、器官联结成为一个有机的整体。经，指经脉，犹如直通的径路，是经络系统中的主干；络，指络脉，犹如网络，是经脉的细小分支。经络理论是古人在长期临床实践的基础上总结出来的。一般认为，其形成与疾病的症候、针感的传导、按摩和导引的应用以及古代解剖知识的结合等有关。这一理论与脏腑、气血等基础理论一起，对中医各科特别是对穴位指压的临床辩证和治疗，有着极为重要的指导意义。经络系统密切联系周身的组织和脏器，在生理、病理和防治疾病方面都起着重要的作用。《黄帝内经》说："经脉者，所以决死生，处百病，调虚实，不可不通。"这里概括说明了经络系统的重要性，可理解为经络系统有三方面的功能：在生理方面，有运行气血、协调阴阳的功能；在病理方面，有抗御病邪、反映症候的功能；在防治疾病方面，有传导感应、调整虚实的功能。

138. 经络真的存在吗

经络真的不存在吗？其实，经络虽看不见、摸不着，但在一定条件下能感觉到。科学家发现，对经络敏感的人约占（全人类）1％，另外99％的人虽不敏感，但有所谓隐性经络感传现象。实践表明，人人均有

14条隐性经络感传线，而且几乎人人的位置都相同，并且常年不变。令人惊奇的是，这14条隐性经络感传线几乎与古人标示的经络完全重合。但经络研究目前还处于初级阶段，远未达到将经络清楚地呈现在每个人眼前的水平，即远未达到能揭示经络谜底的水平。还须应用多种学科的知识和研究手法，对经络、穴位和气的物理特性做深入的研究，积累材料，才有可能揭示其实质。经络在人体上具体的解剖结构迄今还没有找到。经络的实质究竟是什么，目前仍是个谜。但有一点是肯定的，经络是肯定存在的，用之指导于临床治病是有效的，是任何人怀疑也没有意义的。

139. 经络系统是如何组成的

经络系统是中医数千年前就发现的人体网络系统，经络系统是经脉、络脉、12经筋、12皮部所组成的。

（1）经脉分正经和奇经两大类。正经即12经脉，有手足三阴经、手足三阳经，直接和五脏六腑相连，是全身气血运行的主要通道。奇经有8，这就是督脉，任脉、冲脉、带脉、阴跷脉、阳跷脉、阴维脉、阳维脉，有统率、联络12经脉和调节经脉气血盈亏的作用。但12正经都有阴阳经表里相合的关系，奇经没什么阴阳经表里相合关系，12经别是从12经脉别出的经脉，可加强12经脉表里两经之间的联系，并弥补12经脉和其未能达到的器官之间的联系，经脉小的12正经和奇经中的督、任2脉，合体14经，是穴位指压、经络按摩疗法中应重点掌握的内容。

（2）络脉是经脉的细小分支。分为15别络、浮络、孙络15别络是较大的主要络脉，可加强相表里的阴阳两经在体表的联系。浮络是浮现于体表的络脉。孙络是最细小的络脉的分支，它遍布全身。孙络个仅使营卫气血通行敷布于体表，而且也是邪气出入的通路。

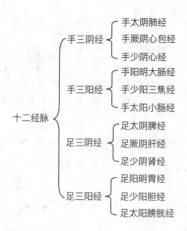

（3）经筋足 12 经脉与筋肉之间的联络通路，有连缀四肢百骸，管理关节屈伸运动的作用。

（4）皮部是 12 经脉功能活动在体表的反映部位，或说是 12 经脉在体表的势力范围，也叫 12 皮部。某经的皮部，就是该经在体表的作用区域。

140. 十二经脉在体内是如何分布的

十二经脉对称地分布于人的头面、四肢和躯干，纵贯全身。

（1）四肢部：阴经隶属于五脏，行于四肢的内侧，太阴在前，少阴在后，厥阴在中；阳经隶属于六腑，行于四肢的外侧，阳明在前，太阳在后，少阳在中。

（2）躯干部：足三阳经分布于躯干的外侧足三阴经分布于胸腹部。手六经中，手三阳经过肩部上颈部，除手厥阴在侧胸部有较短的分布外，手太阴、手少阴由胸内直接出于腋下。

（3）头面部：阳经都上行头面部而联系五官,但分布复杂,规律不明显；阴经多行于头颈的深部而联系喉咙、舌、目等器官。

十二经脉在躯干的分布特点表

部位		第一侧线	第二侧线	第三侧线
前	胸部	足少阴肾经 （距胸正中线二寸）	足阳明胃经 （距胸正中线四寸）	足太阴脾经 （距胸正中线六寸）
	腹部	足少阴肾经 （距腹正中线半寸）	足阳明胃经 （距腹正中线二寸）	足太阴脾经 （距腹正中线四寸） 足厥阴肝经从 少腹斜向上至胁
后	肩胛部	手三阳经		
	背、腰部	足太阳膀胱经 （距背正中线一寸半）	足太阳膀胱经 （距背正中线三寸）	
侧	腋部	手三阴经		
	胁、侧腹部	足少阳胆、足厥阴肝经		

141. 十二经脉是如何交接流注的

十二经脉构成"阴阳相贯，如环无端"的气血循环系统，手三阴经从胸走手，交手三阳经；手三阳经从手走头，交足三阳经；足三阳经从头走足，交足三阴经；足三阴经从足走腹，交手三阴经。

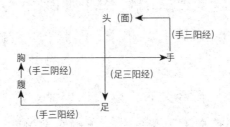

十二经脉的走向和交接规律示意图

十二经脉气血的流注规律：手太阴肺经—手阳明大肠经—足阳明胃经—足太阴脾经—手少阴心经—手太阳小肠经—足太阳膀胱经—足少阴肾经—手厥阴心包经—手少阳三焦经—足少阳胆经—足厥阴肝经。

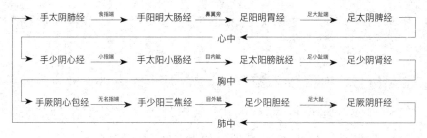

十二经脉流注示意图

142. 经络的基本功能是什么

以十二经脉为主体的经络系统,具有以下四个方面的基本功能。

(1)联络组织器官,沟通表里上下:人体是由内脏、五体、五官九窍等组织器官所构成的,它们虽各有不同的生理功能,但又共同进行着有机的整体活动。这种相互联系与有机配合,主要依靠经络的联络、沟通作用而实现。

一是脏腑之间的联系,十二经脉中每一经都分别络属一脏一腑,从而加强了相为表里的一脏一腑之间的联系。有的经脉还联系多个脏腑,如胃的经别上通于心。

二是脏腑与五体之间的联系,十二经脉内连脏腑,外络皮肉筋骨等组织,使五脏与五体之间通过经脉的沟通有机联系起来。

三是脏腑与五官九窍之间的联系,目耳口鼻舌及前后二阴都是经脉循行经过的部位,而经脉又络属于脏腑,如此五官九窍同内脏之间也就通过经脉的沟通而联系起来。

四是脏腑同外周肢节之间的联系,十二经脉之气散络结聚于经筋,并散布于皮部,这样使皮肤与筋肉组织同内脏之间,通过经脉的沟通而联系起来。

(2)通行气血阴阳:人体的各个组织器官,不仅以气血阴阳为基本物质所构成,而且还必须依赖气血阴阳的濡养、温煦等作用,才能维持正常的生理活动，而气血阴阳之所以能通达全身，则有赖于经络的沟通与传注。

（3）感应与传递信息：感应与传导，是指经络对于机体内外各种刺激所产生的感应，通过传导作用，将其内外上下传递的生理功能。针刺中的"得气"与"行气"现象就是经络传到感应作用的体现。

（4）调节机能活动：经络在沟通、传导功能的基础上，通过经气的作用，又能调节机能活动，使人体复杂的生理功能互相协调，保持相对的平衡状态。

143. 人体奇经八脉的循行与作用

奇经八脉是督脉、任脉、冲脉、带脉、阴维脉、阳维脉、阴跷脉、阳跷脉的总称。"奇"有奇异、特殊的意思，与十二正经不同。既不直属脏腑，又无表里关系。其作用一是在循行中将功能相似的经脉联系起来，达到统摄有关经脉气血、协调阴阳的作用；二是对于十二经脉的气血有蓄溢调节作用。奇经八脉循行无规律，督、冲、任脉同起于胞中。

（1）督脉行于腰背正中，上至头面；十二经脉中，六阳经均交会于督脉，故督脉为"阳脉之海"，具有调节全身阳经经气的作用。

（2）任脉行胸腹正中，上抵颏部；十二经脉中，六阴经均交会于任脉，故任脉为"阴脉之海"，具有调节全身阴经经气的作用。

（3）冲脉与足少阴经并行，环绕口唇。冲脉与任、督、足阳明、足少阳等经有联系，故有"十二经之海""血海"之称，总领诸经气血的要冲，具有涵蓄十二经气血的作用。

（4）带脉起于胁下，环行腰间一周。带脉约束联系纵行躯干部的诸条足经，使经气通畅。

（5）阴维脉起于小腿内侧，沿腿股内侧上行，至咽喉与任脉会合。

（6）阳维脉起于足跗外侧，沿腿膝外侧上行，至项后与督脉会合。阴跷脉起于足跟内侧，随足少阴等经上行，至目内眦与阳跷脉等会合。阴、阳维脉分别维系手足三阴经、手足三阳经。

（7）阳跷脉起于足跟外侧，伴足太阳等经上行，至目内眦与阴跷脉等会合，沿足太阳经上额，于项后会合于足少阳经。阴、阳跷脉分主一身左右之阴阳，濡养眼目，司眼睑的开合和下肢的运动。

（8）阴跷脉起于足跟内侧足少阴经的照海穴，通过内踝上行，沿大腿的内侧进入前阴部，沿躯干腹面上行，至胸部入于缺盆，上行于喉结旁足阳明经的人迎穴之前，到达鼻旁，连属眼内角，与足太阳、阳跷脉会合而上行。有控制眼睛的开合和肌肉的运动。

奇经八脉中，督脉、脉任各有其穴位，故常与十二经脉相提并论，合称为十四经。其余各脉的穴位都寄附于十四经之中。

小贴士

对于颈椎病而言，在临床按摩时，可以依据经络的循行（尤其是督脉与足太阳膀胱经）进行辨证，多用按诊法及电测定法。按诊法，即用拇指指腹沿督脉与足太阳膀胱经路线轻轻滑动，或用拇指、食指轻轻捏拿，或用拇指指腹稍重按压揉动，以探索经络上的异常反应（如结节、条索状物、松弛、温度变化等）。尤其是对颈椎部位探索时用力要均匀，并注意左右对比。

---

144. 经络在颈椎病防治上有什么作用

经络对于颈椎病来说，可以说明病理变化：我们已经知道经络是人体通内达外的一个通道，在生理功能失调时，其又是病邪传注的途径，具有反映病候的特点，故临床上颈椎病的病理过程中，常常在经络循行通路上出现明显的压痛，或结节、条索状等反应物，以及相应的部位皮肤色泽、形态、温度、电阻等的变化。通过对颈部经络的望色、循经触摸反应物和按压等，可推断颈椎病的病理变化以及疾病的轻重。

经络对于颈椎病来说，可以指导疾病辨证：由于经络有一定的循行部位及所络属的脏腑及组织器官，故根据体表相关部位发生的病理变化，可推断疾病的经脉和病位所在。临床上可根据所出现的证候，结合其所联系的脏腑，进行辨证归经。比如，颈椎病患者多在督脉的循行路线表现为不同的症状。

经络对于颈椎病来说，可以指导疾病治疗：穴位指压治病是通过指压和艾灸等刺激体表某些穴位，以疏通经气，调节人体脏腑气血功能，从而达到治疗疾病的目的。由于经络内属脏腑，外络肢节，因而在临床治疗时常根据经脉循行和主治特点采用循经取穴进行治疗。对于颈椎病患者更是如此，通过循经按压经过颈椎部的经络，对颈椎病可起到治疗作用。后面还会提到一些具体的颈椎病循经拍打疗法。

145. 督脉从人体颈椎处循行经过吗

我们已经知道督脉起于长强，止于龈交。督脉主要循行在人体的后正中线和头正中线上，从人体颈椎处而过。督脉穴位分布于督脉循行所过的骶腰背后正中线上，头部，面部。中医理论认为督脉总督一身之阳经，六条阳经都与督脉交会于大椎，督脉有调节阳经气血的作用，故称为"阳脉之海"。由此可见督脉对人体的重要。

督脉总共有28个穴位。督脉28穴始于尾闾骨端之长强穴，腰俞、阳关入命门，上行悬枢、脊中、至中枢，筋缩、至阳归灵台，神道、身柱、陶道开，大椎、哑门连风府，脑户、强间、后顶排，百会、前顶通囟会，上星、神庭、素髎，水沟、兑端在唇上，龈交上齿肉缝间。由于督脉通过人体的颈项部，所以中医临床常选用督脉的穴位来治疗颈椎病。或直接刺激督脉来调节人体颈椎的生理功能，后面我们所论及的按摩捏脊疗法防治颈椎病就是就是依据中医经络督脉循行的原理。

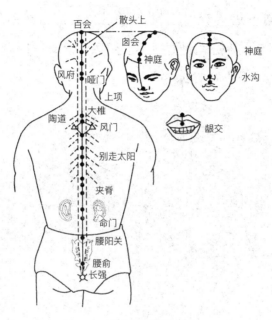

督脉循行路线图

小贴士

　　在临床实践中观察到，不少患者采用传统的颈夹脊法治疗，疗效欠佳，联系中医理论，认识到眩晕与脑及督脉有密切的关系，所以加上通调督脉方法进行治疗取得了很好的疗效。本研究结果表明，通调督脉法治疗椎动脉型颈椎病疗效肯定，可显著改善患者的临床症状，效果优于单纯夹脊治疗的传统指压疗法。客观表明督脉穴对于椎动脉型颈椎病具有明显的疗效，值得临床推广应用。从而说明临床中不仅需要西医的解剖知识，还需要中医理论的指导。

146. 手阳明大肠经循行于颈椎吗

手阳明大肠经在人体的循行路线为：起自食指桡侧端，沿食指桡侧上行，出于第一、第二掌骨之间，进入两筋（拇长、短伸肌腱）之中，沿前臂桡侧进入肘外侧，再沿上臂前外侧上行，至肩部后与督脉在大椎穴处相交，然后向下进入锁骨上窝，联络肺脏，通过膈肌，入属大肠。其支脉从锁骨上窝走向颈部，通过面颊，进入下齿槽，回过来沿口唇两旁，在人中处左右交叉，上夹鼻孔两旁。

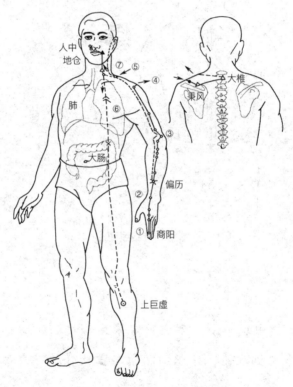

图　手阳明大肠经循行路线图

手阳明大肠经共有 20 个穴位。15 个位穴分布在上肢背面的桡侧，5 个穴门在颈、面部。首穴商阳，末穴迎香。本经穴位可主治眼、耳、口、牙、鼻、咽喉等器官病症，胃肠等腹部疾病、本经脉所经过部位的病症，例如头痛，牙痛，咽喉肿痛，各种鼻病，泄泻，便秘，痢疾，腹痛，上肢屈侧外缘疼痛等。由于手阳明大肠经通过人体的颈项部，所以中医临床常选用按摩手阳明大肠经和指压手阳明大肠经的穴位来治疗颈椎病，最常用的穴位为合谷穴、曲池穴等。

147. 手少阳三焦经有分支循行于颈椎吗

手少阳三焦经在人体的循行路线为：起于无名指尺侧端（关冲穴），沿无名指尺侧缘，上过手背，出于前臂伸侧两骨（尺骨、桡骨）之间，直上穿过肘部，沿上臂外侧，上行至肩部，交出足少阳经的后面，进入缺盆，于任脉的膻中穴处散络于心包，向下通过横膈广泛遍属三焦。

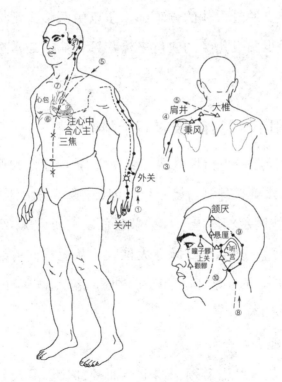

图 手少阳三焦经循行路线图

手少阳三焦经分支有两条：

胸中分支：从膻中穴分出，向上走出缺盆，至项后与督脉的大椎穴交会，上走至项部，沿耳后（翳风穴）上行至耳上方，再屈曲向下走向面颊部，至眼眶下（颧髎穴）。

耳部分支：从耳后（翳风穴）分出，进入耳中，出走耳前（过听宫、耳门等穴），经过上关穴前，在面颊部与前一分支相交。上行至眼外角，与足少阳胆经相接。

手少阳三焦经一侧有 23 穴。其中有 13 个穴分布在上肢背面，10 个穴在颈部，耳翼后缘，眉毛外端。首穴关冲，末穴丝竹空。本经穴位主治头面五官病证和本经经脉所过部位的病证。例如，头痛、耳聋、耳鸣、目赤肿痛、颊肿、水肿、小便不利、遗尿以及肩臂外侧疼痛等证。由于手少阳三焦经分支通过人体的颈项部，所以中医临床常选用按摩手少阳三焦经和指压手少阳三焦经的穴位来治疗颈椎病，最常选用的穴位有外关穴等。

148. 手太阳小肠经有分支循行于颈椎吗

手太阳小肠经起于小指尺侧端（少泽穴），沿手掌尺侧，直上过腕部外侧（阳谷穴），沿前臂外侧后缘上行，经尺骨鹰嘴与肱骨内上髁之间（小海穴），沿上臂外侧后缘，出于肩关节后面（肩贞穴），绕行于肩胛冈上窝（肩中俞）以后，交会于督脉之大椎穴，从大椎向前经足阳明经的缺盆，进入胸部深层，下行至任脉的膻中穴处，络于心，再沿食道通过横膈，到达胃部，直属小肠。

手太阳小肠经有两个分支：

缺盆分支：从缺盆沿着颈部向上至面颊部（颧髎穴），上至外眼角，折入耳中（听宫穴）。

颊部分支：从颊部，斜向目眶下缘，直达鼻根进入内眼角（睛明穴），与足太阳膀胱经相接。

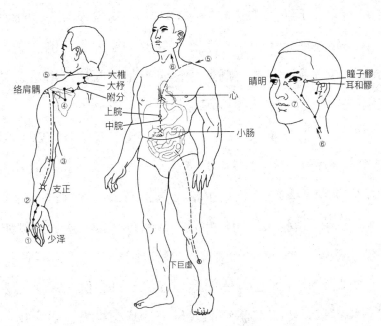

手太阳小肠经循行路线图

本经共有 19 个穴位。8 个穴位分布在上肢背面的尺侧，11 个穴位在肩、颈、面部。本经穴位可主治腹部小肠与胸、心、咽喉病症，神经方面病症，头、颈、眼、耳病和本经脉所经过部位的病症。由于手太阳小肠经分支通过人体的颈项部，所以中医临床常选用按摩手太阳小肠经和指压手太阳小肠经的穴位来治疗颈椎病。

149. 足太阳膀胱经从颈椎处经过吗

足太阳膀胱经简称膀胱经。循行部位起于目内眦（睛明穴），上达额部，左右交会于头顶部（百会穴）。本经脉分支从头顶部分出，到耳上角部。直行本脉从头顶部分别向后行至枕骨处，进入颅腔，络脑，回出分别下行到项部（天柱穴），下行交会于大椎穴，再分左右沿肩胛内侧，脊柱两旁（一寸五分），到达腰部（肾俞穴），进入脊柱两旁的肌肉，深入体腔，络肾，属膀胱。本经脉一分支从腰部分出，沿脊柱两旁下行，穿过臀部，

181

从大腿后侧外缘下行至腘窝中（委中穴）。另一分支从项分出下行，经肩胛内侧，从附分穴挟脊（三寸）下行至髀枢，经大腿后侧至腘窝中与前一支脉会合，然后下行穿过腓肠肌，出走于足外踝后，沿足背外侧缘至小趾外侧端（至阴穴），交于足少阳肾经。

足太阳膀胱经共有 67 个穴位，其中有 49 个穴位分布在头面部、项背部和腰背部，18 个穴位分布在下肢后面的正中线上和足的外侧部。首穴睛明，末穴至阴。本经穴位可主治泌尿生殖系统、精神神经系统、呼吸系统、循环系统、消化系统的病症及本经所过部位的病症。例如，癫痫、头痛、目疾、鼻病、遗尿、小便不利及下肢后侧部位的疼痛等症。

由于足太阳膀胱经通过人体的颈项部，所以中医临床常选用按摩足太阳膀胱经和指压足太阳胱膀经的穴位来治疗颈椎病。最常用的就是背部循经按摩、捏脊疗法、指压很颈部夹脊穴等方法。

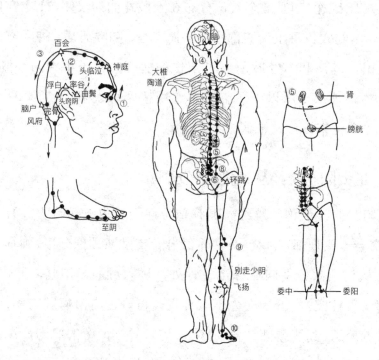

足太阳膀胱经循行路线图

150. 足少阳胆经从颈椎处经过吗

足少阳胆经起于目外眦（瞳子髎），向上到达额角部（颔厌），下行至耳后（风池），沿着颈部行于手少阳经的前面，到肩上交出手少阳经的后面，向下进入缺盆部。

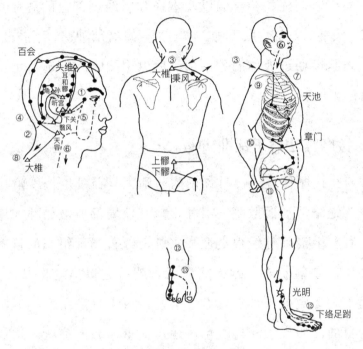

足少阳胆经循行路线图

耳部的支脉：从耳后进入耳中，出走耳前，到目外眦后方；外眦部的支脉：从目外眦处分出，下走大迎，会合于手少阳经到达目眶下，下行经颊车，由颈部向下会合前脉于缺盆，然后向下进入胸中，通过横膈，联络肝脏，属于胆，沿着胁肋内，出于少腹两侧腹股沟动脉部，经过外阴部毛际，横行入髋关节部（环跳）；缺盆部直行的脉：下行腋部，沿着侧胸部，经过季胁，向下会合前脉于髋关节部，再向下沿着大腿的外侧，出于膝外侧，下行经腓骨前面，直下到达腓骨下段，再下到外踝的前面，沿足背部，进入足第四趾外侧端（足窍阴）；足背部支脉：从足临泣处分出，沿着第一、二跖骨之间，出于大趾端，穿过趾甲，回过来到趾甲后的毫毛部（大敦，属肝经）。

足少阳胆经起共有 44 个穴位。15 个穴位分布在下肢的外侧面，29 个穴位在臀、侧胸、侧头部。首穴瞳子髎，末穴足窍阴。本经穴位可主治病症头面五官病症、神志病以及本经脉所经过部位的病症。例如，口苦、目眩、头痛、颌痛、腋下肿、胸胁痛、缺盆部肿痛、下肢外侧疼痛等。由于足少阳胆经通过人体的颈项部，所以中医临床常选用足少阳胆经的穴位来治疗颈椎病。

151. 按摩疗法益于颈椎病吗

日常一些按摩保健法，对颈椎病防治大有益处。按摩治疗颈椎病的作用为舒筋通络，活血散瘀，消肿止痛，使局部血液循环加速，促进新陈代谢，有利于消除神经根炎症和水肿，改善局部组织的营养供应，改善病灶部位的缺氧状态。颈椎病患者若能持之以恒地按摩，大有好处。按摩适用于大多数的颈椎病患者。但是，对于脊髓型颈椎病，按摩达不到治疗的目的，如果手法再过重，还可加重原有的症状。这是因为脊髓型颈椎病患者，由于各种原因引起颈椎管的管径变小而使脊髓受到压迫，脊髓在椎管内的缓冲间隙缩小，手法不当，能使脊髓受到短暂的剧烈撞击，造成患者的即刻瘫痪，此种情况，临床上时有发生，严重的可造成患者终生的高位截瘫。对颈椎病引起的食道和肠胃症状的患者，按摩推拿也不能减轻食道的压迫，故应以手术治疗效果为好。在此奉劝读者，如果你患有颈椎病，一定要首先确定所患颈椎病类型后，再决定能否进行推拿按摩治疗，以防造成严重的不良后果。

颈椎病病因复杂，病理改变多种多样，颈部又有十分重要的结构如脊髓、神经根、椎动脉等。推拿医生不仅要有熟练的推拿手法，还要对颈椎疾病有一定认识，以能有的放矢地施以按摩。基本要领是动作准确，用力均匀，手法柔和，避免缓急不均、轻重不均现象。初次行按摩疗法时，应尽量采用轻手法，以后根据患者适应情况逐渐加大手法力量。强力粗暴的推拿手法必须禁止。

需要注意的是颈椎病患者大多年龄偏大，往往伴有动脉硬化、骨质增生、韧带弹性下降甚至钙化、骨化等症，故强力的颈部被动活动可能会造成韧带、肌肉、骨质的损伤，加重疼痛，也可能因椎动脉的突然阻断使脑部缺血产生眩晕甚至昏厥。尤其是脊髓型颈椎病患者，由于椎管容量小，已受到不同程度压迫，再受到突然冲击可能会产生瘫痪。所以推拿宜采用轻柔和缓的放松手法，以达到对颈椎病的舒筋通络、止痛止麻、解痉和最后缓解症状的目的。另外，颈椎病患者按摩还要注意以下三点：

一是注意按摩体位：按摩操作时应摆好患者体位，以患者舒适、不易疲劳、操作方便为宜，冬季注意保暖，避免受凉。个别患者按摩后第二天出现皮肤不适，说明手法过重，可改用轻手法。

二是注意按摩时间：对颈椎病的治疗要有一定的时间，每次按摩时间必须符合要求，每个疗程的按摩次数必须坚持进行，避免敷衍了事，任意缩短时间、减少次数而影响疗效。

三是选胜任按摩的医生：推拿按摩本来是治疗颈椎病的一种常见的方法，但是它却并不是对每位颈椎病患者都适合。如按摩方式和手法不当，会使脊髓受到短暂而剧烈的撞击，加重对颈椎的损伤，严重的可造成患者终身的高位截瘫。

颈部按摩，简便易学，家人、医者及患者皆可操作。颈部按摩对神经根型的效果较为明显，对椎动脉型和交感神经型也有一定的疗效。

152. 颈椎病颈部按摩捏拿如何操作

医者一手扶住患者前额，另一手用拇指与四指呈钳形按于颈部两侧，自风池穴起至肩井穴，往返捏拿数次。颈部按摩，每次约 20 分钟，治疗应以患者有舒适感为宜。因此手法要柔和稳重，以免引起疼痛不适，应做到轻而不浮，重而不滞，使力量向深层渗透，以获得较好的疗效。

具体方法是：用单手或双手拇指与其余指相对合，呈钳形，持续有节律地提拿施术部位的肌筋。手法要领为拇指与余指对合；着力应对称，用力由轻到重，再由重到轻，重而不滞，轻而不浮。此种手法具有通经活络，散寒祛邪，顺气活血，调节胃肠，分离粘连，缓解痉挛，止痛开窍，开导闭塞，消除疲劳，促进新陈代谢的作用，对于颈椎病有较好的治疗作用。

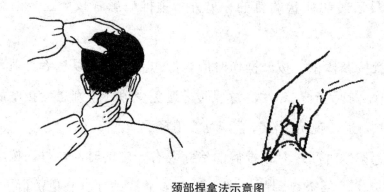

颈部捏拿法示意图

153. 颈椎病治疗颈部手擦法如何操作

用手臂近小指侧部分或小指、无名指、中指的掌指关节突起部分附着于一定部位上，通过腕关节屈伸外旋的连续往返活动，使产生的压力持续不断地作用于治疗部位上，称为擦法。

颈部按摩操作时要注意：肩臂、手腕要自然放松，肘关节微屈，滚动时掌背小指侧要紧贴体表，不可跳动或使手背拖来拖去，摩擦压力要均匀，动作要协调而有节律，不可忽快忽慢或时轻时重，一般每分钟滚动120～160次左右。由于腕关节屈伸幅度较大，擦法接触面较广，并且压力较大，故适用于肩背腰臀及四肢等肌肉较丰厚的部位，对肌肉酸痛、麻木不仁、肢体瘫痪、运动功能障碍等疾患常用擦法治疗。本法具有滑利关节，增强肌肉韧带的活动的功能，可起到促进血液循环及消除肌肉疲劳等作用，是推拿治疗及保健中很受欢迎的手法。对于颈椎病患者而言此法具有疏通经络，活血化瘀，松解粘连，滑利关节，解痉止痛，增进肌筋活力，增强血循环，消除肌肉疲劳的作用。

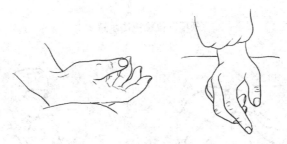

颈肩部滚动法示意图

154. 颈椎病治疗颈项旋扳法如何操作

颈项旋扳法是治疗颈椎病的方法之一。颈项旋扳法的操作要领是患者低坐位，以便于术者操作。术者站于患者背后，一手托住患者下颌，一手托住后枕部，嘱患者放松颈部肌肉。术者两手徐徐用力，将患者头部向头顶部方向尽量上提，然后使头部向一侧旋转，当旋转至接近极限时，术者用适当力量使头部继续向该侧旋转5°～10°，此时多数可听到小关节弹响声，如无不良反应，可再向对侧旋转。效果明显者可隔日做1次，如旋转时患者感觉不适，或合作差者应停做。旋扳前应做以下准备：患者正坐，医者站在背后施按揉法于风府、肩中俞、肩外俞、天宗穴，能舒筋通络，使颈肩部痉挛的肌肉得以放松；再用按摩法于颈肩部，以斜方肌为重点，施法3～5分钟后，医者一手扶头顶，一手施法于颈胸椎部，同时，配合颈椎屈伸被动运动 3 ～ 5 次；接着颈及患侧肩部，配合颈椎侧屈被动运动 3 ～ 5 次。

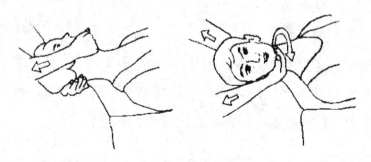

颈项卧位旋扳法示意图

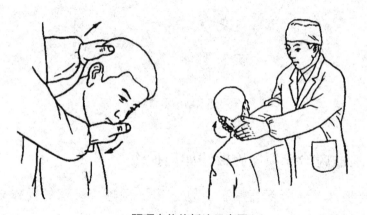

颈项坐位旋扳法示意图

155. 颈项旋扳为何一定要专业人员

我的一位朋友老赵一天早晨起床后，感觉两条腿发紧、发麻，也没在意。但随着时间推移，病越来越重，一个月后走路都有些费力了。于是去医院检查、拍片后，医生告诉他，他患了颈椎病，得吃药和理疗；还说，经过这些治疗效果不好时，就得考虑做手术。颈椎病的折磨让老赵很沮丧，还可能需要手术更让老赵害怕。但沮丧也罢，害怕也罢，该怎么治还得怎么治。吃药加理疗一个多月后，没有什么明显的好转，医生建议手术。老赵很矛盾，回家后心情就不好，常和老伴、儿女发火。这天，儿子回家后对老赵说，他同事的爸爸也是颈椎病，让一个姓王的老头"扳脖子"给扳好了，儿子和老伴劝他试试，老赵本来觉得"扳脖子"挺可怕的，但想想需要做手术时就同意了。次日中午，儿子就把王老头请到家里。请王老头吃过丰盛的午餐，又喝了一会儿茶，王老头就开始给老赵"扳脖子"。扳脖子其实很简单，就是让老赵坐在椅子上，王老头一边给老赵按摩着脖子一边和他聊天，然后趁老赵不留意，忽然发力，把老赵的脖子狠劲扳了一下，老赵竟然可以听见脖子里面"咔嚓"响了一声。然后王老头就问老赵是不是感觉好了一些。老赵试试，也没什么特别的感觉。王老头说，过两天感觉就会明显了。王老头走后，老赵就上床躺下。大约 2 小时后，老伴不放心，到卧室看他，叫他不应，再仔细一看，嘴唇都已经紫了。老伴赶紧给 120 打电话，及时将老赵送到了医院，由于抢救及时，终于转危为安。这次意外让老赵的儿子懊悔不已，老赵后来再也不敢让人随便乱扳脖子了。

156. 颈椎病治疗头颈肢体摇动法如何操作

用一手握住（或扶住）被摇关节近端的肢体，另一手握住关节远端的肢体，作缓和回旋的转动，称为摇法。本法是被动活动关节的一类手法，常用来治疗各部关节酸痛或运动功能障碍等症。本法操作时摇转幅度要由小到大，动作必须缓和，用力要稳，摇转幅度的大小应根据病情恰如其分地掌握，要因势利导，适可而止，任何粗暴动作或违反正常生理活动功能的摇法，不但无益，反而有害。

（1）摇颈：患者坐位，颈项放松。医者站于侧，一手托住下颌，一只手扶住其头顶部，双手以相反方向缓慢地使头摇转，左右各数次（图）。本法常用于落枕、颈椎病、颈项部软组织劳损等症。

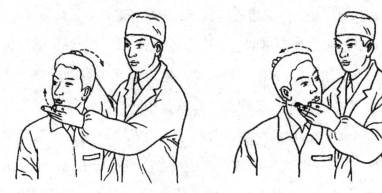

颈椎病头部摇法示意图

（2）摇肩关节：托肘摇，患者坐位，肩部放松，屈肘，医者站于一侧，用一手扶住其肩关节上部，另一手托起患肢肘部，以肩关节为轴，作缓慢的摇动（图）。握拳摇：患者坐位，医者站在其侧，一手扶其肩关节上部，另一手与患手相握，作逆时针、顺时针方向缓缓运转，幅度以患者耐受为度。

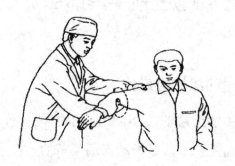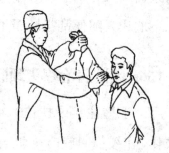

上肢肩部摇法示意图

157. 颈椎病上肢循经搓揉法如何操作

用双手的掌面夹住身体的一定部位，相对用力做快速搓揉的同时上下往返一定的方法称为搓法。该手法操作时患者肢体放松，医者用双手掌面夹持住肢体的治疗部位，然后相对用力，作方向相反的快速搓揉、搓转或搓摩运动，并同时作上下往返移动。动作灵活，不滞涩。搓动要快速均匀，移动要缓慢。一般以四肢部、协助部最为常用。搓法刺激量中等，具有行气活血、疏经通络的作用。此方法适用于颈椎病引起的上肢麻木。

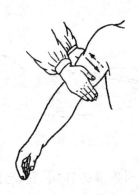

上肢部搓揉法示意图

158. 颈椎病抖动肢体疗法如何操作

用双手或单手握住患肢远端，微用力做小幅度的上下连续颤动，使关节有松动感，称为抖法。本法适用于四肢部，以上肢部为常用，常作为治疗肩、肘关节功能障碍和腰腿痛的结束手法。抖法分为两种：

（1）上肢抖法：患者坐位，上肢放松。医者站其前外侧，上身略微前倾，用双手握住患者的手腕部（手不能握得太紧），慢慢将其向前外侧方向抬起，停止在 70°～80° 这一角度，然后稍用力做连续的小幅度上下颤动（图），使肘、肩关节有舒松感。操作时抖动的幅度要小，频率要快。

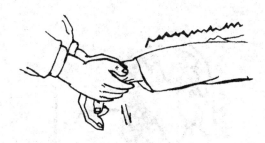

上肢抖法示意图

（2）下肢抖法：患者仰卧，下肢放松，医者站其足侧，双手握住患者的一侧踝部，抬起约 30 厘米，然后作上下连续抖动，使大腿及髋部有舒松感。下肢抖动的幅度要比上肢大些，而频率应慢些。

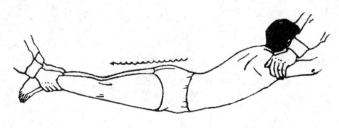

下肢抖法示意图

此法具有疏松脉络、滑利关节的作用，常与搓法合用，作为结束手法，使患者有一种舒松的感觉。在反复练习、掌握了上述手法时，还应了解自我按摩保健的主要内容。通常分为以下动作，使用时最好依次进行。

159. 颈椎病颈肩关节拔伸法如何操作

拔伸法是牵拉关节的一类手法。操作本法时，动作要稳而持续，不可用一次突发性的猛力，要根据不同的部位和病情，适当控制牵引拔伸的力量和方向，如运用不当，不但影响治疗效果，甚至会造成不良后果。现将治疗颈椎病的操作方法介绍如下：

（1）颈椎拔伸法：患者正坐，医者坐其侧，用肘部托住患者下颌部，一掌托住患者枕部，逐渐用力向上拔伸。本法适用于颈椎病、颈椎弧度消失等。

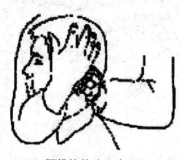

颈椎拔伸法示意图

（2）颈椎病肩关节拔伸法：患者坐于低凳上，患肢放松，医者站其后侧，用双手握住其腕部慢慢向上牵拉（如图），用力要稳，动作要缓和。可用于肩关节周围炎等肩关节活动受限的患者。

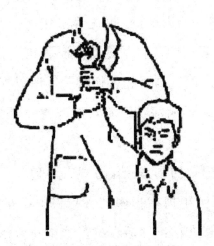

颈椎病肩关节拔伸法示意图

在实际运用中，有时单独使用一种手法，有时两种手法一并使用，组成复合手法。按摩不仅要学会基本的手法，在手法的具体运用上也有要求，使用按摩手法，用力要轻、要缓、要柔和，不能重、不能快。此外要顺经络的走向进行。需要说明的是以上手法是颈椎病的基本按摩手法，也是常用的按摩手法，这些手法具有疏筋活血、和络止痛之效。这些手法按摩对颈型颈椎病的疗效最为快速，手法结束，症状即可显著减轻。对于神经根型、椎动脉型也有一定疗效。但脊髓型见效较慢，有时效果不显著，若手法不当，甚至还会加重。

160. 提捏疏通督脉能治疗颈椎病吗

我们已经知道，督脉从颈椎而过，中医认为疏通督脉，对于防治颈椎病有极好的疗效，而且方法简单实用，具体来说就是采用捏脊疗法。捏脊疗法是连续捏拿脊柱部肌肤，并向前推进以达到防治疾病的一种治疗方法。特点是简便易学，适应范围广，疗效好，无痛苦。本疗法有疏通经络，调整阴阳，促进气血运行，改善脏腑功能以及增强机体抗病能力等作用，临床观察也发现此法对颈椎病治疗及预防有一定的效果。

（1）理论依据：捏脊疗法通过捏提等法作用于背部的督脉、足太阳膀胱经。由于督脉总督诸阳，背部足太阳膀胱第一侧线分布区又为脏腑背俞穴所在，"迫藏近背"，与脏腑密切相关，所以捏脊疗法在振奋阳气、调整脏腑功能，缓解颈椎病症状，尤其是调整中老年人脾胃功能方面有显著疗效。

（2）治疗方法：捏脊的具体操作方式有两种。一种是患者取伏卧位，医者用两手沿脊柱两旁用拇指指腹与食指、中指指腹对合，挟持肌肤，拇指在后，食指、中指在前；然后食指、中指向后捻动，拇指向前推动，边捏边向颈枕部推移。另一种是手握空拳，拇指指腹与屈曲的食指桡侧部对合，挟持肌肤，拇指在前，食指在后；然后拇指向后捻动，食指向前推动，边捏边向颈枕部推移。上述两种方法可根据术者的习惯和使用方便而选用。

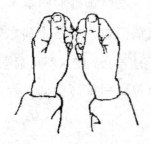
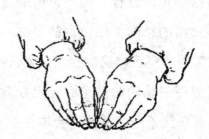

捏脊手法示意图

（3）注意事项：捏脊前检查脊柱部位，如有疮疖、皮肤外伤，或患有其他皮肤病者，不可使用本疗法；饭后也不宜立即应用本疗法，需休息2小时后再进行；伴有高热、心脏病或有出血倾向者慎用。施术时室内温度要适中。捏脊时，手劲速度要匀，以每秒捏4次为好。饮后半小时内禁用本法，用此法治疗后不应立即吃饭。一般每天或隔天捏脊 1 次，6 次为一个疗程。慢性疾病在一个疗程后可休息 1 周，再进行第二个疗程。

161. 循经拍打能治疗颈椎病吗

拍打疗法，主要是用双手，在患者某些特定部位上进行轻重不同而有节奏的拍打，以治疗疾病的一种方法。拍打疗法自中医按摩分解而来，自成体系，是一种操作简单，不讲究时间、地点、无副作用的绿色健身治疗法。可以自己拍打也可以由家人拍打，长期坚持拍打就可成就健康。说起拍打疗法历史，可谓悠久，在我国现存最早的医学专著《黄帝内经》中就有记载。后经隋唐、宋、元、明、清发展至今，拍打疗法已建立了独特而完整的体系，成为保健养生方法之一。它依据中医学的治病原理，通过拍打经络穴位来协调人体阴阳对立统一的关系，更重要的是它可以激活气血，打通经络，从而达到医疗疾病的目的。由于拍打疗法操作简便，容易学习，并且疗效显著，所以它不仅在中医界被广泛应用，还渐渐走入了普通家庭，深受一般大众的喜爱。

162. 拍打疗法治疗颈椎病的原理是什么

传统中医学认为拍打疗法可以起到疏通颈椎部经络，调和气血的作用。中医早就有"经络不通；病生于不仁，治之以拍打"的说法。明代医学家罗洪在《万寿仙书》里说："拍打法能疏通毛窍，能运旋荣卫"。这里的运旋荣卫，就是调和气血之意。因为拍打就是以柔软、轻和之力，循经络、按穴位，施术于人体，通过经络的传导来调节全身，借以调和营卫气血，增强机体健康。

现代医学认为拍打疗法，之所以对颈椎病、岔气、闪腰、骶骼关节错缝，腰腿痛，有手到病除之效。是由于人体脊柱后各组织，如颈、胸、腰骶后各肌群及黄韧带（黄韧带是弹性纤维构成），具有回弹作用。故利用其具有回弹性，以虚掌拍打颈椎以及脊柱后各组织处，可以激发启动其回弹。当其各组织弹回原位之瞬间，受伤的组织即自行回复原位，小关节紊乱得以矫正，骨错缝合拢，滑膜嵌顿得以回复，肌痉挛得以松解，从而起到治疗疾病的作用。从现代医学角度来看，拍打疗法还有刺激末梢神经，促进血液、淋巴循环及组织间的代谢的作用，能协调各组织、器官间的功能，使机能的新陈代谢水平有所提高。

除此之外，还有人认为拍打疗法的机械刺激，有将机械能转化为热能的综合作用，能提高局部组织的温度，促使毛细血管扩张，改善血液和淋巴循环，使血液黏滞性减低，降低周围血管阻力，减轻心脏负担，还有防治心血管疾病的作用。有人曾用并列对照组对人颈、肩、腰、背部进行保健拍打，经观察拍打的人群，发病率下降，身高、体重、食欲等皆高于对照组。以上临床实践证明，拍打疗法具有抗炎、松解组织粘连、退热、提高免疫力的作用，可增强人体的抗病能力。

163. 颈椎病拍打疗法怎样选择介质

使用拍打疗法治疗颈椎病时，可选用介质也可不选用介质。有的人为了减少对皮肤的摩擦损伤，或者为了借助某些药物的辅助作用，可在拍打疗法部位的皮肤上涂些液体、膏剂或撒些粉末，这种液体、膏剂或粉末统称为拍打疗法介质，也称拍打疗法递质。拍打疗法时应用介质，在我国有悠久的历史。目前，拍打疗法临床中运用的介质种类颇多，如冬青膏、葱姜水、薄荷水等。用于颈椎病的拍打疗法介质主要有以下的种类：

（1）滑石粉：即医用滑石粉。有润滑皮肤的作用，一般在夏季常用，适用于各种病症，是临床上最常用的一种介质，在小儿拍打疗法中运用最多。

（2）爽身粉：即市售爽身粉。有润滑皮肤、吸水的作用，质量较好的爽身粉可代替滑石粉使用。

（3）葱姜汁：由葱白和生姜捣碎取汁使用，亦可将葱白和生姜切片，浸泡于75％乙醇中使用，能加强温热散寒作用，常用于冬春季及小儿虚寒证。

（4）白酒：即食用白酒。适用于成人拍打疗法，有活血祛风，散寒除湿，通经活络的作用，对发热患者尚有降温作用，一般用于急性扭挫伤。

（5）红花油：由冬青油、红花、薄荷脑配制而成，有消肿止痛等作用。常用于急性或慢性软组织损伤。

（6）外用药酒：取当归尾30g，乳香20g，没药20g，血蝎10g，马钱子20g，广木香10g，生地10g，桂枝30g，川草乌各20g，冰片1g浸泡于1.5kg高浓度白酒中，2周后使用。有行气活血、化瘀通络的功效，适用于各种慢性软组织损伤，骨和软骨退行性病症。

164. 颈椎病拍打时如何掌握轻重与节奏

拍打时主要用腕力进行弹打，前臂只起支持腕上下移动的作用。要学会两只手能够掌握拍弹打法，以便劳累时可替换，尤其是自我拍打时，有些部位只能用某只手才拍打到位，所以学会双手均能拍打是必要的。每次拍打时，开始手法宜轻，然后力量渐渐加重，到拍打快结束时，才可于某些重点脉位上进行重拍。拍打按用力轻重，可分为三种：

一是轻拍法：拍打时用力较轻，多用于年老体弱、儿童及初次接受治疗的患者，或用于肌肉较薄（如关节处）的地方和有重要脏器的地方。

二是中拍法：用中等力量拍打，拍打时微有痛感为度。适用于一般人和大部分部位。

三是重拍法：用力较重，不仅用腕力，而且要用前臂的力量进行拍打，拍打时有痛感，但应以能忍受为度。此法多用于体质壮实之人，或体质较好而病情顽固的复诊病员，或拍打肌肉丰厚的骶、臀部等部位时用。

拍打节奏有"七里拍子""四一四""三六九"等不同节奏。现在常用的是"四一四"拍。既打一拍后，再连打四拍；再打一拍，再连打四拍。有节奏地进行拍打，既可省力，又可使患者有一种舒适感。

165. 颈椎病循经拍打的顺序如何

按顺序拍打避免遗漏。总的原则是沿着与颈椎病有关的经络的循行路线，先阳经，后阴经，先左后右，从上而下，由近及远。一般是先拍打背部正中线，再拍打夹脊两旁的侧线，然后再拍打上肢，最后拍打下肢，从近端拍向远端。双侧患病时先拍左侧，再拍打右侧。具体到某个肢体，要先前侧，再后侧，先内侧，后外侧，应一拍紧挨一拍密密地打，每一侧面要反复拍打 3 ～ 5 遍，并在该侧面的脉位上重点抽打 3 ～ 5 下，只可顺打，不可逆打。每天一次。

小贴士

拍打疗法结束后补水的重要性。在接受拍打疗法治疗后的人，人体的相关经络及反射区经过刺激后，要使血液内所集结之沉淀物、毒素等，经过肾脏，输尿管，膀胱等排泄器官很快排出体外。就必须在每次的拍打疗法结束后，喝 300 ～ 500mL 的水，如此才能将体内的毒素及沉淀物排出体外，若是没有喝水，拍打效果可能降低许多。

166. 循经拍打治疗颈椎病的正确手法

颈椎病拍打疗法常用虚拳、合掌或侧掌轻轻拍打击体表。

（1）虚拳拍打：拳虚握，用小鱼际侧轻轻捶击体表，双手交替如击鼓状，可用于腰背下肢部。具体方法是循着督脉与足太阳膀胱经的循行路线虚掌拍打。虚掌拍打疗法的方法是术者五指并拢，掌指稍屈曲，使手掌形成窝状，拍打时掌中带有一定空气，这样可使拍打力具有刚柔相济的弹力，且振动力好，易使移位关节矫正，小关节紊乱纠正。本疗法不需用强力大力，对儿童颈部扭伤，只需以食中二指并拢以腕力击打大椎穴数下即可。

（2）合掌拍打：两掌相合，五指略分开，用小指侧拍打击一定部位，应用时可发出有节奏的"啪啪"声。常用于肩背四肢部。

（3）侧掌拍打：五指自然伸直并拢，用小鱼际侧着力，双手交替劈打体表，又有人称其为劈法。主要用于肩背部，对于落枕、颈椎病、肩背部肌肉劳损等具有较好的效果。

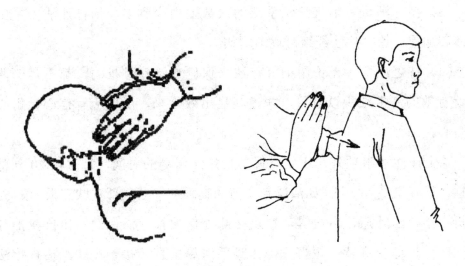

颈椎病拍打示意图

167. 颈椎病循经拍打有哪些注意事项

一是术者应熟练掌握操作方法，拍打疗法常和捏筋疗法联合使用，效果更好。二是拍打治疗时，室内温度要适中，温度过低容易受凉，温度过高容易出汗，一般以 25～30℃为宜。三是每次治疗前要适当安静休息，使情绪安定，然后排净二便，脱去外衣，准备接受拍打治疗。四是拍打开始宜轻，以后逐渐加重。对儿童和年老体弱者手法宜轻，对年青体壮者手法宜重。对痹证、痿证和感觉功能迟钝者手法应适当加重。肩部、背部和腰部宜轻拍，骶部要重拍。四肢肌肉丰满处手法宜重，关节及肌肉较薄处手法宜轻。另外使用拍打疗法时还要注意以下几点：

（1）身心放松。拍打疗法时除要求医生与患者皆思想应集中外，尤其要心平气和，全身也不要紧张，要求做到身心都放松。

（2）用力恰当。拍打疗法要求医者用力要恰当，因为过小起不到应有的刺激作用，过大易产生疲劳，且易损伤皮肤。

（3）循序渐进。拍打疗法手法的次数要由少到多，拍打疗法力量由轻逐渐加重，拍打疗法经络可逐渐增加。

（4）持之以恒。无论用拍打疗法来保健或治疗颈椎病，都不是一两天就有效的，常须积以时日，才逐渐显出效果来，所以应有信心、耐心和恒心。

除上述注意事项外，还要掌握拍打疗法保健的时间，每次以 20 分钟为宜。最好早晚各一次，如清晨起床前和临睡前。若局部皮肤破损、溃疡、骨折、结核、肿瘤、出血等，禁止在此处作拍打疗法保健。作自我拍打疗法时，最好只穿背心短裤，操作时手法尽量直接接触皮肤。拍打疗法后有出汗现象时，应注意避风，以免感冒。此外，在过饥、过饱、酗酒或过度疲劳时，也不要作保健拍打疗法。各种表现湿烂的皮肤病、疮疖、痈疽、发热、急性传染病、癫痫、严重心脏病、肝脾肿大、各种出血倾向的疾病、妇女月经期及妊娠期、内脏肿瘤、骨折未愈合、骨结核、类风湿等均禁用。

168. 颈椎病督脉擦揉疗法如何操作

用手掌紧贴皮肤稍用力下压，并作上下或左右直线往返摩擦，使操作部位产生一定的热量，称为擦法。擦法的频率一般为每分钟100次左右。擦法的操作基本上分为以下三种：

（1）掌擦法：手掌伸直，用掌面紧贴皮肤，作上下或左右方向的连续不断的直线往返摩擦。本法接触面积较大，适用于肩背、胸腹等面积较大而又较为平坦的部位。临床上常用以治疗呼吸道疾患、消化道疾患以及体虚乏力等病症。

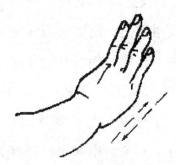

（2）大鱼际擦法：掌指并拢，微屈成虚掌，用大鱼际及掌根部紧贴皮肤，作直线往返摩擦。本法接触面积较掌擦法为小，适用于四肢部，又以上肢为多用。常用以治疗四肢伤筋，软组织肿痛及关节活动不利等病症。

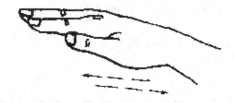

（3）小鱼际擦法：手掌伸直，用小鱼际部紧贴皮肤，作直线来回摩擦。

本法接触面较小，如果操作技术熟练，摩擦后可使局部产生灼热感，如在腰骶部摩擦命门、腰俞、腰阳关、八髎等，常可使温热透达小腹及下肢。本法适用于肩背、腰骶及下肢。常可以治疗腰背酸痛、痛经、阳痿、月经不调等病症。

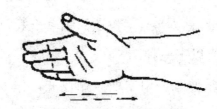

169. 中医热敷疗法对颈椎病有效吗

热敷疗法具有悠久的历史，至今仍在广泛地使用。它能使局部血管扩张，血液循环改善，代谢增强，促进局部代谢废物的吸收和排泄，并有缓解肌肉痉挛，促进炎症和瘀血的吸收以及祛风散寒、舒筋活络、消肿止痛等多种作用。热敷疗法适用于各种闭合性损伤，如各种关节扭伤、脱位、骨折以及颈椎病、腰腿痛、类风湿性关节炎、关节挛缩等病变。临床实践证明，中药外敷法治疗颈椎病可取得显著效果。现将临床行之有效的常用处方介绍如下。

灵仙加皮外敷散

【配料】药用威灵仙、五加皮、苍术、乳香、没药、白芷、三棱、莪术、木瓜、细辛、黄柏、大黄、赤芍、红花、冰片各等量。

【制法】上药研细末，调匀，加食盐和黄酒适量，炒成糊状，装入两个棉布袋中。

【用法】将装入棉布袋的药物置锅蒸热，直敷患处，以患者能够承受为度。两袋交替使用，每次30分钟左右，早晚各1次，药袋可使用数次。

【主治】颈椎病。

麻黄归尾外敷散

【配料】麻黄、当归尾、附子、透骨草、红花、干姜、桂枝、牛膝、白芷、荆芥、防风、木瓜、生艾绒、羌活各等份。

【制法】用醋、水各半将药熬成浓汁，再将铁砂炒红后搅拌制成。使用时将药装入布袋内，加醋半两，自然发热，敷于患处。应防止温度过高而烫伤。每日 3 次，用毕保存，至加醋后不发热时失效。

【主治】颈椎病。

附子桂枝外敷散

【配料】制附片、桂枝、麝香、蟾酥。

【制法】用制附片、桂枝、麝香、蟾酥研成细末调匀，加食醋适量调成糊状。临床治疗时，如体质偏热者加冰片、雄黄，偏湿者加苍术、珍珠，血虚者加当归、赤芍，肾虚者加黄芪、巴戟天。研末调匀外敷患处，每周 1～2 次。

【主治】颈椎病。

170. 陈醋热敷对颈椎病有益吗

醋从酉声。从"酉"，表示与酒有关。本义：用酒或酒糟发酵制成的一种酸味调料。陈醋是一种液体调味品，味道酸，多用米或高粱等发酵制成。中国传统的酿醋原料，长江以南以糯米和大米（粳米）为主，长江以北以高粱和小米为主。现多以碎米、玉米、甘薯、甘薯干、马铃薯、马铃薯干等代用。原料先经蒸煮、糊化、液化及糖化，使淀粉转变为糖，再用酵母使发酵生成乙醇，然后在醋酸菌的作用下使醋酸发酵，将乙醇氧化生成醋酸。以含糖质原料酿醋，可使用葡萄、苹果、梨、桃、柿、枣、番茄等酿制各种果汁醋，也可用蜂蜜及糖蜜为原料。它们都只需经乙醇发酵和醋酸发酵两个生化阶段。以乙醇为原料，加醋酸菌只经醋酸发酵一个生化阶段。例如以低度白酒或食用酒精加水冲淡为原料，应用速酿法制醋，只需1～3天即得酒醋。以食用冰醋酸加水配制成白醋，再加调味料、香料、色料等物，使之成为具有近似酿造醋的风味的食醋。

食醋对治病养生有以下方面的作用：消除疲劳；调节血液的酸碱平衡，维持人体内环境的相对稳定；帮助消化，有利于食物中营养成分的吸收；抗衰老，抑制和降低人体衰老过程中过氧化物的形成；具有很强的杀菌能力，可以杀伤肠道中的葡萄球菌、大肠杆菌、嗜盐菌等；增强肝脏机能，促进新陈代谢；扩张血管，有利于降低血压，防止心血管疾病的发生；增强肾脏功能，有利尿作用，并能降低尿糖含量；可使体内过多的脂肪转变为体能消耗掉，并促进糖和蛋白质的代谢，可防治肥胖；食醋中还含有抗癌物质。除此以外，醋疗对颈椎病还有很好的治疗作用，具体方法为：

备纱布口罩一个、热水袋一个（可容500毫升水）、山西陈醋（越陈越好）300毫升。先将陈醋加热，然后把口罩置入陈醋内浸泡15分钟后捞起稍拧干（以不滴水为度），再把浸湿的口罩敷于颈椎最疼痛的部位，再将装有70～80℃热水的热水袋覆盖于口罩上，敷30～40分钟，使热力透过口罩直达颈项深处，如此每日进行一次。如果患者颈椎部疼痛比较明显，颈部活动受限，且有头昏等症状者，每日进行2次，早晚各1次。10天为1疗程。坚持使用2～3个疗程，可有显著效果。经临床实践证明，采用陈醋局部湿热敷治疗颈椎骨质增生具有独特疗效，时间短，见效快，且无任何不良反应及副作用，能延缓骨质增生的发展，在短时间内能明显改善颈椎骨质增生的症状，并有良好的止痛作用。

171. 民间简易的颈椎病热敷方法有哪些

可用热毛巾、暖水袋、热沙袋、电热毯和热醋、中药等器物进行热敷。常用的中药热敷法是将中草药放入盆内或将中草药装入 2 个适当大小的布袋内煎煮 20 分钟左右；待药液温度降至 60℃时，将毛巾浸入药液中，然后拧去部分药液，将热毛巾放于患处。如此反复数次，持续 30 分钟左右，每日 2 ～ 3 次。如使用药袋则可等温度降至合适时，取出药袋放于患处热敷，2 个热袋交替使用。

（1）水热敷法：取热水袋灌入 60 ～ 70℃热水，外包一层毛巾，放置颈肩部压痛点（即阿是穴，下同）。

（2）姜热敷法：取生姜 500 克，洗净捣烂，挤出姜汁，然后将姜渣放在锅内炒热，用布包后敷颈部阿是穴。等冷再倒入锅内，加些姜汁，加热后再敷。

（3）炒盐敷法：取粗盐 500 克入布袋，放置颈部阿是穴。

（4）谷糠敷法：同炒盐敷法。将谷糠放在铁锅内炒热，趁热装入布袋，敷于颈部。

（5）中药热袋敷法：取当归、赤芍、防风、牛膝、桂皮、威灵仙、艾叶、透骨草各 90 克，装入布袋内缝针封口。加适量水煎热后，轻轻挤出多余水分，在适当热度时，敷于颈部阿是穴。

172. 耳穴贴压对颈椎病有效吗

耳穴贴压疗法，简称"耳压疗法"，亦叫"耳穴埋丸法"，是在耳针基础上发展起来的一种治疗方法。它既有在耳穴贴药，药物被耳穴吸收的作用，又有通过药籽、药丸或其他贴压物对耳穴产生机械性刺激，起到类似耳针刺激穴位的作用，是一种无创伤性治疗方法。

耳压疗法的优点是操作简便，患者容易接受，治疗效果好，无痛苦，无副作用。治疗过程中耳穴的良性感应维持时间长，且具有重复性、延续性，深受患者，特别是惧针者的欢迎。耳压疗法不仅可以治疗常见病、多发病，对一些疑难病也有一定的治疗效果。

现代医学认为，人的耳朵上有丰富的神经、淋巴分布，并且人体上十二经脉中有五条与耳有关，整个耳朵包含了与人体所有脏器和组织器官相对应的穴位或敏感点，所以，耳朵本身就是人体一个完整的全息胚。根据全息生物学，现代神经反射学，以及中医经络理论，完全能够解释耳压疗法治病疗疾的道理。

探寻正确的反应点（穴位或敏感点）是耳压疗法的关键，它与疗效之间有密切关系。常用方法之一，是用探针或针柄（不可伤及皮肤）在患者可能出现压痛反应的耳穴附近探寻压痛点，探寻时从周围向穴位处寻找，动作要轻，用力要均匀，患者感到最为胀痛的点即为反应点。当按压到反应点时，患者会出现皱眉、眨眼、耸肩、呼痛等现象。反应不灵敏者，可在耳郭局部按摩2～3次，再作探寻。有时反应点上还会出现变形、变色或脱屑，出现小红点、褐点、黑点、小水疱等变化，探寻时应加以注意。

耳压疗法对某些疾患有预防作用，对一些急性病也有较好的治疗效果，例如晕车、晕船者可在耳部皮质下、神门、枕穴等部位压丸刺激，预防晕车晕船；通过对反应点的观察，也可以作为临床诊病的辅助手段。

耳压治疗术中，应准备2%碘酒、75%酒精，药棉等物品对耳郭进行消毒擦拭，并以医用胶布将贴压物贴压于反应点上。目前主要的贴压物为王不留行籽、绿豆、油菜籽、专用磁珠（市面有售）、莱菔籽、牛黄消炎丸、防风通圣丸、咽喉丸、冰片等。

操作方法是：先用酒精消毒皮肤，找准穴位，用贴有胶布的贴压物贴敷穴位，并按压数分钟，待耳郭有发热、胀、放散等类似针感时即可。

贴压期间每日自行按压 2 ～ 3 次，每次 1 ～ 2 分钟，5 天更换一次。常选的穴位有主穴：肝、肾、颈椎、皮质下。配穴加减：头痛者加太阳、枕、额；上肢功能障碍者加肩、肘、腕等，痛甚者加神门。骨质软化者加内分泌。单纯肩痛者加肩、神门；感觉风寒为主者加耳尖、肝；肾虚者重按肝、肾穴；帮助复位时取交感、心，背痛加背。

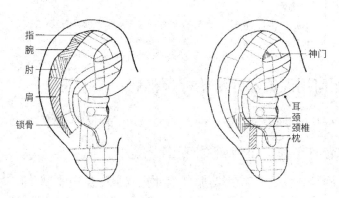

颈椎病耳穴压贴示意图

173. 艾灸疗法对颈椎病有效吗

灸法是一种用火烧灼的治疗保健方法。主要是利用菊科植物艾叶做原料，制成艾绒，在一定穴位上，用各种不同的方法燃烧，直接或间接地施以适当的温热刺激，通过经络的传导作用而达到治病和保健目的的一种方法，属于中医治疗保健方法之一。灸法不仅能治病而且能防病，作为一项保健措施，对中老年不仅有明显的保健作用，而且也有十分重要的治疗作用。明代龚居中认为："灸法祛病之功，难以枚举，凡虚实寒热，轻重远近，无往不易。"可见灸法有广泛的应用范围，是值得大力推广的一种防治疾病的方法。近年来科技工作者发现艾灸运用得当，对颈椎病同样具有良好的效果。灸法的方法通常有以下几种。

艾灸分类表

灸法
├── 艾炷灸
│   ├── 直接灸：化脓灸，非化脓灸
│   └── 间接灸：隔姜灸，隔蒜灸，隔盐灸，隔饼灸（附子灸、豆豉灸、胡椒灸），黄蜡灸，硫黄灸
├── 艾条灸：温和灸、雀啄灸、熨热灸、太乙灸、雷火灸
├── 温针灸，挑刺灸
├── 温灸器灸
├── 药物灸（药物发泡法）：毛茛灸、斑蝥灸、白芥灸、蒜泥灸、蓖麻子灸
└── 灯草灸

174. 如何用温灸器疗法治疗颈椎病

概念 是用金属特制的一种圆筒灸具，故又称温筒灸。其筒底有尖有平，筒内套有小筒，小筒四周有孔。

操作 施灸时，将艾绒或加掺药物，装入温灸器的筒，点燃后，将温灸器之盖扣好，即可置于腧穴或应灸部位，进行熨灸，直到所灸部位的皮肤红润为度。有调和气血，温中散寒的作用。

取穴 颈夹脊穴及压痛点处。

方法 每次施灸 10～20 分钟，每日或隔日灸治 1 次，7～10 天为 1 疗程，疗程间隔 5 天。

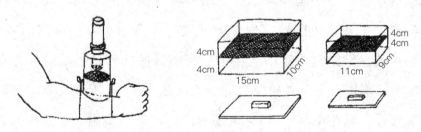

温灸器疗法器具图

175. 如何用艾条灸疗法治疗颈椎病

概念 艾条灸是最常用的一种灸疗方法。此方法主要是用点燃艾条

的温热刺激人体一定的穴位，达到治疗疾病的目的。

制作　取纯净细软的艾绒 24 克，平铺在 26 厘米长、20 厘米宽的细草纸上，将其卷成直径约 1.5 厘米圆柱形的艾卷，卷紧，外裹以质地柔软疏松而又坚韧的桑皮纸，用胶水或糨糊封口而成。也有每条艾绒中渗入肉桂、干姜、丁香、独活、细辛、白芷、雄黄各等分的细末 6 克，卷成为药条。现在一般中药店有现成商品出售。施灸的方法分温灸和雀啄灸。

取穴　阿是穴（压痛点）、大椎、曲池、足三里。

操作　每次选 2 ～ 3 穴，每穴施灸 5 ～ 10 分钟，每日 1 次，10 次为 1 疗程，疗程间隔 3 ～ 5 天。

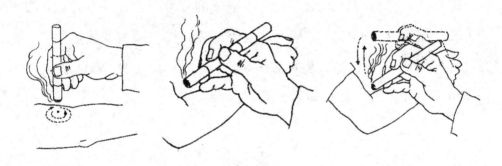

176. 如何用挑刺灸疗法治疗颈椎病

概念　挑灸疗法起源于民间，其作用机制是可改善局部血液循环，疏通经筋脉络之气血而达到"疏通经络，调整气血"之效。此法应用鲜姜，主要是由于鲜姜性温热，辛散力较强，敷在创口上可温热散寒，改变局部循环，解除肌肉痉挛。那些发病时间短，局部症状明显，无其他并发症，增生不严重的患者，采用此法效果较显著，复发率较低。

操作　在选取的花样斑局部，按常规肌内注射消毒，用利多卡因注射约 1 厘米 ×1 厘米大的皮肤。稍等片刻，用挑针挑破表皮，然后挑起皮下纤维组织并挑断、挑净，每次约挑断 3 ～ 5 根。压迫止血后再次消毒，敷上鲜薄姜片，用纱布覆盖，胶布固定。每 5 日挑治 1 次，4 次为 1 个疗程。挑治期间可采用红外线照射，每日1次，每次20分钟。

注意 在临床应用时应注意，对利多卡因过敏者应禁挑灸，高血压、心脏病、神经衰弱等患者要慎用。另外，挑灸后要保持创口清洁，以防感染。

177. 如何用温针灸疗法治疗颈椎病

概念 是针刺与艾灸结合应用的一种方法，适用于既需要留针而又适宜用艾灸的病症。

取穴 病变部位夹脊穴、大椎、肩井、天宗。

操作 操作每次选用4～6个穴位，先以捻转进针，得气后施以平补平泻针法，然后留针不动，将纯净细软的艾绒捏在针尾上，或用艾条一段长2厘米左右，插在针柄上，点燃施灸。待艾绒或艾条烧完后，除去灰烬，取出针。每穴每次施灸2～3壮，或5～10分钟，隔日治疗1次，7～10天为1疗程，疗程间隔5天。

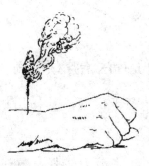

温针灸法

需要指出的是颈椎病患者在艾灸时，施术者应严肃认真，精心操作。施灸前应向患者说明施术要求，消除恐惧心理，取得患者的合作。若须选用瘢痕灸时，必须先征得患者同意。在施灸前，要将所选穴位用温水或酒精棉球擦洗干净，灸后注意保持局部皮肤适当温度，防止受凉，影响疗效。瘢痕灸后，局部要保持清洁，必要时要贴敷料，每天换药1次，直至结痂为止。除瘢痕灸外，在灸治过程中，要注意防止艾火灼伤皮肤。如有起疱时，可用酒精消毒后，用针将水疱挑破，再涂上龙胆紫即可。偶有灸后身体不适者，如有身热感、头昏、烦躁等，可令患者适当活动身体，饮少量温开水，可使症状迅速缓解。

临床施灸应选择正确的体位，要求患者的体位平正舒适，既有利于准确选定穴位，又有利于艾炷的安放和施灸的顺利完成。灸治应用广泛，虽可益阳亦能伤阴，临床上凡属阴虚阳亢、邪实内闭及热毒炽盛等病证，应慎用灸法。

在施灸时，要注意防止艾火脱落，以免造成皮肤及衣物的烧损。灸疗过程中，要随时了解患者的反应，及时调整灸火与皮肤间的距离，掌握灸疗的量，以免施灸太过，而引起灸伤。对于化脓灸者，在灸疮化脓期间，不宜从事体力劳动，要注意休息，严防感染。若有继发感染，应及时对症处理。施术的诊室，应注意通风，保持空气清新，避免烟尘过浓，污染空气，损害健康。

178. 什么是拔罐疗法

拔罐疗法是指拔火罐、水罐、药罐的治疗方法。临床最常用的是拔火罐法，即运用特殊的玻璃罐或陶罐、竹罐，借助热力，排出罐内空气，以使罐内形成负压，吸附在皮肤或穴位上，引起皮肤充血或淤血的治疗方法。拔罐疗法对颈椎病有以下作用。

一是负压作用：国内外学者研究发现人体在火罐负压吸拔的时候，皮肤表面有大量气泡溢出，从而加强局部组织的气体交换。通过检查也观察到：负压使局部的毛细血管通透性变化和毛细血管破裂，少量血液进入组织间隙，从而产生瘀血，红细胞受到破坏，血红蛋白释出，出现自家溶血现象。在机体自我调整中产生行气活血、舒筋活络、消肿止痛、祛风除湿等功效，起到一种良性刺激，促使其恢复正常功能。

二是温热作用：拔罐法对局部皮肤有温热刺激作用，以大火罐、水罐、药罐最明显。温热刺激能使血管扩张，促进以局部为主的血液循环，改善充血状态，加强新陈代谢，使体内的废物、毒素加速排出，改变局部组织的营养状态，增强血管壁通透性，增强白细胞和网状细胞的吞噬活力，增强局部耐受性和机体的抵抗力，起到温经散寒、清热解毒等作用，从而促使疾病好转。

三是调节作用：拔罐法的调节作用是建立在负压或温热作用的基础之上的。首先是对神经系统的调节作用，由于给予机体一系列良性刺激，作用于神经系统末梢的感受器，经向心传导，达到大脑皮质层。加之拔罐法对局部皮肤的温热刺激，通过皮肤感受器和血管感受器的反射途径传到中枢神经系统，从而产生反射性兴奋，借以调节大脑皮质的兴奋与抑制过程，使之趋于平衡。并加强大脑皮质对身体各部分的调节功能，使患部皮肤相应的组织代谢旺盛，促使机体恢复功能，阴阳失衡得以调整，使疾病逐渐康复。

对于颈椎病患者而言，拔罐取穴以颈部压痛点或阳性反应区（即疼痛点）为中心。于局部拔火罐 1～2 只，以罐下皮肤紫红为度，每日 1 次，10 次为 1 疗程，两个疗程间隔 3 日。可单独拔罐，也可以针罐合用，先针刺，起针后或带针拔罐。拔罐后可行局部按摩。

179. 如何用投火法治疗颈椎病

投火法是拔罐的一种操作。将易燃物或纸折成宽筒条状，点燃后，投入罐内，然后迅速将罐扣在施术部位。此法适用于侧面拔，需注意将纸投入罐内时，未燃的一端应向下。若燃烧后罐内剩余纸筒条的长度大于罐口直径稍多时，此法即便是用于仰卧位拔罐，也不致灼伤皮肤。

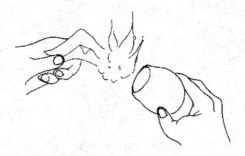

投火法操作示意图

180. 如何用闪火法治疗颈椎病

闪火法：用 7 ～ 8 号粗铁丝，一头缠绕石棉绳或线带，做好酒精棒。使用前，将酒精棒稍蘸95％酒精，用酒精灯或蜡烛燃着，将带有火焰的酒精棒一头，往罐底一闪，迅速撤出，马上将火罐扣在应拔的部位上，此时罐内已成负压即可吸住。闪火法的优点是：当闪动酒精棒时火焰已离开火罐，罐内无火，可避免烫伤，优于投火法。

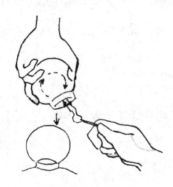

闪火法操作示意图

181. 如何用架火法治疗颈椎病

准备一个不易燃烧及传热的块状物，直径 2 ～ 3 厘米，放在应拔的部位上，上置小块酒精棉球，将棉球燃着，马上将罐子扣上，立刻吸住，可产生较强的吸力。

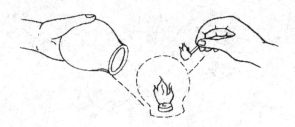

架火法操作示意图

颈椎病患者接受拔罐治疗时，要注意以下三点：一是体位及火罐口径的选择。患者要有舒适的体位，应根据不同部位选择不同口径的火罐。注意选择肌肉丰满，富有弹性，没毛发和骨骼凹凸的部位，以防掉罐。拔罐动作要做到稳、准、快。二是注意拔罐禁忌。皮肤有溃疡、水肿及大血管的部位不宜拔罐；高热抽搐者，不宜拔罐；有自发性出血和损伤性出血不止的患者，不宜使用拔罐法。三是要防止意外。在拔罐过程中如出现烫伤、小水疱可不必处理，任其自然吸收；如水疱较大或皮肤有破损，应先用消毒针刺破水疱，放出水液，或用注射器抽出水液，然后涂以龙胆紫，并以纱包敷，保护创口。

182. 什么是点穴疗法

点穴疗法与针灸按摩同出一辙，实际上是以指代针，以传统中医的阴阳五行学说、脏腑经络学说、卫气营血学说等基本理论为指导，依据辨证论治的原则，用双手在患者体表面特定穴位上采用点、按、揉、压、提、捏、拿、擦、推、摩、滚、掐等手法对穴位施加刺激，从而达到养生保健、治疗疾病的一种方法。点穴疗法不用针、不用药，方便快捷，治疗范围广，疗效显著，颇受大众欢迎，尤其在缺医少药的地区或家庭保健治疗方面更有其独特的优势。

点穴疗法上起原始文化，下迄现代文明。产生于人类的生活实践的点穴疗法，在后人的医疗实践中逐渐壮大。同时其发展过程中与武术、气功的发展有着密切的联系，并受其影响。武术家的搏击、治伤经验，练功时"内气"运行感觉等丰富了点穴疗法理论，更充实了点穴疗法的手法、穴位（刺激点、刺激线），丰富了其临床实践。

然而，点穴向来是武林之中秘而不授的上乘功夫之一，正如《救伤秘旨·黄序》中所说："这种疗法自古为技击家所秘，世传盖少。"武术点穴在中国流传约两千年之久，除少数内容散乱见于一部分医学及武术著外，主要通过口授身传的方式在民间流传，使其应用受到极大的限制，更有甚者因此而失传。同为中医学组成部分的点穴疗法没能像针灸、按摩术一样得到很好的发展，不能说与此无关。

183. 点穴疗法有什么功用

点穴疗法的功用是多方面的，根据古今医家经验归纳起来主要有以下的功用：

（1）疏通经络，消肿止痛 邪阻经络，经络不通，不通则痛。而点穴疗法，通过点压局部的相应穴位可振奋经气，疏通经络，加强血液和淋巴液的流通，使之邪却正复，气血畅通，提高患部的新陈代谢。通则不痛，可达到疏通经络，消肿止痛的作用。

（2）行气活血，散瘀消积 中医认为，寒、痰、气、血互为因果，可致气滞、痰凝、血瘀、塞滞等病理变化，或塞、或阻、或积，从而变生种种病变。点穴的良性刺激以及神经的反射作用，能振奋经气，促进血液循环的加速，使人体气血畅通。气行则血行，气行则痰消，从而达到行气活血，散瘀消积，治愈疾病的目的。

（3）健脾和胃，消食导滞 中医认为，"脾胃为百病之源"，饮食内伤，损伤脾胃，导致脾胃运化功能障碍，升降失常，而致生种种病变。而点穴通过点压脾胃脏腑经脉之有关穴位，或辅之其他相应经穴，能健脾和胃，消食导滞，使之脾胃功能能正常发挥。

（4）散邪解表，调和营卫　中医认为，外邪袭表，营卫失和，因而伤风感冒。而运用一定的点穴手法在相应部位或穴位上操作，产生的良性刺激，可调整植物神经反射，使局部毛细血管充血、扩张，开泄汗腺，达到发汗、驱除外邪，使外入之病邪乃从外而解。

（5）理筋正骨，整形复位　外伤闪挫、跌扭可致伤筋，关节脱臼、肿胀、疼痛、活动受限。通过分筋、顺筋、点压按揉等点穴手法，能使关节脱位者及肌腱滑脱者复位，神经、肌纤维、韧带微细错位者理正。

（6）缓解痉挛，减轻疼痛　点穴疗法可以有效缓解局部的血管痉挛和反射的肌肉痉挛，降低周围神经的兴奋性，从而减轻患者的疼痛。

（7）开闭通窍，醒神复苏　自古点穴就是临床救急之良法，许多穴位具有开闭通窍，醒神复苏之效，凡遇神志昏迷，不省人事，若不急救，必致危候。而点穴疗法，在人体某一部位或穴位，以掐法操作，多可转危为安，醒神复苏。如指掐"人中穴"，救治昏迷患者，多可立见其功。

（8）滑利关节，恢复功能　凡关节功能活动障碍，屈伸不利，疼痛的患者，用点穴并辅以活动关节手法，可以收到滑利关节、恢复功能的作用。

（9）增强免疫，强身健体　点穴疗法可以通过增强血液循环，调节脏腑功能，促进机体新陈代谢，恢复机体阴阳的相对平衡，提高机体的整体素质和抗病力，从而增强自身免疫功能，达到强身健体之效用。

（10）美容美发，减肥复春　爱美之心人皆有之。由于颜面色斑、雀斑、皱纹、脱发、白发而影响人的容貌美；肥胖、腹大、腿瘦可影响人体的线条美。点穴疗法可以改善血液循环、促进新陈代谢、调整内分泌，从而达到美容美发，减肥的作用，能使人保持青春，延缓衰老。

综上所述，点穴疗法对人体的作用是多方面的，这些作用的发挥，一方面取决于人体的机能状态，另一方面则在于所取的穴位和选用的手法，二者是相辅相成，互相影响的。

184. 点穴疗法手法如何操作

点穴疗法中最常用的手法是点法，主要有一指点法，三指点法和五指点法三种。一指点法是用中指指腹击打或按压、摩擦穴位；三指点法是用拇指抵住食、中指末节，无名指、小指握紧，拇、食、中三指指端着力于穴位上；五指点法是五指并拢成梅花状，用五指指端着力于穴位上。操作时指端与穴位垂直，通过肩、臂、腕的组合力，将力量集中于指端，在穴位上既准又稳的一点一松，节奏适中，力透于内，使穴位得到良性刺激。

应用点穴疗法前，先让患者安静休息半小时左右，消除紧张情绪，对提高疗效很有帮助，其中，久病、年老、体弱、婴幼儿、妊娠妇女或者过饥过饱者均不宜使用点穴疗法。具体操作方法为：

一是穴位弹拨法：用指端按于穴位或一定部位上，适当用力下压至患者有酸胀感时，再作与肌纤维或肌腱垂直方向的拨动，称为弹拨法。临床操作时，常用拇指着力，其他四指抵住一端。弹拨法适用于项背、腰臀及四肢等部位。此手法具有舒筋通络，整复理筋，散瘀止痛等作用，常用于外伤、劳损引起的筋挛缩、筋结以及粘连等症。此法可用于颈部夹脊穴，合谷穴等穴位的弹拨治疗，对颈椎病恢复有很好的疗效。

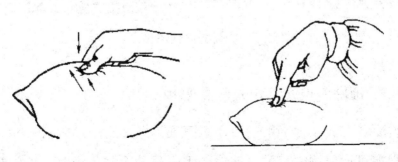

穴位弹拨指法示意图

二是穴位指压：指压通常是以使用拇指、食指、中指为主。它和一般指压法不同之处是，用拇指指腹来按压，能自由地顺应各穴位最有效果的指头来按压。这种指压法并非像一般指压法必须固定45°，它只要能使脊椎或与脊椎相关的神经得到刺激，而且为了提高治疗的效果，必须与目前一些学者提出的呼吸法并用。这种独特的呼吸方法是一面指压穴位，一面吐气6秒，再吸气。这是因为人体在吐气的同时筋肉会松弛，血流变缓；当吸气时，筋肉变硬，强烈刺激骨骼；停止呼吸时人体神经会觉醒，能蓄积生命之"气"，如果能巧妙地运用呼吸法，会使治疗效果倍增。

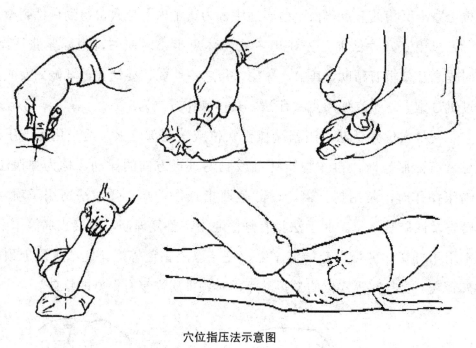

穴位指压法示意图

185. 颈椎病点穴常用穴位有哪些

颈椎病按摩指压常用穴位：颈型可取风池、天柱、肺俞、曲垣、肩贞等；神经根型可取肩髃、肩髎、曲池、手三里、合谷、少海、神门等；椎动脉型可取百会、太阳、大椎、风府、合谷等；脊髓型可取足三里、委中、委阳、合谷等。此外，压痛明显之处及条索状硬结部位，即阿是穴，可重点施用手法。颈部按摩，每次约 20 分钟，治疗应以患者有舒适感为宜。因此手法要柔和稳重，以免引起疼痛不适，应做到轻而不浮，重而不滞，使力量向深层渗透，以获得较好的疗效，重点可选用以下穴位：

百会穴

百会穴由于其处于人之头顶，在人的最高处，因此人体各经上传的阳气都交会于此，故名百会。别名为三阳五会。三阳、五会名意与百会同，三阳指手足三阳经，五会指五脏六腑的气血皆会于此。定位此穴道时要让患者采用正坐的姿势，百会穴位于人体的头部，头顶正中心，可以通过两耳角直上连线中点，来简易取此穴。或以两眉头中间向上一横指起，直到后发际正中点。此穴为人体督脉经络上的重要穴道之一，是治疗多种疾病的首选穴，医学研究价值很高。百会穴对治疗颈椎病引起的头痛十分有效。指压百会穴的方法为：右手拇指在客人头部百会穴处按压 8 次揉按 8 次。注意：手法用力要柔和、均匀而有节奏，用力的大小以被患者自觉百会穴微有酸胀感为最好。

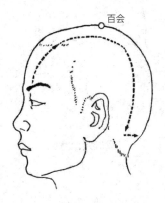

百会穴示意图

风府穴

取此穴时通常采用俯伏、俯卧或正坐的取穴姿势，风府穴位于人体的后颈部，两风池穴连线中点，颈项窝处。指压此穴道对于治疗多种颈部疾病、头部疾病都很有疗效，是人体督脉上重要的穴道之一。

指压颈椎病治疗中特别注重风府穴的运用，认为风府为治风要穴，可以缓解"眩晕而痛，俯仰转侧不利"的症状。中医还认为推风府穴便于调动诸经之气直达病灶，能醒神清脑、熄风开窍，故可治"头痛项急，不得顾侧，目眩晕"之症。临床上，只要用一指禅或用其他指压法热透风府穴，患者普遍出现舒适感，原有眩晕症状能马上减轻或消失。临床实验也证明，指压风府穴可调节大脑微循环，提高脑能量代谢及利用率，增加氧供，提高脑细胞活性及对外界刺激的敏感性，具有醒脑开窍和利语言的重要作用。有人也做过统计发现，一指禅指压治疗组与对照组在治愈率上有非常显著性差别，指压风府穴对椎动脉型颈椎病治疗确实有独特的疗效。

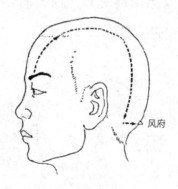

风府穴示意图

风池穴

风池穴位置在项后，与风府穴（督脉）相平，当胸锁乳突肌与斜方肌上端之间的凹陷中，局部按压有酸胀微痛感。风池穴的主治功用为"清头明目，祛风解毒，通利空窍"，为治疗头、眼、耳、目、口、鼻、脑疾患，精神神志疾患，以及上肢病的常用要穴。若用手指按压该穴位，不但简单安全，亦会收到事半功倍的效果，适用于颈项强痛，头痛眩晕、失眠健忘等病症。

现代研究发现，指压风池具有扩张椎－基底动脉作用，增加脑血流量，改善病损脑组织的血氧供应，使血管弹性增强，血液阻力减少。点按手法不但具有以指代针的作用，而且点穴可刺激穴位周围自律神经（即提高交感神经和副交感神经）的兴奋性，故按摩、点按风池穴可通经络和气血，使其通则不痛，而达迅速止痛的目的，减轻患者的痛苦，为进一步治疗提供空间，是头痛迅速止痛的有效方法之一。现代医学研究也证明椎动脉型颈椎病的主要症状之一是颈性眩晕。有资料表明风池穴（枕大神经出口）压痛与颈性眩晕有密切的关系。枕大神经与椎动脉在解剖位置上皆与寰枢及寰枕关节关系密切，此处病变很容易影响二者同时受累，累及椎动脉则影响脑部供血即可导致眩晕；累及枕大神经也可导致神经反射作用而出现眩晕、心悸、恶心等症状，认为生活中指压或按揉风池穴具有一定的治疗作用。

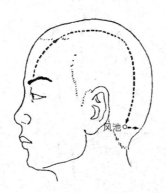

风池穴示意图

大杼穴

大杼穴的取穴方为：找到第七颈椎（颈椎下部最高的骨头尖），再往下的一个骨头尖是第一胸椎的棘突，从第一胸椎棘突下骨头缝之间旁开大约两横指的肌肉凹陷处（图）。

指压大杼穴时会觉得酸痛感比较明显，但指压之后会觉得舒服。还有一种办法就是每天用梅花针敲打大杼穴一带 3 ～ 5 次，每次 5 分钟，也会收到较好的效果。疼痛持续出现时，还可以在梅花针轻度敲打后在穴位处拔火罐 5 ～ 10 分钟。如果颈椎病已经形成，出现明显的颈肩背部疼痛时，此时，仅靠指压或用梅花指压刺激大杼穴就不够了，自我保健还需要配合风池、肩井、外关等穴位，可以用指压、梅花针敲打及拔火罐的方法。平时要放松身心，睡眠充足，避免长时间疲劳等，颈椎病还是会有相当程度的恢复，能够控制颈背部的疼痛，保证生活质量。但如果颈肩背部疼痛加重，甚至手臂麻木、疼痛、酸软无力，或出现头晕的症状，这时，就应该到医院就诊，按照疗程进行规律性的穴位指压治疗。需要注意的是，急性的颈肩疼痛，伴有颈肩肌肉肿胀者，则不可强力刺激大杼穴，以免加重肌肉的肿胀，使疼痛更为严重。只可以用梅花针轻刺激穴位一带，起到促进穴位微循环好转的作用。

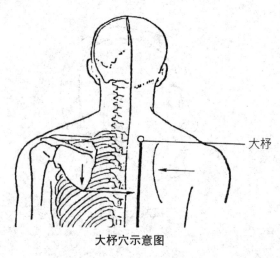

大杼穴示意图

长期处于空调环境里，久坐办公室工作，或长期使用电脑的人，颈肩部很容易疼痛、僵硬，这时触及大杼穴就会有异常的压痛感。有些颈椎病前期的患者，颈肩部虽然还没有出现明显的疼痛僵直，但会感到脖子不舒服、发皱、发酸，这时触及大杼穴也会有较明显的压痛。这是因为，不当的姿势、过度的紧张使颈肩部的督脉、足太阳膀胱经脉气受阻，大杼穴就容易气血不通。同时，姿势不良对脊柱骨质产生压力，时间久了，产生骨质增生，也就是"骨病"，会加重大杼穴气血淤阻的状况。因此，保持大杼穴气血畅通，颈肩部经脉气血的流通就有了保证，颈椎病的症状就能得到改善。在开始感觉到颈部有时酸痛，肩部不适的时候，经常指压、揉擦大杼穴，沿着大杼穴上下拍打，每天抽时间做 2～3 次，每次 10 分钟，可以促进气血的畅通，避免在大杼穴形成气血的瘀阻。

夹脊穴

夹脊穴均位于脊椎棘突下旁开 0.5 寸处，（图）夹脊穴点穴法是以手代针点按夹脊穴位，以治疗全身疾病的一种简便方法。其适应范围广，对神经、呼吸、循环、消化、泌尿、生殖等系统均有较好疗效。作用原理是因脊部与经络系统有着广泛的联系，在经络学说中，阐述有关经络循行走向，即有足太阳经"挟脊"；足少阴经"贯脊"，足阳明之筋"上循胁"属背；足太阴之筋"内者著于脊"；足少阴之筋"循脊内"；手阳明之筋，支者"夹背"，督脉"挟脊""贯脊"等说法。因此，脊部通过经络系统与五脏六腑存在紧密关系。临床上，以手代针指压颈部、背部、腰部夹脊诸穴，可调节全身脏腑气血而防治疾病。但主要是颈部夹脊穴。颈部夹脊穴分别位于第 4、5、6、7 颈椎棘突下旁开 0.5 寸处，每侧 4 个穴，双侧共 8 个穴位。主治颈部、上肢疾患，如颈部及肩关节扭伤性疼痛，肩关节周围炎，颈椎病引起的上肢麻木、瘫痪、疼痛等。

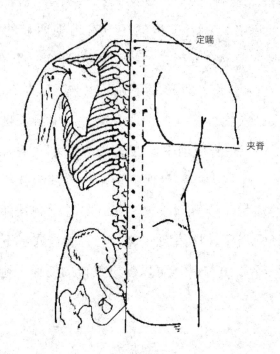

颈部夹脊示意图

大椎穴

大椎穴取穴时正坐低头，大椎穴位于颈部下端，第七颈椎棘突下凹陷处。若突起骨不太明显，让患者活动颈部，不动的骨节为第一胸椎，约与肩平齐。大椎穴取穴方法较为方便，挺直身体、颈部向前倾，在颈根处有块隆起的骨。在此隆起骨中，最接近颈部上面的骨称为第 7 颈椎、其下降之骨（第一胸椎）间凹洼的中心，即是称为"大椎"的穴位。强力按压此穴位首先要深呼吸，在气止时用食指强力按压穴位，缓缓吐气。经 6 秒钟后，再慢慢地放手，以此要领重复做 10 次到 30 次，用这种治疗法对颈椎病治疗有极大的益处。

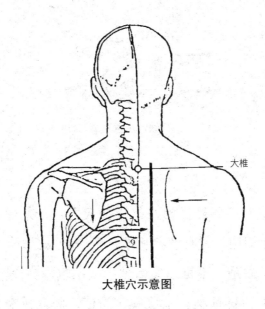

大椎

大椎穴示意图

列缺穴

中医针灸歌诀有："肚腹三里留，腰背委中求，头项寻列缺，面口合谷收"的说法。头项寻列缺，意思是头部或颈部的病症，可选用列缺穴进行针灸或指压治疗。列缺穴位于桡骨茎突上，腕横纹上 1.5 寸处，可用两手虎口相交，一手食指压在另一手的桡骨茎突上，当食指指尖到达的凹陷中即是。此穴是手太阴肺经的络穴，有通经镇痛、平喘止咳的功效。实验研究证明，指压列缺穴可使肺通气量得到改善，呼吸道阻力下降，支气管平滑肌痉挛缓解，支气管黏膜血管收缩，水肿减轻，使支气管哮喘得以平复。指压列缺穴，配太溪可引发膀胱的收缩反应，使排尿量增加，同时还可增加肾功能，增加酚红排出量，减少尿蛋白，降低血压。这种效应可持续 2 ～ 3 小时，再针刺时仍有效。针刺列缺穴又可调节血管的舒缩功能，通过血管容积描记法观察发现，指压列缺穴可引起颈部血管容积变化，产生血管收缩与扩张现象。

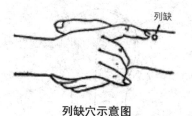

列缺穴示意图

后溪穴

后溪穴属手太阳小肠经，为八脉交会穴之一，通过手太阳小肠经交会于大椎，与督脉相通，具有解除痉挛，利气止痛之功。《灵枢经》中说：项痛不能仰，刺足太阳，不可以顾，刺手太阳也。《针灸大成》则更加明确地指出后溪穴主治颈项强。本法操作简便，容易掌握，一般情况下均可取效。针对某些体质较弱或怯针的患者，采用按摩后溪穴的方法来治疗颈椎病，有很好的疗效。后溪穴位于第五掌指关节尺侧后方，第五掌骨小头后缘，赤白肉际处。指压按摩方法为：医者（或患者）以食指指尖按压患侧后溪穴，并进行有节律旋转摩动，给予强刺激，同时令患者轻转颈部，直至症状完全消失。

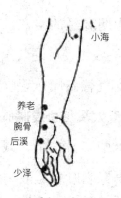

小海

养老
腕骨
后溪

少泽

后溪穴示意图

外关穴

外关穴是手少阳三焦经上的重要穴位（图），因此，指压外关对于手少阳三焦经循行之处的组织器官的不适与疾病有一定的疗效。特别是对于发生在头部、颈项部、颜面部、上肢等部位的疾病：如头痛，发热，口干，流鼻血，关节炎，颈椎病、肩周炎，网球肘、手脚麻痹、肘部酸痛、手臂疼痛、偏头痛、落枕、肋间神经痛等都有较好的治疗效果。如果颈椎病患者伴有手指麻木，患者自己左右手拇指直接点压外关穴（手背腕横纹上两横指中间凹陷中）自觉局部有酸、胀、麻痛感觉，以顺时针方向按摩五十次，左右手交替按摩，三至五日，可有良好治疗效果，还可以坚持早晚用热水浸泡双手 30 分钟，可促进双手血液及神经正常循环，加快早日康复。外关穴的寻找方法为：取此穴位时应让患者采取正坐或仰卧，俯掌的姿势，外关穴位于前臂背侧，手脖子横皱纹向上三指宽处，与正面内关相对。（或当阳池与肘尖的连线上，腕背横纹上 2 寸，尺骨与桡骨之间。）

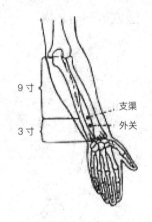

外关穴示意图

曲池穴

　　曲池穴在屈肘成 90 度，肘横纹桡侧端外 5 分处。本穴是手阳明大肠经的"合穴"。曲池穴与合谷穴一样，是手阳明大肠经上的重要穴位，因此，指压曲池对于颈椎病，肩周炎，网球肘等都有较好的治疗效果。除此之外，实验结果还表明，指压或按揉曲池穴对人体的消化系统、血液循环系统、内分泌系统等均有明显的调整作用。具体按压方法为：

（1）左前臂屈曲成90度，置于腹前，掌心向腹，用左手拇指指端垂直按压左侧曲池穴，一压一松为1次，如此连作9～18次；再换右手拇指，如法按压右侧曲池穴9～18次。

（2）用右手拇指指端置于左侧曲池穴处，先顺时针方向揉9次，再逆时针方向揉9次，如此连作36次；然后换左手拇指，如法揉右侧曲池穴36次。

（3）右手五指微握拳，将大拇指置于食指内下方，用小鱼际外侧面有节奏地叩击左侧曲池穴，连作9～18次；再换左拳，如法叩击右侧曲池穴9～18次。

（4）两手掌互摩至热，随之用右手掌面来回擦左侧曲池穴，连作9～18次；换左手掌如法擦右侧曲池穴9～18次。

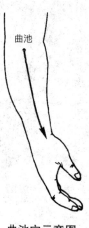

曲池穴示意图

肩井穴

以大拇指顶住肩井穴（位于肩背处，肩胛骨肩峰与大椎连线的中点），其他四指轻扶于肩前，与大拇指相对用力，提拿起整个肩部肌肉，一拿一放地交替进行。注意整个手掌始终与肩部接触，用力适中，将整个肌肉尽力提起。此动作可以放松颈肩部肌肉，对缓解疲劳有很好的效果，用轻柔的力量做还可以治疗失眠的症状。

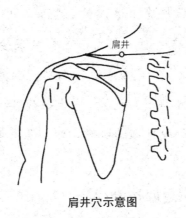

肩井穴示意图

合谷穴

确定此穴时应让患者侧腕对掌，自然半握拳，合谷穴位于手背部位，第二掌骨中点，拇指侧。（或在手背，第一、二掌骨间，第二掌骨桡侧的中点），再介绍一种简易找法：将拇指和食指张成 45 度角时，位于骨头延长角的交点即是此穴。此穴的主治疾病为：颈椎病、牙疼痛、牙龈疼痛、青春痘、赘疣、三叉神经痛、眼睛疲劳、喉咙疼痛、耳鸣、面部神经麻痹、口眼㖞斜、打嗝等。该穴为人体手阳明大肠经上的重要穴道之一，由此穴的主治疾病即可看出本穴道的治病效果非同一般。这里顺便提及一下合谷穴指压的小窍门：指压时应朝小指方向用力，而并非垂直手背的直

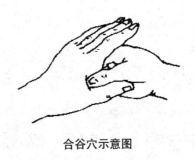

合谷穴示意图

上直下按压，这样才能更好地发挥此穴道的疗效。

> **小贴士**
>
> 　　颈椎病患者在指压按摩上述穴位的同时，应轻轻地、慢慢地向各个方向转动头部，幅度由小渐大，这样效果会更好。每天按摩2次，10天为1个疗程。配合适当的颈部功能锻炼，如颈部的前屈、后伸、左前伸、右前伸及环转等运动，每天早晚各1次，每次10分钟。患者还可自用双手拿捏颈肩部的肌肉，以消除酸痛和紧张。

186. 什么是颈椎病足底按摩疗法

　　足部与全身脏腑经络关系密切，承担身体全部重量，故有人称足是人类的"第二心脏"。有人观察到足与身体整体的关系类似于胎儿平卧在足掌面。头部在足趾方向，臀部在足跟方向，脏腑即分布在跖面中部（图）。根据以上原理和规律，刺激足穴可以调整人体全身功能，治疗脏腑病变。人体解剖学也表明脚上的血管和神经比其他部位多，无数的神经末梢与头、手、身体内部各组织器官有着特殊的联系。所以，单纯对足部加以手法按摩，就能治疗许多疾病。按摩方法分为两种，养生保健法和疾病治疗法。足底按摩由于其能自我操作，方法简单，疗效可靠，为大多数颈椎病患者所接受。但颈椎病按摩需要注意几点问题。

　　（1）颈椎在足部的反射区在双足姆趾趾腹根部横纹处，双足外侧第五趾骨中部（足外侧最突出点中部）（图），颈部肌肉反射区是：双足底脚趾后方的2厘米宽区域。

　　（2）按摩方法：用拇指指尖或指腹，也可用第二指或第三指的关节，以数毫米幅度移动。力度最初较轻，渐渐增强，以稍有痛感为宜，按摩时间可自选抽空进行。最好是每天早晚各一次，每次10～30分钟，坚持两周以后一般颈椎病患者即可出现治疗效果（图）。

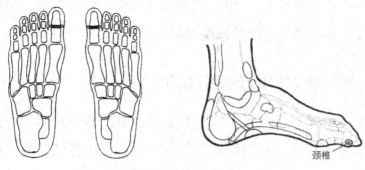

颈椎

颈项反射区示意图

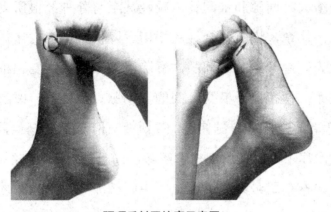

颈项反射区按摩示意图

（3）掌握手法：足部按摩的常用手法之一叫作单食扣拳法，用食指的关节部刺激有关部位。它主要用于脚底部，因为按照足部反射区分布，有很多内脏反射区全在脚底，必须力度比较大，才能起到有效的刺激作用。脚内侧、脚面是骨膜，所以要柔和地刺激，刺激力不能太大，否则容易伤着骨膜。

进行足部按摩时，要因人而异，手法灵活运用，按压区位时，要进行适度持续性的刺激，有正常的压痛感最好，应以反射区内压痛最敏感部位为重点，当体内器官发生病变时，双足相应的反射区会有针刺感。进行足部按摩时应保持室内清静、整洁、通风，按摩前用温水洗净足部，全身放松。按摩每个穴位和病理反射区前,应测定一下针刺样的反射痛点,以便有的放矢。按摩结束后 30 分钟内患者应饮一杯温开水,这样有利于气血的运行,从而达到良好的按摩效果。

187. 颈椎病的牵引疗法如何操作

颈椎牵引是颈椎病保守疗法中最主要而且疗效确实的一种方法,其治疗作用主要表现在:限制颈椎活动,减少对受压脊髓和神经根的反复摩擦和不良刺激,有助于脊髓、神经根、关节囊、肌肉等组织的水肿和炎症消退;增大椎间隙和椎间孔,减轻甚至解除神经根所受的刺激和压迫。解除肌肉痉挛,恢复颈脊柱的平衡,降低椎间盘内压,缓冲椎间盘向四周的压力;牵开小关节间隙,解除滑膜嵌顿,恢复颈椎间的正常序列和相互关系;使扭曲于横突孔间的椎动脉得以伸直,改善椎动脉的供血;使颈椎管纵径拉长,脊髓伸展,黄韧带皱褶变平,椎管容积相对增加。正确的牵引治疗不仅可使肌肉痉挛解除,同时也可改善神经根刺激症状。实践证明,颈椎牵引最好能够配上“中医按摩”手法效果才理想。牵引方法如下:

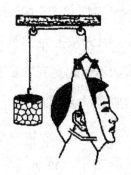
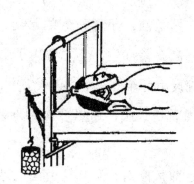

颈椎牵引方法示意图

只要具备基本器械,在家里就可以进行牵引治疗。取颌枕带一条,小滑轮 1 ～ 2 个,细绳 2 ～ 3 米,重锤数个,让重锤通过牵引绳,作用于颌枕带，对颈椎进行牵引。锤的重量没有固定标准，应根据患者的体质、病情的轻重及耐受性来决定。一般初时从2～3千克开始，逐步增加至10千克。但要以患者能耐受为度，此法需在医生的指导下进行。

　　患者取坐位或卧位，用牵引带托住下颌及枕部，通过绳索、滑轮、砝码进行。牵引时头部与躯干所成的角度非常重要。神经根型，头部应前倾20°～30°；椎动脉型牵引时前倾角宜小，或成垂直位，以患者自觉无不适为度。牵引重量可自3～4千克开始，渐渐增加至体重的1/15～1/10。牵引时间每次为半小时，每天1～2次。一般1个疗程为2～3周，必要时，间歇1～3周后可重复治疗。

188. 颈椎病治疗牵引注意有哪些

　　对年老体弱及有高血压病、糖尿病、冠心病、骨质疏松症的患者，牵引时最好有旁人监护，以免出现意外。如果牵引时出现头昏、头痛、心慌、胸闷等不适，应调整牵引方向、时间、重量，若仍不能消除者，应立即停止牵引。另外要注意，身患急性病时不可牵引。

　　反对盲目牵引，不科学的牵引可能会带来严重的后果。研究表明，不正确的牵引不仅不能缓解肌肉痉挛和减轻椎间隙的压力，反而会使颈椎周围的软组织损伤，充血水肿，加重对神经组织的压迫，引起强烈疼痛，使迷走神经张力增高，心脏自律细胞受到强烈抑制，导致心跳骤停。此外，如果患者颈部交感神经受到刺激和压迫，引起交感神经功能异常，从而影响心脏的滤过性功能。所以要求牵引带放的部位要合适，使颈椎牵引的重力均匀。

　　不要过度牵引。过度牵引是指由于牵引重量过大或牵引持续时间过长。颈肌松弛，重量相对过重，从而引起颈部损伤，产生一系列不适。轻者引起颈部软组织包括肌肉、韧带、关节囊及椎间盘等的损伤，重者引起脊髓、神经根、椎动脉的牵拉刺激，导致颈椎病加重甚至可出现截瘫。因此，必须掌握好牵引的度，才能既达到治疗效果，又不致造成不良后果。

189. 颈椎病牵引适应证是什么

颈椎牵引主要适用于以下类型的颈椎病。

（1）神经根型颈椎病：尤其适用于因椎节不稳造成脊神经根刺激症状者；因髓核突出或脱出引起脊神经根受压者；神经根性症状波动较大者。

（2）脊髓型颈椎病：适用于由于椎节不稳或因髓核突出等造成脊髓前方受压所致的脊髓型颈椎病患者。由于此类型的患者在牵引时易发生意外，因此要求有经验的医生负责实施，并密切观察病情的变化，一旦病情加重则应立即终止牵引。

（3）椎动脉型颈椎病：对钩椎关节不稳，或伴有骨质增生所致的椎动脉供血不足的患者疗效较佳。

（4）颈型颈椎病：颈型颈椎病患者采用休息等一般疗法就可获效，颈椎牵引可酌情用于症状持续不消的患者。

190. 颈椎病牵引禁忌证是什么

（1）年迈体弱、全身状态不佳者：此类患者在牵引时易于发生意外，应慎用。对年龄超过50岁、病程较久的脊髓型颈椎病患者，使用牵引疗法可能会加重病情，故不宜使用。

（2）颈椎骨质有破坏者：为防止发生意外，此类病例应于牵引前常规拍摄颈椎正、侧位 X 线片，以排除结核、肿瘤等骨质破坏和骨质疏松症的患者。

（3）颈椎骨折脱位者：颈椎牵引易引起颈椎骨折脱位或加重因颈椎

骨折脱位引起的瘫痪，应禁用。

（4）拟施行手术者：此类病例多伴有明显的致压物，不仅在牵引过程中可能发生意外，且大重量牵引后易引起颈椎椎旁肌群及韧带的松弛，以致在手术后造成内固定物或植入骨块的滑出。

（5）枕－颈或寰－枢椎不稳者：牵引疗法虽然有效，如使用不当易引起致命后果，临床经验不足者慎用。

（6）炎症：全身急性炎症或伴有咽喉部各种炎症的患者慎用。因为此时寰－枢椎处于失稳状态。

（7）其他：凡牵引后有可能加重症状者，如落枕、颈部扭伤、心血管疾患及精神不正常者慎用，以防病情加重或发生意外。

191. 颈椎病的理疗治疗方法有哪些

理疗在临床上应用广泛，具有其独特的医疗价值，是治疗颈椎病重要的辅助手段之一。颈椎病往往伴随腰椎病出现顽固的腰腿痛，而电疗、热疗都具有良好的缓解疼痛作用。颈椎病一般都伴有骨质增生，颈椎骨质增生压迫神经根和脊髓时，可致炎症反应。应用超声波、红外线、电疗、热疗等，可产生促进炎症消退，吸收水肿的作用。颈椎病的局部炎症反应时间太久可造成组织粘连，而理疗具有松解粘连、软化瘢痕的作用。理疗在消除神经根及关节囊、韧带等周围软组织的炎性水肿（如透热、直流电、超声波等）的同时，可改善脊髓、神经根及腰部的血液供应和营养状态（如透热、直流电、低频脉冲等），缓解腰部肌肉痉挛（如温热疗法、超声波等）；延缓或减轻椎间关节、关节囊、韧带的钙化和骨化（如醋离子导入、超声波等），增强肌肉力量，改善小关节功能（如感应电、低频脉冲等）。

颈椎病患者可选择的物理疗法种类较多，可根据颈椎病的不同类型、不同时期，采用不同的物理疗法。常用的物理疗法有干扰电疗、音频电疗、直流电离子导入、超声波、红外线、激光和蜡疗等。

在家庭物理治疗中，最易进行的是温热敷和红外线等理疗。热毛巾、热水袋、热水澡等都是进行温热敷的便利条件；加热的石蜡、白炽灯等则是很好的红外线发射器。周林频谱仪、康乐热敷袋、场效应治疗仪、小型红外线辐射仪、频谱家用保健治疗仪等，也常用于家庭物理治疗。

（1）离子导入疗法：直流电药物离子导入疗法是直流电疗法的一种特殊方式。用直流电场将药物离子通过皮肤导入人体内进行疾病治疗的方法称为"直流电药物离子导入法"。一般每日 1 次，每次 15～20 分钟，15～20 次为 1 个疗程。

（2）中药电熨疗法：中药电熨疗法是一种在以祛风散寒、活血通经为主的中药热敷基础上，再叠加直流电或低频脉冲电流的理疗方法。它兼有中药熏蒸、温热疗法和低频电疗法的共同治疗作用，故有较好的止痛、消炎，改善神经、关节和肌肉功能的治疗效果，对恢复期颈椎病效果明显。每日治疗 1 次，每次 15～30 分钟，15～20 次为 1 个疗程。

（3）感应电疗法：应用感应电流来治疗疾病的方法，称感应电疗法，又称法拉第电疗法。感应电疗法能兴奋神经肌肉，出现肌肉强直性收缩，从而可改善颈部和上肢血液循环和组织营养，提高新陈代谢，促进神经再生，防止肌肉萎缩。颈椎病引起下肢感觉障碍时，感应电流可刺激感觉神经末梢，促使感觉恢复。弱量的感应电流可降低感觉神经的兴奋性，缓解神经痛。

（4）超刺激电疗法：应用超出一般治疗剂量的低频方波脉冲电流治疗疾病的方法，称为超刺激电疗法。它主要用于镇痛，亦称为刺激电流按摩疗法。超刺激电疗法的主要作用为镇痛和改善血液循环，临床上主要应用于镇痛。每次治疗后，镇痛作用可持续 3 小时左右，皮肤充血反应可持续 5 小时左右。

（5）高频电疗法

高频电疗法是应用频率高于 100KHZ 的振荡电流及其所形成的电磁波与电磁场治疗疾病的方法，其中包括共鸣火花疗法、中波疗法、短波疗法、超短波疗法、微波疗法等。高频电流通过机体时，传导电流引起机体内的导电损耗，位移电流引起机体内的介质损耗，因而在各种组织中产生程度不同的热效应。产热量的多少主要取决于离子的迁移速度与机体不同组织的介电常数。高频电疗治疗颈椎病的作用有：

1）解痉：降低骨骼肌、平滑肌和纤维结缔组织张力。

2）止痛：无论是神经痛、肌肉痉挛性疼痛，还是肿胀引起的张力性疼痛、缺血性疼痛、炎症性疼痛均有很好的止痛效果。

3）消炎：能改善电场内组织的血液循环，增强组织代谢，促进炎性渗出物和水肿的吸收。

（6）超声波疗法：超声波是一种频率很高的声波，因为这种声波不能被人的耳朵听到，所以称为"超声波"。超声波在人体内主要有三个作用：一是按摩作用，即超声波可对人体的细胞产生一定的压力，使细胞出现微小的运动，从而改变细胞的状态，达到治病的目的；二是温热作用，即人体吸收超声波的能量后，可在组织内出现发热反应，所产生的热量具有镇痛，解除肌肉痉挛，改善组织微循环状态等作用；三是生物学作用，即超声波可影响人体内某些化学或生物学的变化过程，改变酶的活性等，从而改变人体内的代谢环境和状态，使疾病向好的方向转化。超声波疗法对颈椎病的主要作用有：神经系统具有对超声波敏感的特性，小剂量的超声波对神经有抑制作用，可使神经的传导速度减慢，从而具有明显的镇痛作用；超声波可使皮肤发热充血，皮肤的血液循环加快，可以改善皮肤麻木等感觉异常；超声波可有效地解除肌肉痉挛，使肌肉放松，达到减轻肌肉及软组织疼痛的目的。

（7）经络磁场疗法：经络磁场疗法是用磁场作为经络穴络的一种刺激能，治疗某些疾病的方法。对颈椎病伴有肌肉劳损、肌肉筋膜炎的病例和少数神经根型颈椎病疼痛较明显的病例进行治疗，其在减轻疼痛方面确有一定效果。所采用的磁性材料有：铈－钴－铜－铁合金或钐－钴合金等。治疗方法可将磁石体直接贴敷于患处或穴位上，也可应用磁疗机治疗。

（8）石蜡疗法：以加温后的液体石蜡作为导热体，涂敷于疼痛部位以达到治疗目的的治疗方法，称为石蜡疗法。石蜡是高分子的碳氢化合物，具有热容量大、导热性小的特点。当液体热蜡冷却时能释放大量热能并逐渐变硬，体积可缩小 1%～20%，具有良好的可塑性与黏滞性。石蜡的治疗作用主要是温热作用和机械压迫作用，前者使局部血管扩张，促进血液循环，加强组织代谢过程，使细胞膜的通透性增加，有利于血肿或渗出物的吸收，故可消肿、消炎，并有明显的止痛和解痉作用。后者能使石蜡与皮肤紧密接触，有利于促进渗出物的吸收，并使热传导较深而且持久。在临床上，石蜡疗法可应用于颈椎病伴有明显的颈肩痛。

（9）水针疗法：水针疗法是指将某些药物进行穴位注射或痛点注射，是一种对症治疗措施，对消除疼痛、麻木、头晕、失眠等症状有较好的效果，常与其他治疗方法配合使用。常用的药物有：0.25%～1%盐酸普鲁卡因加泼尼松龙混悬液，维生素 B_1、维生素 B_{12}、5%葡萄糖注射液、50%～100%丹参注射液、50%狗脊注射液等。其中维生素 B_1、维生素 B_{12} 应用于以麻木为主要症状的患者，而丹参注射液对患有疼痛及植物神经系统功能紊乱的患者有良好的效果。

192. 中医穴位封闭疗法有益颈椎病吗

由于颈椎病给患者带来疼痛，经常要用止痛片止痛，严重时也可以用封闭疗法来缓解疼痛症状。一般的封闭疗法是在穴位或局部压痛最明显处，选用 1% 普鲁卡因 3 ～ 5 毫升注射，可减轻疼痛症状。但这种方法对神经根型或脊髓型的疼痛，则很难取得明显的效果。

除了采用颈部穴位和痛点注射法外，目前还在某些医院开展了椎体前外侧、椎间盘内和星状神经节的局部封闭法。应用封闭的药液主要为 1% 普鲁卡因加地塞米松 10 毫克。进行椎体前外侧、椎间盘内注射时，患者仰卧，头稍旋向健侧，以病椎为中心，消毒后局麻，用左手食、中指垂直压放于额动脉与气管食管之间，指端稳定地压于椎体前侧面，于颈动脉内侧刺入注射针头 1 厘米，即可触及椎体，将药液浸润地注射到椎体筋膜、前纵韧带与骨膜下，范围包括两个椎体，然后在骨面上移动针头刺入椎间盘内 0.8 ～ 1 厘米，再注入药液 0.5 ～ 2 毫升。星状神经节的封闭则是将药液直接注入神经节处。一般 2 ～ 5 次为一疗程,每次间隔 3 ～ 7天。封闭药液，除激素、普鲁卡因外，B 族维生素、葡萄糖液、中药针剂等也较为常用，治疗效果一般较好。

193. 什么是刮痧疗法

刮痧疗法具有悠久的历史和丰富的内容，是祖国医学临床治疗中一种独特的外治方法。

现代医学认为，刮痧可以扩张毛细血管，增加汗腺分泌，促进血液、淋巴液、组织间液的循环，增加组织细胞供氧，促进体内毒素的排泄和分解，解除肌肉痉挛和疼痛，促进细胞的再生与活化，加强新陈代谢，增强免疫功能，从而提高人体的防御机能和抗病能力。

传统医学认为，刮痧疗法能调整气血，平衡阴阳，调节经络及脏腑功能。通过疏通经络，调和气血，从而达到防病治病的目的。几千年来，刮痧疗法以其简便易行，成本低廉，效果显著，老少皆宜等优点，顽强的植根于民众之中，成为家庭保健疗疾的主要方法之一。

比较理想的刮痧工具是用天然水牛角制成的刮痧板，但有时也可用汤匙、硬币等一些替代品，水牛角能清热、解毒、凉血、定惊，用其制成刮痧板对人体肌肤无不良反应，亦无毒性刺激，结实耐用，价格便宜，不可不备。

194. 刮痧的操作方法

刮痧板多呈长方、椭圆形或其他形状，但大多一边薄，一边厚，边缘光滑。手持刮痧板在皮肤特定部位朝一个方向刮拭，直至皮下出现红色或黑紫色刮痕（称为"出痧"）。保健刮痧时，手握薄面，用厚面刮拭皮肤，速度较慢，力度要轻，一星期刮拭一次，不要求出痧；治疗疾病时，手握刮痧板厚面，用薄面刮拭皮肤，力度要重些，速度较快，或因人而异。一般 3～6 天刮拭一次，或上次的痧退净后再刮。3～6 次为一疗程，刮拭后饮 300～500 毫升温开水。

刮痧的角度掌握在 45°～90° 之间，不要超过 90°，以免挫伤皮肤或关节。刮痧板运动的方向在头部以百会穴为中心向下刮拭；在面部以鼻梁为中心线，分别向两侧刮拭；在颈部，无论前后均向下刮拭；在肩部，向两侧刮拭；在背部，从上到下刮止尾骨；在胸部，从中心点向下刮拭，两侧分别向外刮拭；腹部向下刮拭。刮拭的距离要长一些，单向运动，不要反复。

刮痧时除了要向着刮拭的方向和部位用力以外，重要的是要对肌肤有向下的按压力，因为经脉在人体有一定的深度，必须使刮拭的作用力传导到深层组织，才有治疗作用。刮板作用力透及的深度一定要达到皮下组织或肌肉方可，如果作用力大，甚至可以达到内脏和骨骼。刮痧最忌讳不使用按压力，仅在皮肤的表面进行摩擦，这种刮法是极其错误的，不但没有治疗效果，还会因为反复摩擦，造成皮肤局部水肿，甚至破损。但是，也并不是说按压力越大越好，根据人的体质、病情的不同，治疗时所选取的按压强度也会有所不同；在骨骼突起的部位按压力应较其他部位作适当减弱。力度的大小要根据患者的体质、病情及其承受能力来决定。正确的刮拭方法，应当始终保持按压力。每次刮拭的速度要均匀，力度应保持平稳，不要忽轻忽重，头轻尾重或是头重尾轻。

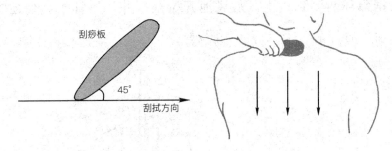

患病初期，痧色可为粉红色，随着病程延长或病情加重，痧色可为深红或紫红色，甚至出现黑色豆，这些痧色的出现，都是正常现象。

为了保护皮肤，不至于刮痧时造成损伤，操作时要使用麻油、豆油等润滑剂。现在市面上已有刮痧专用的"刮痧乳"出售，效果较好，可以配合刮痧使用。

在进行刮痧治疗的时候，尽量保持患者的体位舒适，使需要刮痧的部位处在一个舒适放松的姿势下，以便有利于配合治疗。同时施术者的姿势要注意随时调整，注意保持合适的位置、步态、姿势，以有利于施术者的发力和持久操作。

195. 刮痧疗法治疗颈椎病如何操作

人体颈部总共有六条阳经通过，大椎为"诸阳之会"，阳经中的精髓直接通过督脉灌输于脑，颈部是必经之路。所以经常刮拭颈部，具有育阴潜阳，补益人体正气，防治疾病的作用。刮拭时应当注意：用力要轻柔，如果患者的颈椎棘突突出，也可以用刮板棱角点按在棘突之间进行刮拭，刮拭颈两侧到肩上时，一般应尽量拉长刮拭距离，即从风池一直到肩井附近，中途不能停顿。颈部到肩上的肌肉比较丰厚，用力可以稍重，一般可以用平补平泻手法，即使用力重、频率慢的手法。

①刮拭颈部正中线（督脉颈部循行部分），从哑门开始直达大椎（如图示）。

②刮拭颈部两侧到肩上，从风池开始至肩井、巨骨穴。经过的穴位包括肩中俞，肩外俞、秉风等（如图示）。

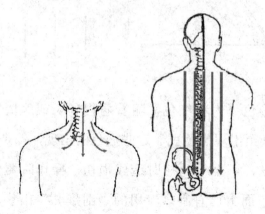

进行背部刮拭时，主要按着由上向下的顺序进行。一般先刮后背正中线的督脉，接下来再刮两侧的夹脊穴和膀胱经。可以先使用局部按揉法对穴区内督脉以及两侧膀胱经附近的敏感压痛点进行按揉，再按照从上向下的顺序刮拭穴区内的经脉。刮拭背部包括以下几条线①背部正中线即督脉；②夹脊穴（胸椎、腰椎和骶椎棘突两侧旁开0.5寸）；③背部足太阳膀胱经循行路线（脊椎旁开1.5和3寸的位置）。

在进行刮拭时需要注意：背部正中线的刮拭时手法要轻柔，用力不可过大，以免伤及脊椎。身体虚弱、脊椎棘突突出者，可由上向下用刮板的棱角点按两棘突之间刮拭。背部两侧的刮拭可视患者体质、病情用泻刮法或平补平泻的刮法，用力要均匀持久，尽量拉长刮拭距离。背部刮痧具有十分重要的作用，它不仅可以治疗疾病还可以诊断疾病，长期刮拭还具有强身健体的功用。

196. 什么是颈椎病香熏疗法

香熏疗法是中医灸疗法中的一种，类似于灸疗法中使用香柱的温和疗法。它是用多种中草药特制的香柱，点燃后在患者体表一定部位熏灸，以香柱特有的药味及温热效应渗透体表，进而通过经络的传导，使热力和药物有效成分深入脏腑组织，以调整患者生理功能，达到防病治病，保健身体的目的。

香熏疗法能调和阴阳、温通经络、驱散寒邪、增强免疫功能，适用于内、外、妇、儿科等多科疾病，由于其操作简便，成本低廉，对环境条件无严格要求，很适合在家庭中使用。

使用香熏疗法时，一定要注意安全，避免患者烫伤。妇女在月经期、妊娠期，10 岁以下儿童一般不用此法。阴虚阳亢、邪热内炽、阴液不足、极度衰弱及一切实热症，醉酒均不宜香熏；口面部、生殖器官等处也不宜香熏。此外，据文献资料，尚有四五十个穴位是不能进行香熏的，施术者应予以充分注意。

先香熏足部颈项反射区，热感以能忍受为度，每次 15 ～ 20 分钟，再熏灸涌泉穴 3 分钟（哪一侧上肢肩麻熏哪一侧）；再香熏颈、肩、背区域共 30 分钟，腰骶 20 分钟。主要熏灸穴位：天柱、曲垣、肩井、翳风每穴 5 分钟。

197. 如何用针刺疗法治疗颈椎病

【治法】活血通经。以颈夹脊及手足太阳、足少阳经穴为主。用毫针泻法或平补平泻法。

【处方】大椎、风池、颈夹脊、天柱、肩井、后溪、合谷、外关。

【操作】夹脊穴的刺入方法：取 28 ～ 30 号 1.5 ～ 2 寸毫针，向夹脊方向成 75° 刺入或旁开夹脊穴 0.5 寸成 45° 角刺入，至针尖有抵触感时退针 5 分，采用提插结合捻转法尽量促使针感传导。疼痛重者用紧提慢插法，肢体麻凉明显者紧插慢提。留针 20 分钟，每 5 分钟运针一次。

【配穴】劳伤筋骨者，加膈俞、肩髃、养老；肝肾精亏者，加肝俞、肾俞、阳陵泉；风寒外袭者，加风门、风池、外关。

【电针疗法】根据颈椎病变部位选取病变椎体节段上下夹脊穴，针刺得气后接通 BT-701 型电麻仪，用连续波治疗，治疗期间用颈围护颈制动。

【针刺配合刮痧疗法】取风池、颈夹脊、合谷、后溪，随症配合天宗、肩髃、合谷、臂臑等穴加减，以督脉经及病变经脉为主进行刮痧治疗。

【成方选录】

（1）颈椎夹脊穴、大椎、曲池、合谷。

（2）颈夹脊、大椎、手三里、外关、后溪。

（3）天柱、大椎、风池、列缺、后溪、天鼎、缺盆、肩井。

（4）神经根型：肩井、曲池、合谷、后溪、养老。

（5）椎动脉型：百会、太阳、三阴交、太溪、行间。

（6）颈型颈椎病：百会、心俞、太冲、足三里、太阳、外关、委中、阳陵泉。

198. 中医对颈椎病是如何辨证的

颈椎病常伴有骨质疏松或者易发生骨折，而中医认为肾主骨，用补肾法可以治疗骨质疏松。所以治疗颈椎病的药物一般要有补肝益肾的功效。另外药物要有增强免疫力的功效，这样对治疗颈椎病有辅助作用，并可以防止一些邪毒再次入侵，是治病的根本。若肌肉、韧带得不到很好的修复，必然使血液的微循环不好，所以药物要有活血化瘀、疏通筋脉、改善微循环的作用。血液的微循环不好与中医的痹症有关，一般是受到了风寒湿等毒邪的影响，因为气血得寒而凝、得温而行，所以药物要有去除风寒湿等毒邪的功效。另外药物要有补气的功效，中医理论认为气体具有推动血液的作用，有助于微循环，气血又是构成人体和维护生命活动的基本物质。现代医学对肌肉、韧带、软骨和骨质疏松的修复就是促进骨胶原蛋白合成和分泌平衡。所以用的药物只有具备以上所有的功效才能从营养骨骼，修复病变组织，增强机体免疫功能，阻断骨病骨毒的入侵，使颈椎病得到康复。而颈椎病的中医分型为辨证施治提供了依据。从现代医学观点看，同属于神经根型或椎动脉型或脊髓型的患者，因其有不同的病因、征象和脉象，所以按中医分型可能属于不同的类型，其治则不同，用药也不一致。中医治疗颈椎病以温补肝肾、养血益精为主，以祛风胜湿、活血通络为辅，多采用内服中药的方法，分类型进行辨证论治，如果运用得当，临床效果非常明显，现辨证施治举隅如下：

（1）风湿外袭

主症：颈项强硬，微恶风寒，头项疼痛连肩，身重转侧不利，舌苔薄白，脉浮或浮紧。治法：祛风胜湿，通络止痛。方用羌活胜湿汤加葛根、威灵仙。

例1：邹某，男，43岁。偶因天寒淋雨，翌晨右颈后及肩背酸痛，不能转侧，坐立行走痛甚，须以手托头，缓缓移步。头项时觉筋急拘挛，苔薄白，脉浮紧。证为风寒湿外袭太阳经脉，治宜祛风胜湿。通络止痛。方用羌活胜湿汤加味：葛根15克威灵仙羌活独活防风蔓荆子藁本各10克，甘草3克，川芎6克。服3剂而愈。（《中医药导报》2007-08-09）

（2）气血瘀阻

主症：头项刺痛，痛连肩胸，咳时尤甚。或手臂麻痛，寐时加重。或下肢痿软拘挛，甚至瘫痪。唇暗，或两目暗黑，舌暗红或有瘀斑或瘀点，脉涩或弦紧。证属气血瘀阻，治宜活血祛瘀，益气通络。选方：瘀在胸背连及肩颈者，用血府逐瘀汤加减；瘀在腰脊连及颈项者，用鹿角利腰汤加羌活、粉葛、三七；瘀在肢体经络者，用补阳还五汤加木瓜、丝瓜络、甲珠等。

例2：刘某，女，64岁。头项胀痛5年。近2年来，左胸及肩部刺痛，伴眼花耳鸣，胸闷气短，食纳可，二便调。面唇紫暗，舌质淡紫，舌边有瘀点，苔薄白，脉沉涩。X线摄片报告颈椎生理弧度消失，第5～6颈椎上关节突骨质增生。西医诊断为"颈椎病合并冠心病"。证属瘀血阻滞胸背络脉。治用血府逐瘀汤加减：生地、丹参、怀牛膝各15克，当归、枳壳、柴胡各10克，川芎、红花、桔梗各6克，白芍12克，甘草、三七粉各3克。服药6剂后诸症悉减，仅后胸稍沉胀痛。守原方再进10剂，症状基本消失。最后以归芍六君子汤调理善后。（《中医药导报》2007-08-09）

（3）痰饮阻滞

主症：头项强痛，肩臂不舒，咳嗽痰多，胸闷气喘，唇暗舌质紫，苔黄腻，脉弦滑。治法：燥湿化痰，理气通络。方用指迷茯苓丸加味。

例3：黄某，男，55岁。左肩项强痛，双臂胀痛不舒，咳嗽吐痰不爽，胸脘痞闷，舌苔黄腻，脉弦滑。颈椎摄片见第4～7颈椎明显骨质增生。西医诊断为"慢性支气管炎合并颈椎病"。此属痰饮停滞，阻滞经络之肩颈痛。治宜祛痰通络止痛。方用指迷茯苓丸加味：法夏枳壳、白芥子、地龙各10克，茯苓30克，风化硝6克。服6剂后颈肩痛明显好转，痰易咯出。上方去风化硝加杏仁、紫菀各10克，再进10剂，服后诸症

基本消失。继以归芍六君子汤加减健脾除湿，肩颈疼痛未见复发。(《中医药导报》2007-08-09)

（4）气血亏虚

主症：头项酸痛不适，肩臂麻木不仁，少寐多梦，自汗盗汗。女性患者每于月经期症状加重，或经期紊乱。舌质淡，苔薄白，脉细弱或沉涩。治法：益气养血，通络行痹。方用黄芪桂枝五物汤加减。

例4：肖某，女，43岁。右侧头枕痛，左侧肩臂麻木，多梦少寐。月经一月两潮，右伴侧头身常自汗出，舌质淡，苔薄白，脉细弱。X线摄片报告第4～7颈椎骨质增生。证属气血虚弱，营卫失调。治宜益气养血，调和营卫，方用黄芪桂枝五物汤加减：黄芪20克，白芍、鸡血藤各15克，桂枝、生姜、大枣、当归各10克。服10剂，肩臂麻木、自汗等症已缓解。原方加防风再进10剂，诸症基本消失。继以十全大补汤收功。(《中医药导报》2007-08-09)

（5）阴虚风动

主症：肩项不适，眩晕耳鸣，不可转侧，伴神疲乏力，健忘少寐，腰膝酸软。舌质红，苔薄白，脉弦细。证属肝肾阴虚，经脉失养。治宜补益肝肾，熄风通络。方用左归丸加减。

例5：文某，女，58岁。颈部僵硬不适，眩晕耳鸣，头身不可转侧，需人扶持，否则眩晕欲倒。腰膝酸软，口燥咽干。舌质淡红，苔薄白，脉弦细。X线摄片报告颈椎生理弧度消失。第4～7颈椎骨质质增生。此属肝肾亏虚，水不涵木，阴虚风动。治当滋水涵木，填精熄风。用左归丸加减：熟地12克，怀山药、山茱萸、菟丝子、鹿角胶、龟板、钩藤、刺蒺藜、煅石决明各10克，白芍10克。服10剂眩晕好转。再进原方6剂，颈已不僵硬，头颈可转侧而眩晕明显减轻。但仍腰痛、颈酸胀。原方去钩藤、白蒺藜，加继断、杜仲各10克，服10剂后眩晕及颈部症状基本消失，

仅觉足膝酸软，手足心烦热。此肾虚之象，当缓图之，改服六味地黄丸 1月，渐愈。（《中医药导报》2007-08-09 ）

199. 治疗颈椎病的民间验方有哪些

所谓民间单验方，从表面看，是民间的。其实，中医里的处方绝大多数是来自于民间。只是后来医生去加以整理，总结，验证，证实有很好的效果，从而被流传下来。这些处方几乎都是在医学书籍里，或是在医学文献里有记载的验方。它是许多医生使用过，或是民间使用过，证实是效果很好，而一直流传下来的中医处方。它可以包括食疗方，草药方，中药方。单方，一般是指一到二种的药物或食物。偏方，顾名思义就是很少人去使用的方。其实，单验偏方的治疗疾病的效果都是很好的，它们是祖国医学宝库中的重要的组成部分。

全蝎蜈蚣汤

【药方】全蝎 10 克，蜈蚣 2 条，鹿衔草、川芎、当归、自然铜、乌梢蛇各 15 克。

【用法】将药加水煎煮 2 次，取药汁混合，每日饮服 2 次。

【主治】颈椎病。

【出处】《江西中医药》，1990，第 21 期。

小贴士

全蝎，又名钳蝎、全虫、蝎子。全蝎食用、药用历史悠久。钳蝎的主要药用成分为蝎毒素（Buthotoxin），据《本草纲目》和《中国药典》载，全蝎具有"熄风镇痉、消炎攻毒、通络止痛"功能。全蝎也是一种高档美味佳肴，营养丰富，食之有防病治病、增强免疫力和抗衰老等功能，备受中外宾客青睐。钳蝎的药用精华主要在于蝎毒，蝎毒对神经系统、消化系统、心脑血管系统、癌症、皮肤病等多种疾病，以及对人类危害极大的多种病毒均有预防和抑制作用。

白芍木瓜汤

【药方】白芍 30 克，木瓜 13 克，鸡血藤 15 克，葛根、甘草各 10 克。

【用法】每日 1 剂，水煎分 2 次服。

【主治】颈椎病。

【出处】《当代中国名医高效验方 1000 首》。

苍术白芍汤

【药方】苍术、炒白芍、茯苓各 20 克，川芎 15 克，桔梗、干姜、厚朴、甘草各 10 克。

【用法】制成合剂，每次 30 毫升，每日 3 次，2 周为 1 疗程。

【主治】颈椎病。

【出处】《北京中医学院学报》，1986，第 9 期。

葛根灵仙汤

【药方】葛根 25 克，威灵仙、鸡血藤各 15 克，白芍 15 ～ 30 克，甘草 6 克，炙蜈蚣 2 条（研水冲服）或全蝎 8 克。

【用法】本方每日 1 剂，水煎服，可随症加减。

【主治】颈椎病。

【出处】《陕西中医》，1987，第 8 期。

> **小贴士**
>
> 　　葛根为豆科植物葛的根，其主要成分有：多种异黄酮（大豆甙、大豆甙元、葛根素等），葛根苷，三萜类，生物碱类。传统中药学认为葛根味甘辛，性平，归脾胃经，具有解肌退热、透发斑疹、鼓舞胃气、生肌止渴、升阳止泻的功效。主要用于外感发热、头项强痛、斑疹不透、脾虚泄泻、高血压病、冠心病等。葛根用于治疗颈椎病由来已久，《伤寒论》中有葛根汤、桂枝加葛根汤治疗"项背强几几"的记载。

白芍甘草汤

【配料】白芍 30 克，甘草 15 克，酸枣仁、牡蛎各 10 克，威灵仙、元胡各 12 克。

【用法】将药加水煎煮 2 次，取药汁混合，每日分 2 次饮服。

【主治】颈椎病。

【出处】《中医骨伤科杂志》，1987，第 3 期。

200. 治疗颈椎病的中成药有哪些

　　使用中成药治疗颈椎病是一种重要手段，如果配合外敷药同治效果则较为明显。依据中医的基础理论，结合患者的具体病情，选用适当的中药组方，可以有效地治疗颈椎病。对发病早期及气滞血瘀明显者，重用通经活血、舒筋止痛之药，如"小活络丸""大活络丸"等。对寒湿重者加健脾利湿药；对风湿重者加祛风除湿药，如"独活寄生丸"等。对病程较长的患者可选用"六味地黄丸"等。总之，不管如何使用中成药，都要以辨证施治为最主要的原则，才能取得满意的疗效。

大活络丸

【药物组成】蕲蛇（酒制）、制草乌、豹骨（制）、人工牛黄、乌梢蛇（酒制）、天麻、熟大黄、麝香、血竭、熟地黄、天南星（制）、水牛角浓缩粉等50味。

【功能主治】祛风，舒筋，活络，除湿。用于风寒湿痹引起的肢体疼痛、手足麻木、筋脉拘挛、中风瘫痪、颈椎病等。

【用法用量】温黄酒或温开水送服，一次1～2丸，一日2次。

【禁忌】孕妇忌服。

【注意事项】服用前应除去蜡皮、塑料球壳及玻璃纸。本品不可整丸吞服。

小活络丸

【组成】胆南星、制川乌、制草乌、地龙、制乳香、制没药。

【功能】祛风除湿，活血通络。多用于治疗痹证。症见一侧偏瘫、手足麻木不仁或疼痛，或四肢关节疼痛、屈伸不利等。现代用于脑血管意外及中风后遗的半身不遂、风湿性关节炎、类风湿性关节炎、颈椎病等。

【用法用量】蜜丸剂，每盒10丸。成人口服，每次1丸，每日2次。

【禁忌】孕妇慎用。

【注意事项】本药药力颇峻，只宜于体实者。

独活寄生丸

【药物组成】独活、寄生、杜仲、牛膝、秦艽、茯苓、肉桂、防风、党参、当归、川芎、甘草、白芍、熟地黄、细辛。

【功能主治】祛风湿，散寒邪，养肝肾，补气血，止痹痛。用于肝肾两亏、气血不足之风湿久痹、腰膝冷痛、关节不利等症。现代多用于风湿关节炎、类风湿关节炎、坐骨神经痛、颈椎骨质增生、腰肌劳损、颈椎病等。

【用法用量】蜜丸剂：每丸9克，每次9克，每日2次，温开水加黄酒少许空腹冲服。

【注意事项】孕妇慎用。

颈腰康胶囊

【药物组成】制马钱子、地龙、红花、乳香、没药、醋炒、牛膝、骨碎补、香加皮、伸筋草、防己。

【功能主治】舒筋通络，活血祛瘀，消肿止痛。

【用法用量】饭后口服，一次 3 粒，一日 3 次；骨折疗程 2 个月；或遵医嘱。

【禁忌】孕妇和哺乳期妇女禁用。

【注意事项】在医生指导下使用；不宜超量、超疗程长期使用。

201. 治疗颈椎病的祛风湿散寒药有哪些

本类药物多辛苦温，入肝脾肾经。辛以祛风，苦以燥湿，温以胜寒。具有祛风湿、散寒止痛、舒筋通络等作用，尤以止痛为其特点。主要适用于风湿痹痛属寒者，症见肢体关节疼痛，筋脉拘挛，痛有定处，遇寒加剧等。

独活

为伞形科植物重齿毛当归的干燥根茎。春初或秋末采挖，除去残茎、须根及泥土，阴干或烘干，切片入药。生用。

（1）性味归经：辛、苦，微温。归肾、膀胱经。

（2）功用与临床应用：

①祛风湿，止痹痛。本品为治风湿痹痛要药。凡风寒湿痹，无问新久皆可用。又因性善下行，尤以腰膝、腿足关节疼痛属下部寒湿重者为宜。常与当归、牛膝、杜仲、白术等配伍使用。

②解表。本品能发汗解表、散风祛湿，用于外感风寒挟湿表证。多与羌活、防风、荆芥等配用。

（3）用法用量：煎服，3～9克。外用，适量。

威灵仙

为毛茛科植物威灵仙、棉团铁线莲或东北铁线莲的干燥根及根茎。秋季采挖，除去泥沙，晒干。生用。

（1）性味归经：辛、咸，温。归膀胱经。

（2）功用与临床应用：

①祛风湿，通络止痛。本品辛散温通，性猛善走，通行十二经脉，既能祛风湿，又能通经止痹痛。凡风湿痹痛，麻木不仁，无论上下皆可用，为风湿痹痛要药。尤宜于风邪偏盛，拘挛掣痛者。单用为末服，或配伍当归、肉桂同用。

②消骨鲠。本品味咸，有软坚消骨鲠作用，用于诸骨鲠咽。可单用或加砂糖、醋煎汤，慢慢咽下，一般可使骨鲠消失。

（3）用法用量：煎服，6～9克。治骨鲠可用30～50克。外用适量。

（4）注意事项：本品辛散走窜，气血虚弱者慎用。

川乌

为毛茛科植物乌头的干燥母根。夏、秋季采挖，晒干。生用或制后用。

（1）性味归经：辛、苦，热；有大毒。归心、肝、脾、肾经。

（2）功用与临床应用：祛风除湿，散寒止痛。本品为治风寒湿痹证之佳品，尤宜于寒邪偏盛之风湿痹痛。因其散寒止痛之功显著，又常用于阴寒内盛之心腹冷痛。本品麻醉止痛作用又适用于跌打损伤、骨折瘀肿疼痛等。

（3）用法用量：煎服，1.5～3克。若作散剂或酒剂，1～2克；入汤剂应先煎 0.5 ～ 1 小时。外用适量。

（4）注意事项：一般制后用，生品内服宜慎。孕妇忌用。反半夏、瓜蒌、贝母、白及、白蔹。不宜久服，生品只供外用。酒浸、酒煎服易致中毒，应慎用。

乌梢蛇

为游蛇科动物乌梢蛇除去内脏的全体。夏、秋二季捕捉。用酒闷透，晒干切段入药。

（1）性味归经：甘、平。归肝经。

（2）功用与临床应用：

①祛风通络。本品能搜风邪，透关节。用于风湿痹痛。治手足缓，不能伸举之行痹，常与防风、天南星、白附子等同用。又本品能燥湿祛风、杀虫，用于一切干湿癣证。常与干荷叶、枳壳为散服。

②定惊止痉。本品有定惊止痉之功。适用于破伤风，小儿急慢惊风，痉挛抽搐等证。常与白花蛇同用。此外，本品又可治疗瘰疬、恶疮。

（3）用法用量：煎服，9 ～ 12 克；研末，每次 2 ～ 3 克。或入丸剂、酒浸服。外用，适量。

（4）注意事项：血虚生风者慎服。

木瓜

为蔷薇科植物贴梗海棠和木瓜（榠楂）的干燥近成熟果实。夏、秋二季果实绿黄时采摘。皱皮木瓜置水中烫至外皮灰白色，对半纵剖后晒干；光皮木瓜纵剖成二或四瓣置沸水中烫后晒干。切片，生用。

（1）性味归经：酸，温。归肝、脾经。

（2）功用与临床应用：

①舒筋活络。本品有较好的舒筋活络作用，且能去湿除痹，为久风

顽痹、筋脉拘急之要药。用于治疗风湿痹痛，筋脉拘挛，亦常用于腰膝关节酸重疼痛。又本品温通，去湿舒筋，常用治脚气水肿疼痛。

②化湿和胃。本品温香入脾，能化湿和胃，且能舒筋活络以缓挛急，用治中焦湿浊之吐泻转筋，无论属寒属热，各随配伍均可运用。此外，本品尚能消食，可用于消化不良。并能生津止渴，可治津伤口渴。

（3）用法用量：煎服，6～9克。

（4）注意事项：胃酸过多者不宜用。内有郁热，小便短赤者忌服。

伸筋草

为石松科植物石松的干燥全草。夏、秋二季茎叶茂盛时采收，晒干。切段，生用。

（1）性味归经：微苦、辛，温。归肝、脾、肾经。

（2）功用与临床应用：祛风湿，舒筋活络。本品能祛风湿，尤善舒筋络，常可单用煎服，或与虎杖、木瓜、络石藤等同用。用治风湿痹痛，四肢关节酸痛，伸屈不利，皮肤不仁等。又本品辛散温通，既舒筋活络，又消肿止痛，用治跌打损伤，瘀肿疼痛。多与乳香、没药、桃仁、红花等药配伍。

（3）用法用量：煎服，3～12克。外用，适量。

（4）注意事项：孕妇慎用。

路路通

为金缕梅科植物枫香树的干燥成熟果。冬季果实成熟后采集。晒干。生用。

（1）性味归经：苦，平。归肝、肾经。

（2）功用与临床应用：

①祛风通络。本品长于祛风湿而通络，用于风湿痹痛，肢体麻木，

四肢拘挛等。多与伸筋草、络石藤、秦艽等配用。若用治跌打损伤，筋骨疼痛，则与三七、红花、乳香、没药等同用。

②利水。用于水肿、小便不利。可与猪苓、泽泻、白术等配伍。

③下乳。本品能通经下乳，用于乳汁不通，乳房胀痛等证。与王不留行、穿山甲、漏芦等同用。此外，还有祛风止痒之功，用于风疹瘙痒，可与地肤子、刺蒺藜、苦参等配伍，内服或外洗。

（3）用法用量：煎服，5～9克。外用，适量。

（4）注意事项：月经过多及孕妇忌服。

202. 治疗颈椎病的祛风湿清热药有哪些

本类药物多辛苦寒，入肝脾肾经，辛散苦泄寒清，故多具有祛风胜湿，通络止痛，清热消肿等作用。适用于风湿热痹，关节红肿热痛诸症。

秦艽

为龙胆科植物秦艽、麻花秦艽、粗茎秦艽或小秦艽的根。前三种按性状不同分别习称"秦艽"和"麻花艽"，后一种习称"小秦艽"。春、秋二季采挖，晒干，去芦头，切片，生用。

（1）性味归经：辛、苦，平。归胃、肝、胆经。

（2）功用与临床应用：

①祛风湿，通络止痛。本品能祛风湿，舒筋络，流利关节，又为风药中之润剂，故各种风湿痹痛均可用。用于风湿痹痛，筋脉拘挛及手足不遂等。但性寒清热，以热痹更宜。多配伍丹皮、防己、络石藤等同用。又本品既能祛风邪，舒筋络，又善"活血荣筋"可用于治疗中风半身不遂，口眼㖞斜，四肢拘急，舌强不语等。单用大量水煎服即可。

②退虚热。本品能退虚热、除骨蒸，为治疗虚热要药。用于骨蒸潮热。

常与知母、地骨皮、鳖甲等同用。

③清湿热。本品能清利肝胆湿热而退黄疸，用治湿热黄疸。常与茵陈蒿、栀子、猪苓等药配用。亦可单用。

（3）用法用量：煎服，3～9克。大剂量可用至30克。

防己

为防己科植物粉防己（汉防己）或马兜铃科多年生缠绕草本植物广防己（木防己）的根。秋季采挖，洗净，切段，晒干。生用。

（1）性味归经：苦、辛，寒。归膀胱、肺经。

（2）功用与临床应用：

①祛风湿，止痛。本品祛风除湿止痛之中又能清热。用治痹证，尤宜于湿热偏胜者，症见骨节烦痛，屈伸不利。常配滑石、薏苡仁、栀子等同用。适当配伍亦可用治风寒湿痹。

②利水消肿。本品善走下行，能清湿热，利小便，尤以泄下焦膀胱湿热见长。宜于下肢水肿，小便不利者。用治风水之证，常与黄芪、白术、甘草等同用。又本品苦以燥湿，寒以清热，与苦参、金银花等配伍，可用于治疗湿疹疮毒。此外，本品有降血压作用，可用于高血压病。

（3）用法用量：煎服，4.5～9克。祛风止痛宜木防己，利水退肿宜汉防己。

（4）注意事项：本品大苦大寒易伤胃气，胃纳不佳及阴虚体弱者慎用。

雷公藤

为卫矛科植物雷公藤的全株。叶夏季采，花、果实夏秋采，根秋季采。用根者连根拔起，去净泥土，把根与茎分开，放通风处晾干，切段用。

（1）性味归经：苦、辛，寒。有大毒。归肝、肾经。

（2）功用与临床应用：

①祛风除湿，活血通络，消肿止痛。本品为治风湿顽痹要药，清热之力强，消肿止痛功效显著，用治风湿痹痛之证。相当于现代的类风湿性关节炎、风湿性关节炎及坐骨神经痛等疾病，尤宜于关节红肿热痛，肿胀难消，功能受限，甚至关节变形者。内服或外敷均可，亦可入复方中用之。能改善功能活动，减轻疼痛。

②杀虫解毒。本品能燥湿止痒，且能以毒攻毒，并有杀虫、消肿之功。对多种皮肤病皆有良效，用于治疗顽癣、湿疹、疥疮、疔疮肿毒、腰带疮、皮肤瘙痒等证。如治疗顽癣等可单用，或随证配伍防风、荆芥、白蒺藜等。

（3）用法用量：煎服，10～25克（带根皮者减量），文火煎1～2小时；研粉，每日1.5～4.5克。外用，适量，捣烂或研末外敷、调擦。

（4）注意事项：本品有大毒，内服宜慎。外敷不可超过半小时，否则起疱。孕妇、体虚弱者忌用。内脏有器质性病变及白细胞减少者慎用。

桑枝

为桑科植物的干燥嫩枝。春末夏初采收，去叶，晒干，或趁鲜切片，晒干，生用或炒用。

（1）性味归经：微苦，平。归肝经。

（2）功用与临床应用：

祛风湿，利关节。本品祛风湿而善达四肢经络，通利关节，用治痹症无论寒热、新久均可应用，但更适宜于风湿热痹，肩臂、关节酸痛麻木者。虽可单用，但药力较弱，常随寒热新久之不同，配伍其他药物。

又本品与柳枝、杉枝、槐枝等药配伍外洗，用治风毒侵袭之手足疼痛，皮肤不仁。此外，本品尚能利水，治疗水肿；祛风止痒，治疗白癜风、皮疹瘙痒；生津，治疗消渴。

（3）用法用量：煎服，9～15克。外用适量。

豨莶草

为菊科植物豨莶草、腺梗豨莶或毛梗豨莶的干燥地上部分。夏、秋二季花开前及花期均可采割。除去杂质，晒干，切段，生用或黄酒蒸制用。

（1）性味归经：辛、苦，寒。归肝、肾经。

（2）功用与临床应用：

①祛风湿，利关节。本品能祛筋骨间风湿，通经络而利关节。生用宜于风湿热痹；酒制则寓有补肝肾之功，常用于风湿痹痛兼有肝肾不足之证。可单用为丸服，或辨证与其他药物配伍使用。

②解毒。本品生用能祛风化湿，清热解毒，用治风疹、湿疮、疮痈等，单用内服或外洗。如配伍白蒺藜、地肤子、白藓皮等祛风利湿止痒之品治疗风疹湿疮。此外，本品能降血压，可治疗高血压病。

（3）用法用量：煎服，9～12 克。外用适量。

（4）注意事项：治疗风湿痹痛、半身不遂宜制用，治疗风疹湿疮、疮痈宜生用。

丝瓜络

为葫芦科植物丝瓜的干燥成熟果实的维管束。夏、秋二季果实成熟、果皮变黄、内部干枯时采摘，除去外皮及果肉，洗净，晒干，除去种子。切段生用。

（1）性味归经：甘，平。归肺、胃、肝经。

（2）功用与临床应用：

①祛风，通络。用治风湿痹痛，筋脉挛急，肢体麻痹等症，但药力平和，多入复方中配伍应用，常与秦艽、防风、当归、鸡血藤等配伍。又本品善通乳络，用治产后乳少或乳汁不通（配伍王不留行、穿山甲、猪蹄等）及乳痈肿痛等。

②活血。本品入肝活血通络，多配伍柴胡、香附、郁金、瓜蒌皮等药物，

用于治疗气血瘀滞之胸胁胀痛。此外，本品还能治疗跌打损伤、胸痹等。

（3）用法用量：煎服，4.5～9克。外用适量。

203. 治疗颈椎病的祛风湿强筋骨药有哪些

本类药物多苦甘温，入肝肾经，苦燥，甘温补益，故具有祛风湿、补肝肾、强筋骨等作用。主要用于风湿日久累及肝肾所致的腰膝酸软无力、疼痛等风湿痹证。亦可用于肾虚腰痛、骨痿及中风后遗半身不遂等证。

五加皮

为五加科植物细柱五加的根皮，习称"南五加皮"。夏、秋二季采挖，剥取根皮，晒干。

（1）性味归经：辛、苦，温。归肝、肾经。

（2）功用与临床应用：

①祛风湿。本品辛散苦泄，可祛风湿，通经络，温能祛寒，且兼补益之功。为强壮性祛风湿药。用于风湿痹痛，四肢拘挛。尤宜于老人及久病体虚者。可单用或配伍当归、牛膝、地榆等制成药酒内服。

②强筋骨。本品能温补肝肾，强壮筋骨。常用于肝肾不足，腰膝软弱及小儿行迟等。常与杜仲、牛膝等配伍使用。

③利尿。本品能温肾而除湿利水。用治水肿，小便不利。常与茯苓皮、陈皮、大腹皮等同用。亦可用于治疗风寒湿邪壅滞之脚气肿痛。

（3）用法用量：煎服，4.5～9克。或酒浸、入丸散服。

（4）注意事项：五加皮分两类：南五加皮和北五加皮。两种药材，科属不同，功效亦异，应区别选用。南五加皮无毒，补肝肾、强筋骨作用较好；北五加皮有毒，能强心、利尿、止痛。但不可过量和长期服用，以防蓄积中毒。另考古代本草所记载的五加皮，系来源于五加科植物。同科植物无梗五加、刺五加、糙叶五加的根皮亦作五加皮用。而现代使用的五加皮药材，有南五加和北五加之分。南五加为五加科植物，北五加为萝摩科植物杠柳的根皮，习称"香五加"，现《中国药典》定为"香加皮"。

桑寄生

为桑寄生科植物桑寄生和槲寄生的干燥带叶茎枝。冬季至次春采收，除去粗茎，切段，或蒸后干燥。生用。

（1）性味归经：苦、甘，平。归肝、肾经。

（2）功用与临床应用：

①祛风湿，益肝肾，强筋骨。本品既能祛风湿，又能养血益肝肾，强筋骨，用治营血亏虚、肝肾不足之风湿痹痛，腰膝酸软，筋骨无力等证。对肝肾不足之痹痛尤为适宜。常与独活、杜仲、牛膝、桂心等配伍使用。

②安胎。本品补肝肾、养血而固冲任，安胎之效。用治肝肾亏虚，月经过多，胎漏下血、胎动不安者。常与阿胶、川续断、菟丝子等配用。

（3）用法用量：煎服，9～15克。

狗脊

为蚌壳蕨科植物金毛狗脊的干燥根茎。秋、冬二季采挖，除去泥沙，干燥；或去硬根、叶柄及金黄色茸毛，切厚片，干燥，为"生狗脊片"；蒸后切片晒干，为"熟狗脊片"。原药或生狗脊片砂烫用。

（1）性味归经：苦、甘、温。归肝、肾经。

（2）功用与临床应用：

①祛风湿，强腰膝。本品善祛脊背之风湿而强腰膝。用于风湿痹痛，腰痛脊强，不能俯仰，足膝软弱。常与杜仲、桑寄生、川续断等配用。若与萆薢、菟丝子同用，可治各种腰痛。

②补肝肾。本品温补肝肾，兼以固摄，用治肾气不固之遗尿，白带过多。治尿频、遗尿，腰痛等，可与五加皮、益智仁、桑螵蛸等配用。治冲任

虚寒带下，多与鹿茸、白蔹等同用。此外，狗脊的绒毛有止血作用，外敷可用于金疮出血。

（3）用法用量：煎服，6～12克。

（4）注意事项：肾虚有热，小便不利，或短涩黄赤者慎用。

鹿衔草

为鹿蹄科植物鹿蹄草或普通鹿蹄草的干燥全草。全年均可采挖，除去杂质，晒至叶片较软时，堆置叶片变紫褐色，晒干。切段，生用。

（1）性味归经：甘、苦，温。归肝、肾经。

（2）功用与临床应用：

①祛风湿，强筋骨。本品既祛风湿，又入肝肾而强筋骨。常与白术、羌活、防风、牛膝、杜仲等配伍，用于治疗风湿日久，痹痛而腰膝无力者。

②止血。本品有收敛止血作用，用治月经过多，崩漏，咯血，外伤出血，可单用或随证配伍。

③止咳。本品能补益肺肾而定喘嗽，常与五味子、百合、百部等配伍，用治肺虚久咳或肾不纳气之虚喘。此外，本品还可用于泻痢日久之证。

（3）用法用量：煎服，9～15克。外用适量。

204. 治疗颈椎病的其他中草药有哪些

人参

为五加科植物人参的根。野生者称野山参；人工栽培者称园参。以吉林抚松县产量最大，质量最好，因而称吉林参（产朝鲜者称朝鲜参）。一般栽种后6～7年采挖，收获时间以9月中旬为宜。鲜参经洗晒、晾干者称生晒参；经蒸熟后晾干或烘干者称红参；经焯煮浸糖后干燥者称糖参或白参；细根称细参。去芦后切片入药。参叶、参花、参须、参子均可入药。

（1）性味归经：甘、微苦，微温。归心、肺、脾经。

（2）功用与临床应用：

①大补元气。本品能大补元气，复脉固脱，为拯危救脱要药。适于因大汗、大泻、大失血或大病、久病所致元气虚脱证。如气虚欲脱，症见面色苍白，心悸不安，虚汗不止，脉微欲绝者。单用有效，如气脱亡阳，上证兼见冷汗淋漓，四肢不温。每与附子同用。如气虚欲脱兼见汗出身暖，渴喜冷饮，舌红干燥者，常与麦冬、五味子配伍。

②补脾益肺。本品为补益脾肺要药。可治脾、肺气虚。用治肺气虚弱，可改善短气喘促、懒言声微等肺气衰弱症状。用治脾气虚弱，可改善倦怠乏力、食少便溏等脾气虚衰症状。

③生津止渴。本品既能补气，又能生津，用治热病气虚津伤口渴及消渴证。热伤气阴，身热烦渴，汗出体倦，脉大无力，每与石膏、知母同用。内热消渴，烦渴不止，脉数无力，属内热而气阴不足者，常与养阴清热药同用。

④安神益智。本品安神益智并能补益心气。主治气血不足引起的心悸怔忡、胸闷气短、心神不安、失眠健忘，常配酸枣仁、柏子仁等养心安神药。另外，本品还有补益肾气作用，不仅可用于肾不纳气的短气虚喘，还可用于肾虚阳衰之证。此外，本品还常与解表药、攻下药等配伍，用于气虚外感或里实热结等邪实正虚之证，有扶正祛邪之功。

（3）用法用量：人参入汤剂，3 ～ 19 克；用于急重证，剂量酌增为15 ～ 30 克。宜文火另煎兑服。研末吞服，每次 1.5 ～ 2 克。日服 2 次。

（4）注意事项：反藜芦。畏五灵脂。

西洋参

为五加科植物西洋参的根。秋季采挖生长 3 ～ 6 年的根，除去分枝、须尾，晒干。喷水湿润，撞去外皮，再用硫黄熏之，晒干后，其色白起粉者，称"光西洋参"；挖起后即连皮晒干或烘干者，为"原皮西洋参"。湿润后切片，晒干入药。

（1）性味归经：甘、微苦，凉。归心、肺、肾经。

（2）功用与临床应用：

①补气养阴。本品虽能补气，但作用弱于人参，其药性偏凉，有较好的养阴清热生津作用。适用于热病或大汗、大泻、大失血、耗伤元气及阴津所致的审批乏力、气短息促、自汗、心烦口渴、舌燥、脉细数无力等证。常与麦冬、五味子等同用。本品能补肺气，兼能养肺阴、清肺火，用治阴虚火旺的喘咳痰血证。常与知母、川贝母、阿胶等养阴清肺止咳化痰兼可止血的药物同用。

②清热生津。用于热病气阴两伤，烦倦，口渴。常与鲜生地、鲜石斛、西瓜翠衣、竹叶、麦冬等养阴清热生津药同用。

（3）用法用量：另煎兑服，3～6克。

（4）注意事项：本品性寒，能伤阳助湿，故中阳衰微，胃有寒湿者忌服。忌铁器火炒，反藜芦。

党参

为桔梗科植物党参、素花党参或川党参的根。春、秋二季采挖，去掉茎苗及泥土，晒干。切厚片，生用。

（1）性味归经：甘，平。归脾、肺经。

（2）功用与临床应用：

①益气。本品主要以补益脾肺之气为主。用治中气不足的体虚倦怠，食少便溏等，常配茯苓、白术等同用。用治肺气亏虚的咳嗽气促、语声低微等症，可与黄芪、蛤蚧等配伍。党参的补益脾肺之功与人参相似而

力较弱，现临床常用本品代替古方中之人参，用治脾肺气虚之轻证。

②补血。本品既能补气，又能补血，常用治气虚不能生血，或血虚无以化气之气血两虚证。常与黄芪、白术、当归、熟地等配伍。

③生津。本品有益气生津之效。用治气津两伤的气短口渴轻证，宜与麦冬、五味子等养阴生津之品配伍。此外，对气虚外感及正虚邪实之证，亦可随证配解表药或攻里药同用，以扶正祛邪。

（3）用法用量：煎服，9 ～ 30 克。

（4）注意事项：本品对虚寒证最为适用，如若属热证，则不宜单独应用。反藜芦。

太子参

为石竹科植物异叶假繁缕（孩儿参）的块根。在大暑时节前后采挖，除去细小根须，晒干或先经沸水烫过再晒干。生用。

（1）性味归经：甘、微苦，平。归脾、肺经。

（2）功用与临床应用：

①补气健脾。本品能益脾气，养胃阴。但其补益脾气力不及党参。用治脾气虚弱、胃阴不足的食少倦怠。常配山药、石斛等同用。

②生津润肺。本品属补气药中的清补之品，其补气益阴生津之力，均弱于西洋参。凡气阴不足之轻证、火不盛者及小儿多用。用治气虚津伤所致食少倦怠，口干舌燥，宜于山药、石斛等配伍，用治心之气阴不足所致心悸不眠、虚热汗多。宜于五味子、酸枣仁等配伍。

（3）用法用量：煎服，9 ～ 30 克。

黄芪

为豆科植物蒙古黄芪或膜荚黄芪的根。春、秋二季采挖。挖出后除去须根及根头，晒干。生用或蜜炙用。

（1）性味归经：甘，微温。归脾、肺经。

（2）功用与临床应用：

①补气升阳。本品为补中益气要药。用治脾胃气虚及中气下陷诸证。脾气虚弱之倦怠乏力，食少便溏者，可单用熬膏服，或与党参、白术等药配伍。本品长于升阳举陷，用治脾虚中气下陷之久泻脱肛、内脏下垂。常与人参、升麻、柴胡等配伍。

②益卫固表。用治肺气虚及表虚自汗，气虚外感诸证。用治肺气虚弱，咳喘日久，气短神疲者，常与紫菀、款冬花、杏仁等配伍。用治表虚自汗，常与牡蛎、麻黄根配伍。用治体虚易感风邪者，常与白术、防风等配伍。

③利水消肿。用治气虚水湿失运的浮肿，小便不利。常与防己、白术等配伍。

④托毒生肌。用治气血不足，疮疡内陷的脓成不溃或溃久不敛。常与人参、当归、升麻、白芷等配伍。此外，痹症、中风后遗症等气虚而致血滞，筋脉失养，症见肌肤麻木或半身不遂者亦常用本品配伍活血药以补气行血。

（3）用法用量：煎服，9～30克，大剂量30～60克。

（4）注意事项：益气补中宜炙用；其他方面多生用。凡表实邪盛，内有积滞，阴虚阳亢，疮疡阳证实证等，均不宜用。

白术

为菊科植物白术的根茎。霜降至立冬时，待下部叶枯黄，上部叶变脆易折断时采挖，除去茎叶和泥土，晒干或烘干，再除去须根。切厚片。生用或土炒、麸炒用；炒至黑褐色，称为焦白术。

（1）性味归经：苦、甘，温。归脾、胃经。

（2）功用与临床应用：

①补气健脾。本品甘温益气，苦以燥湿，主以补气健脾，被前人称为"脾脏补气健脾第一要药"，又能燥湿。用治脾胃气虚，运化无力，食少便溏，脘腹胀满，肢软神疲等证。常与人参、茯苓等同勇。

②燥湿利水。本品既可补气健脾，又能燥湿利水，用治脾虚水停，而为痰饮，水肿，小便不利等证。用治脾阳不振，痰饮内停及脾虚水肿，可与茯苓、桂枝等药配伍。

③止汗。用治脾虚气弱，肌表不固而汗多。可单用为散服，或配黄芪、浮小麦等同用。

④安胎。用治脾虚气弱，胎动不安。常配砂仁同用。

（3）用法用量：煎服，6～12克。

（4）注意事项：燥湿利水宜生用，补气健脾宜炒用，健脾止泻宜炒焦用。本品性偏温燥，热病伤津及阴虚燥渴者不宜。

甘草

为豆科植物甘草、胀果甘草或光果甘草的根及根茎。春、秋二季采挖。除去须根及泥土，晒干。切厚片，生用或蜜炙用。

（1）性味归经：甘，平。归心、肺、脾、胃经。

（2）功用与临床应用：

①益气补中。本品能补益心脾之气。用治心气不足的心动悸，脉结代者，可单用本品。若属气血两虚者，则可与人参、生地黄、阿胶等配伍。用治脾气虚弱的倦怠乏力，食少便溏。但其作用缓和，多作辅助药用，"助参芪成气虚之功"。

②清热解毒。本品生用长于清热解毒。应用十分广泛，适用于热毒疮疡，咽喉肿痛及药物、食物中毒等。

③祛痰止咳。本品能祛痰止咳，还略有平喘作用，可随证作适宜配

伍而广泛用治痰多咳嗽。

④缓急止痛。用治脘腹及四肢挛急作痛。常与白芍同用。

⑤调和药性。能缓和烈性或减轻毒副作用，又可调和脾胃。用在许多方剂中都可发挥调和药性的作用。

（3）用法用量：煎服，1.5～9克。

（4）注意事项：清热解毒宜生用；补中缓急宜炙用。湿盛胀满、浮肿者不宜用。反大戟、芫花、甘遂、海藻。本品有助湿壅气之弊，湿盛胀满、水肿者不宜用，久服较大剂量的生甘草可导致水钠潴留，引起浮肿等。

刺五加

为五加科植物刺五加的根茎或茎。春秋二季采挖，洗净、干燥，润透，切厚片，晒干，生用。

（1）性味归经：甘、微苦，温。归脾、肺、心、肾经。

（2）功用与临床应用：

①益气健脾。本品能益气健脾，补益肺气，并略有祛痰平喘之功。用治脾肺气虚，体倦乏力，食欲不振，久咳虚喘者，单用有效，或配伍太子参、五味子、白果等同用。

②补肾助阳。本品能温助阳气，强健筋骨。治疗肾阳不足之腰膝酸痛者，可单用，或与杜仲、桑寄生等药同用。亦可用于阳痿、小儿行迟及风湿痹痛而兼肝肾不足者。

③安神益志。用治心脾两虚，心神失养之失眠、健忘，可与制首乌、酸枣仁、远志、石菖蒲等配伍。

（3）用法用量：煎服，9～27克。目前多作片剂、颗粒剂、口服液及针剂使用。

葛根

为豆科植物野葛或甘葛藤的干燥根。秋、冬两季采挖。叶葛多趁鲜切成厚片或小块，干燥；甘葛藤习称"粉葛"多除去外皮，用硫黄熏后，稍干，截断或再纵切两半，干燥。生用或煨用。

（1）性味归经：甘、辛，凉。归脾、胃经。

（2）功用与临床应用：

①解肌退热。本品甘辛性凉，轻扬升散，入脾胃经，而有发汗解表，解肌退热之功。且长于缓解外邪郁阻、经气不利、筋脉失养所致的项背强痛。用治外感表证，无论风寒与风热，均可选用。

②透疹。本品有发表散邪，解肌退热，透发麻疹之功，故可用于麻疹初起，疹发不透。

③生津止渴。本品甘凉，于清热之中，又能鼓舞胃气上升，而有生津止渴之功。用于热病口渴，阴虚消渴等。

④升阳止泻。本品既能清透邪热，又能升发清阳，鼓舞脾胃清阳之气上升而奏止泻止痢之效。用于热泄热痢，脾虚泄泻。此外，现代临床常用治高血压病颈项强痛。

（3）用法用量：煎服，9～15克。解肌退热、透疹、生津宜生用；升阳止泻宜煨用。

205. 颈椎病对症治疗的西药有哪些

在颈椎病的整个康复治疗措施中，药物治疗是一种不可忽视的手段。虽然颈椎病是一种老年性退行性病变，药物遏制其发展的可能性极小，但通过药物减缓这种病理改变和疼痛等症状，仍是十分必要的药物能治颈椎病。

目前还没有治疗颈椎病的特效药物。一些药物的治疗属于对症治疗，可以使疼痛减轻，而不能从根本上解除病因。这些药物大致有：

（1）非甾体类消炎镇痛药：这一类药物主要是针对神经根受到刺激引起的损伤性炎症，起到消炎镇痛的作用。主要药物有：阿司匹林、扑热息痛、保泰松、消炎痛、奈普生、布洛芬、芬必得、奇诺力、扶他林等。其中芬必得胶囊对胃肠损害较小，作用时间长，每次服 0.3 ～ 0.9 克，每天 2 次，症状消失后逐渐停药，往往能取得较好的治疗效果，常用于颈痛、肩痛、上肢麻木的患者。

（2）使肌肉松弛的药物：这类药使肌肉的痉挛得到缓解，解除了对脊髓、神经、血管的刺激。妙纳就是这样的一种口服片剂，每次服 50 毫克，每天 3 次。

（3）镇静剂：镇静剂能减轻神经的兴奋性，也能使肌肉的紧张得到缓解，适于精神兴奋、紧张、激动的患者。一般常用安定 2.5 ～ 5.0 毫克，睡前口服，或注静安定 0.8 毫克，睡前口服，也可用健脑安神的中成药。

（4）改善脑部血流供应的药物：常用的药物有：维脑路通片：每次 0.2 克，每天 3 次口服。维脑路通注射液：0.4 克，每天 1 次静脉点滴。尼莫通片：每次 30 毫克，每天 3 次口服。尼莫通注射液：10 毫克，每天 1 次静脉点滴。脑通片：每次 10 毫克，每天 3 次口服。脑通注射液：4 毫克，每天 1 次静脉点滴。

（5）神经营养药：这是对任何一种类型的颈椎病都有治疗意义的药物。常见的药物有维生素 B_1 片，每次 10 毫克，每天 3 次，以及其他复合维生素。

（6）外用剂型的药物：对一些颈痛、僵硬等有一定疗效。比如波菲待液体药膜（布洛芬的外用剂型）、扶他林乳膏等，每天涂抹患处 3 ～ 5 次，可以起到消炎止痛作用。

206. 减缓颈椎病骨质增生的药物有哪些

（1）硫酸软骨素 A。又名康德灵，为一酸性黏多糖。该药能改善血液循环，促进新陈代谢，扩张末梢血管，并通过抑制胆碱酸的酸性化来调节血液的胶体状态，对软骨病变的修复和早期骨刺的吸收有积极作用。该药为动物结缔组织和软骨制品，对胃肠道无刺激作用。它除了可有效地治疗颈椎病外，对其他各种骨关节退行性改变均有较好的疗效。硫酸软骨素 A 为口服片剂，每片含硫酸软骨素 A 0.12 克，每日 3 次，每次 8 ～ 10 片，连续服用 1 个月。

（2）复方软骨素片。又名复方康德灵，在硫酸软骨素 A 的基础上添加了制附子、白芍、甘草等有助于活血化瘀的药物。经一些医院使用，其效果较佳。

（3）丹参片（包括复方丹参片）。有促使细小血管扩张、促进组织修复及抗炎作用，有利于颈椎病的减缓、好转。每日 3 次，每次 2 ～ 3 片。

（4）维生素 E。通过其抗氧化作用影响肌肉、骨骼的代谢过程。适用于肌肉萎缩的神经根型或脊髓型颈椎病。每日口服 300 毫克，每日 1 次或 3 次均可。

（5）其他药物。对于急性期或疼痛症状明显者，可用止痛、镇静类药物，如消炎痛、扑炎痛、抗炎灵、强筋松等。对于因疼痛难以入睡者，可服用安定等药物。有麻木症状的神经根型及脊髓型患者，可选择维生素 B_1、维生素 B_{12} 和三磷酸腺苷等营养神经的药物辅助治疗。

一般来说，颈椎病的药物治疗往往是作为其他治疗，如牵引、推拿、理疗等的辅助疗法。

207. 治疗颈椎病常用的止痛药有哪些

（1）泰诺林（对乙酰氨基酚）：泰诺林是一种安全有效的解热镇痛药，

在中国属于非处方药（OTC），也就是说患者可以不经过医生处方在药店中购买，由此可见它是一种非常安全的药物。常用于一般的伤风、头痛，也可用于颈椎患者的颈肩臂痛及其他的肌肉关节疼痛等，止痛作用与一般的非甾体类消炎止痛药相当。而不良反应非常少见，目前尚未发现有消化性溃疡及消化道出血等潜在的不良反应，其他的胃肠道不良反应也比较小。它最突出的优点在于能有效止痛而很少出现不良反应，较少出现药物的配伍禁忌，是美国风湿病学会推荐的慢性骨关节炎患者的首选用药。

小贴士

据目前国际流行的观点认为，在治疗如颈椎病、慢性骨关节炎等疼痛疾病时，应首先采用非药物处理措施，如对患者的健康教育、理疗等，如果无效，则应选用对乙酰氨基酚如泰诺林，然后选用非处方的非甾体类抗炎药，接下来是处方的非甾体类抗炎药，由此达到一种治疗的阶梯化，降低药物不良反应给患者带来的不良影响。由于老年患者常常并发有其他疾病，或本身身体素质较年轻人有所下降，因此在用药时应更加慎重。

（2）阿司匹林：阿司匹林是早期使用的解热止痛药之一，也是传统、经典的解热止痛药，具有良好的解热、消炎、止痛作用，目前仍在临床使用。以后出现的消炎痛、炎痛静、炎痛喜康、扑热息痛等也具有较好的解热、消炎、止痛的作用，但它们的胃肠道不良反应、肾脏不良反应及其他的不良反应，比新近出现的一些非甾体类消炎止痛药要大一些，服用后较易出现消化道反应，因为这类药物有局部刺激及损害组织作用，在胃酸环境中，较易穿透胃黏膜及表面的上皮层，并具有角质溶解作用，因而容易产生消化性溃疡、穿孔、上消化道出血等不良反应。如果长期使用，还可能导致颅内出血以及对肝肾的损害。

（3）扶他林：扶他林是一种强效的非甾体类抗炎止痛药，扶他林是商品名，它的化学名称为双氯芬酸钠或双氯灭痛。扶他林问世二十年来，目前已成为全球处方量较大的非甾体类消炎止痛药，对于颈椎病引起的颈、肩、臂痛以及其他的肌肉关节疼痛、类风湿性关节炎、骨性关节炎、腰腿痛、腱鞘炎、滑囊炎等患者，扶他林无论从疗效还是安全性来说，都是一种首选的非甾体类消炎止痛药。

（4）凯扶兰：凯扶兰是一种起效迅速的强效非甾体类抗炎止痛药，凯扶兰是商品名，它的化学名称为双氯酚酸钾。凯扶兰（双氯芬酸钾），具有速效镇痛、强力抗炎的作用，适用于各种急性疼痛和炎症，服用后能够在 15～30 分钟内迅速缓解各种急性疼痛。这种作用被称作"一刻止疼痛"。凯扶兰的抗炎、止痛作用与扶他林及吲哚美辛相当，优于阿司匹林及其他的非甾体类消炎止痛药。对于颈椎病引起的颈肩臂痛以及其他的肌肉关节疼痛的治疗，安全有效。其药物不良反应及注意事项与扶他林相同。

（5）意施丁（吲哚美辛控释片）：本品为非甾体类消炎止痛药，由于本品为控释片，药效作用持久而平稳，服药 1 次药效持续可达 24 小时，一般每日 1 次服药，即可达到较好的镇痛效果，服用方便。意施丁的抗炎、解热和止痛作用比阿司匹林强，可以有效地缓解颈椎病患者颈肩臂痛以及其他原因导致的肌肉关节疼痛；意施丁的各种不良反应如胃肠道反应，包括恶心、呕吐、消化不良、胃烧灼感、胃炎及腹泻等；中枢神经系统反应，包括头痛、头晕、困倦，皮肤瘙痒及药物过敏反应等均则低于阿司匹林。对于肾功能不全患者、孕妇、哺乳妇女和 14 岁以下儿童、有活动性胃十二指肠溃疡及其他出血性疾病，或者对非甾体类抗炎药过敏者禁用意施丁。

208. 西医的脱水疗法的适应证是什么

颈椎病遇有急性期神经剧烈痛者，可采用脱水疗法。神经根受到刺激或受压迫后即可发生水肿，神经根周围软组织也可因无菌性炎症而有水肿，加重对神经根的压迫。因此，神经痛的症状常极为严重，表现为急性期。如果此时作牵引或按摩治疗，往往加重神经痛，故应先进行脱水疗法。常用的脱水疗法有下列数种。

（1）甘露醇　此药为良好的渗透性脱水药物，注入静脉后只分布于细胞外液，故反跳现象轻微，绝大部分保持原有结构从尿中排出，同时带出大量的水分。甘露醇的溶解度较低，剂量为每千克体重 1.5 ～ 2 克，成人一般用 20% 的溶液 250 毫升静脉滴注，在 15 ～ 30 分钟内滴完。

（2）50% 葡萄糖溶液　此药亦为渗透性脱水剂，因其浓度高，可使组织脱水而渗透入血管内，但在体内易被氧化而作用不持久。用量为 60 ～ 100 毫升，每 4 ～ 6 小时 1 次，静注，并可与其他脱水药物交替使用。

（3）50% 甘油溶液　大量口服甘油可产生渗透性脱水作用。用量为每次每千克体重 0.5 克，每日 3 ～ 4 次。服药后 30 ～ 60 分钟即产生脱水作用，可持续 3 ～ 4 小时。甘油无毒性，但有时有恶心和腹胀现象。

209. 什么是颈椎病的髓核化学溶解法

髓核化学溶解法最早是用于治疗腰椎间盘突出症，后逐渐用于颈椎病，尤其用于颈椎椎间盘突出的治疗。当患者用牵引、理疗、按摩等其他非手术方法治疗无效，但又不大适宜做手术时，可以在借助 CT、核磁共振等特殊检查明确诊断的前提下，选择性地应用这种治疗，用药为番木瓜凝乳蛋白酶。

在颈部常规消毒、麻醉下，用注射器直接将番木瓜凝乳蛋白酶注射到病变颈椎椎间盘内。由于番木瓜凝乳蛋白酶可消化髓核中的多肽蛋白原分子基质，导致髓核脱水、皱缩，从而减少或消除突出或脱出的椎间盘对神经根的刺激或压迫，从而达到治疗的目的。

髓核化学溶解法虽比较简单，但操作需要有一定的手法技巧，多数患者均可在门诊进行治疗，但是对于曾经用过番木瓜乳蛋白酶的患者，再次使用时，要警惕可能患者机体已被致敏，有产生过敏的并发症的可能。

210. 颈椎病的手术疗法有哪些

颈椎病治疗可分为非手术治疗和手术治疗两大类。说到手术治疗，不可等闲视之。因为颈部解剖结构复杂，生理作用重要——支撑颅脑；供应大脑的血管从颈椎两侧经过；是消化道和呼吸道的起始部位；颈椎内部的脊髓是大脑与全身神经联系的关卡——头部以外的感觉，均须经过颈脊髓才能上传，而大脑指挥躯体运动，同样无法超越颈脊髓。所以，颈椎病多采用非手术治疗，以策安全。但是，当非手术治疗无效时，必须考虑手术治疗。

颈椎病手术方式颇多，有的从颈前作切口进入（前路），将食道和气管拉向一边，即见到颈椎椎体，切除部分椎骨和椎间盘；有的从后面项部做切口（后路），开皮肤及皮下组织，到达椎板，将椎板切开或切除部分，达到减压目的。选择手术进路，主要根据患者具体情况，利于解除对脊髓、神经根、椎动脉或食道的压迫。

经皮空刺颈椎间盘切除术，是在 X 线监护下，应用特殊器械节除椎间盘，不需开刀从而减少了对人体的损伤。同样在 X 线监护下，将特殊药物胶原酶注射到病变颈椎间盘，可以溶解突出椎间盘，解除压迫，达到治疗目的。

附　录

附录1：腧穴骨度分寸定位法

骨度分寸法始见于《灵枢·骨度》篇。它是将人体的各个部位分别规定其折算长度。作为量取腧穴的标准。如前后发际间为 12 寸；两乳间为 8 寸；胸骨体下缘至脐中为 8 寸；脐孔至耻骨联合上缘为 5 寸；肩胛骨内缘至背正中线为 3 寸；腋前（后）横纹至肘横纹为 9 寸；肘横纹至腕横纹为 12 寸；股骨大粗隆（大转子）至膝中为 19 寸；膝中至外踝尖为 16 寸；胫骨内侧髁下缘至内踝尖为 13 寸；外踝尖至足底为 3 寸。

分部	部位起点	常用骨度	度量法	说明
头部	前发际至后发际	12 寸	直量	如前后发际不明，从眉心量至大椎穴作 18 寸。眉心至前发际 3 寸，大椎至后发际 3 寸
胸腹部	两乳头之间	8 寸	横量	胸部与胁肋部取穴直寸，一般根据肋骨计算，每一肋两穴间作 1 寸 6 分
	胸剑联合至脐中	8 寸	直量	
	脐中至耻骨联合上缘	5 寸		
背腰部	大椎以下至尾骶	21 椎	直量	背部直寸根据脊椎定穴，肩胛骨下角相当第七（胸）椎，髂嵴相当第十六椎（第四腰椎棘突）。背部横寸以两肩胛内缘作 6 寸
上肢部	腋前纹头至肘横纹	9 寸	直量	用于手阴、手三阳经的骨度分寸
	肘横纹至腕横纹	12 寸		

分部	部位起点	常用骨度	度量法	说明
下肢部	耻骨上缘至股骨内上踝上缘	18寸	直量	用于足三阴经的骨度分寸
	胫骨内侧髁下缘至内踝尖	13寸		
	股头大转子至膝中	19寸	直量	用于足三阳经的骨度分寸;"膝中"前面相当犊鼻穴,后面相当委中穴;臀横纹至膝中,作14寸折量
	膝中至外踝尖	16寸		

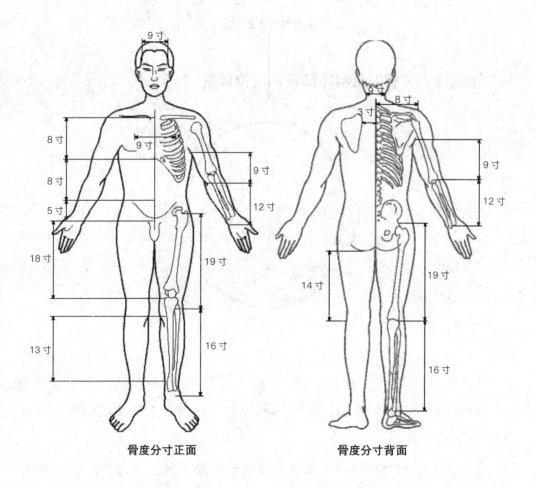

骨度分寸正面　　　　　　　　骨度分寸背面

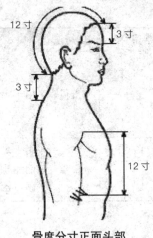

骨度分寸正面头部

附录2：本书头面躯体部常用穴位详解

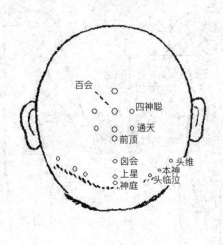

百会

【定位】后发际正中直上7寸，或当头部正中线与两耳尖连线的交点处。

【解剖】在帽状腱膜中；有左右颞浅动、静脉及左右枕动、静脉吻合网；布有枕大神经及额神经分支。

【主治】①痴呆、中风、失语、瘈疭、失眠、健忘、癫狂痫证、癔症等神志病证；②头风、头痛、眩晕、耳鸣等头面病证；③脱肛、阴挺、胃下垂、肾下垂等气失固摄而致的下陷性病证。

【操作】平刺 0.5 ～ 0.8 寸；升阳举陷可用灸法。

【临床经验】①中风脱证，配关元、神阙（隔盐灸）；②脱肛配腰俞；③子宫脱垂，配曲骨；肾；④虚耳鸣，配肾俞；⑤阳热盛前头痛，配上星、合谷。

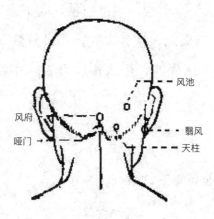

风府 哑门 风池 翳风 天柱

哑门

【定位】第 1 颈椎下，后发际正中直上 0.5 寸。

【解剖】在项韧带和项肌中、深部为弓间韧带和脊髓；有枕动、静脉分支及棘间静脉丛；布有第 3 颈神经和枕大神经支。

【主治】①暴喑，舌缓不语；②癫狂痫、癔症等神志病证；③头痛，颈项强痛。

【操作】正坐位，头微前倾，项部放松、向下颌方向缓慢刺入 0.5 ～ 1 寸；不可向上深刺，以免刺入枕骨大孔，伤及延髓。

【临床经验】①中风舌强不语，配中冲（点刺放血）；②聋哑，配听会、阳陵泉、足窍阴。

风府

【定位】正坐，头微前倾，后正中线上，入后发际上 1 寸。

【解剖】在项韧带和项肌中，深部为环枕后膜和小脑延髓池；有枕动、静脉分支及棘间静脉丛；布有第 3 颈神经和枕大神经分支。

【主治】①中风、癫狂痫、瘈病等内风为患的神志病证；②头痛、眩晕、颈项强痛、目赤肿痛、失音、目痛、鼻衄等内、外风为患者。

【操作】正坐位，头微前倾，项部放松，向下颌方向缓慢刺入 0.5 ～ 1 寸；不可向上深刺，以免刺入枕骨大孔，伤及延髓。

【临床经验】①中风先兆，配水沟、合谷、中冲；②后头项部疼痛，配后溪。

风门

【定位】第 2 胸椎棘突下，旁开 1.5 寸。

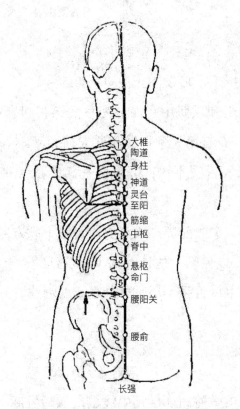

【解剖】有斜方肌、菱形肌、上后锯肌，深层为最长肌；有第 2 肋间动、

静脉的分支；布有2、3胸神经后支的内侧皮支，深层为第2、3胸神经后支的肌支。

【主治】①感冒、咳嗽、发热、头痛等外感病证；②项强，胸背痛。

【操作】斜刺0.5～0.8寸。

【临床经验】肺炎初起，配大椎、肺俞。

大椎

【定位】后正中线上，在第七颈椎棘突下凹陷中。

【解剖】在腰背筋膜、棘上韧带及棘间韧带中；有颈横动脉分支和棘间皮下静脉丛；布有第8颈神经后支的内侧支。

【主治】①热病、疟疾、恶寒发热、咳嗽、气喘等外感病证；②骨蒸潮热；③癫狂痫证、小儿惊风等神志病证；④项强，脊痛；⑤风疹，痤疮。

【操作】向上斜刺0.5～1寸。

【临床经验】①外感发热无汗，配风池、合谷；②半身不遂、肩关节脱臼，配巨骨；③疟疾，配间使、后溪。

天柱

【定位】后发际正中直上0.5寸（哑门穴），旁开1.3寸，当斜方肌外缘凹陷中。

【解剖】在斜方肌起始部，深层为头半棘肌；有枕动、静脉干；布有枕大神经干。

【主治】①后头痛、项强、肩背腰痛等痹证；②鼻塞；③癫狂痫；④热病。

【操作】直刺或斜刺0.5～0.8寸，不可向内上方深刺，以免伤及延髓。

【临床经验】落枕不能左右活动，独取天柱可获速效。

水沟

【定位】在人中沟的上 1/3 与下 2/3 交点处。

【解剖】在口轮匝肌中；有上唇动、静脉；布有眶下神经的分支及面神经颊支。

【主治】①昏迷、晕厥、中风、中暑、休克、呼吸衰竭等急危重症，为急救要穴之一；②癔症、癫狂痫证、急慢惊风等神志病证；③鼻塞、鼻衄、面肿、口歪、齿痛、牙关紧闭等面鼻口部病证；④闪挫腰痛。

肩井

【定位】肩上，大椎穴与肩峰连线的中点。

【解剖】有斜方肌，深部为肩胛提肌与冈上肌；有颈横动、静脉分支；布有腋神经分支，深部上方为桡神经。

【主治】①颈项强痛，肩背疼痛，上肢不遂；②难产、乳痈、乳汁不下、乳癖等妇产科及乳房疾患；③瘰疬。

【操作】直刺 0.5 ～ 0.8 寸。内有肺尖，不可深刺。孕妇禁针。

【临床经验】①动脉硬化两足乏力，独取肩井可获显效；②乳痈疼痛，独取肩井可以止痛。

肺俞　肺之背俞穴

【定位】第 3 胸椎棘突下，旁开 1.5 寸。

【解剖】有斜方肌、菱形肌，深层为最长肌；有第 3 肋间动、静脉的分支；布有第 3、4 胸神经后支的内侧皮支，深层为第 3 胸神经后支的肌支。

【主治】①咳嗽、气喘、咯血等肺疾；②骨蒸潮热、盗汗等阴虚病证。

【操作】斜刺 0.5 ～ 0.8 寸。

【临床经验】①喘咳少气，配肾俞；②痰喘，配丰隆。

心俞

【定位】第 5 胸椎棘突下，旁开 1.5 寸。

【解剖】有斜方肌、菱形肌，深层为最长肌；布有第 5 肋间动、静脉的分支；布有第 5、6 胸神经后支的内侧皮支，深层为第 5、6 胸神经后支的肌支。

【主治】①心痛、惊悸、失眠、健忘、癫痫等心与神志病变；②咳嗽、吐血；③盗汗、遗精。

【操作】斜刺 0.5～0.8 寸。

【临床经验】①梦遗，配白环俞可获显效；②心绞痛，配厥阴俞、膻中、内关。

膈俞

【定位】第 7 胸椎棘突下，旁开 1.5 寸。

【解剖】在斜方肌下缘，有背阔肌、最长肌；布有第 7 肋间动、静脉的分支；布有第 7、8 胸神经后支的内侧皮支，深层为第 7、8 胸神经后支的肌支。

【主治】①呕吐、呃逆、气喘、吐血等上逆之证；②贫血；③瘾疹，皮肤瘙痒；④潮热，盗汗。

【操作】斜刺 0.5～0.8 寸。

【临床经验】①虚嗽咳血盗汗，独取膈俞可获显效；②虚证的膈肌痉挛，配鸠尾。

肝俞

【定位】第 9 胸椎棘突下，旁开 1.5 寸处。

【解剖】在背阔肌、最长肌和髂肋肌之间；有第 9 肋间动、静脉的分支；布有第 9、10 胸神经后支的皮支，深层为第 9、10 胸神经后支的肌支。

【主治】①胁痛、黄疸等肝胆病证；②目赤、目视不明、夜盲、迎风流泪等目疾；③癫狂痫；④脊背痛。

【操作】斜刺 0.5～0.8 寸。

【临床经验】①雀目，独取肝俞可收速效；②肝肾虚目不明，配命门；③血小板减少性紫癜，配脾俞；④疟疾，配脾俞、章门、天枢。

肾俞

【定位】第 2 腰椎棘突下，旁开 1.5 寸。

【解剖】在腰背筋膜、最长肌和髂肋肌之间；有第 2 腰动、静脉的分支；布有第 2、3 腰神经后支的外侧支，深层为第 2、3 腰神经后支的肌支。

【主治】①头晕、耳鸣、耳聋、腰酸痛等肾虚病证；②遗尿、遗精、阳痿、早泄、不育等生殖泌尿系疾患；③月经不调、带下、不孕等妇科病证。

【操作】直刺 0.5～1 寸。

【临床经验】①风湿腰腿病，配委中；②肾虚水肿，配水分；③阳痿，配三焦俞；④遗精，配关元、中极、三阴交、白环俞；⑤小便频数，配气海；⑥耳内虚鸣，配足三里、合谷；⑦肾炎腰痛尿血，配志室、华伦夹脊穴。

肩外俞

【定位】胸椎棘突下旁开 3 寸。

【解剖】在肩胛骨内侧角边缘、表层为斜方肌，深层为肩胛提肌和菱形肌；有颈横动、静脉；布有第 1 胸神经后支内侧皮支、肩胛背神经和副神经。

【主治】肩背疼痛、颈项强急等肩背、颈项痹证。

【操作】直刺 0.5～0.8 寸。不宜深刺。

【临床经验】①肩背痛，配委中；②颈项强痛，配风池、后溪。

肩中俞

【定位】第7颈椎棘突下旁开2寸。

【解剖】在第1胸椎横突端，在肩胛骨内侧角边缘，表层为斜方肌，深层为肩胛提肌和菱形肌；有颈横动、静脉；布有第1胸神经后支内侧皮支、肩胛神经和副神经。

【主治】①咳嗽，气喘；②肩背疼痛。

【操作】斜刺0.5～0.8寸。不宜深刺。

【临床经验】①肩背酸痛，配大椎、肩井、支沟；②肺炎，配肺俞、膻中、列缺。

附录3：本书上下肢常用穴位详解

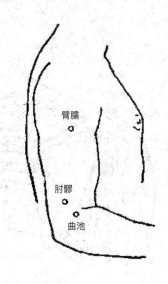

臂臑
肘髎
曲池

臂臑

【定位】在曲池穴与肩髃穴连线上，曲池穴上7寸，三角肌止点处。

【解剖】在肱骨桡侧，三角肌下端，肱三头肌外侧头的前缘；有旋肱后动脉的分支及肱深动脉；布有前臂背侧皮神经，深层有桡神经本干。

【主治】①肩臂疼痛不遂、颈项拘挛等肩、颈项病证；②瘰疬；③目疾。

【操作】直刺或向上斜刺 0.8 ～ 1.5 寸。

【临床经验】①麦粒肿初起,独取臂臑可获显效;②臂痛不举,配肘髎。

肩髃

【定位】肩峰端下缘,当肩峰与肱骨大结节之间,三角肌上部中央,臂外展或平举时,肩部出现两个凹陷,当肩峰前下方凹陷处。

【解剖】有旋肱后动、静脉;布有锁骨上神经、腋神经。

【主治】①肩臂挛痛、上肢不遂等肩、上肢病证;②瘾疹。

【操作】直刺或向下斜刺 0.8 ～ 1.5 寸。肩周炎宜向肩关节直刺,上肢不遂宜向三角肌方向斜刺。

【临床经验】①肩关节周围炎,配肩髎、臑会;②上肢瘫痪、麻痹,配曲池、外关、合谷。

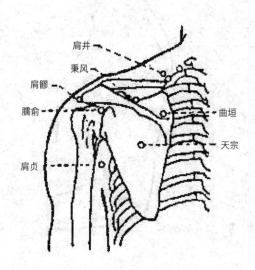

肩髎

肩髎

【定位】肩峰后下方,上臂外展时,当肩髃穴后寸许凹陷中。

【解剖】肩峰后下方,三角肌中;有旋肱后动脉;布有腋神经的肌支。

【主治】上肢关节疾病。

【操作】直刺 1 ～ 1.5 寸。

【临床经验】风湿臂痛，配天宗、阳谷。

外关

【定位】腕背横纹上 2 寸，尺骨与桡骨正中间。

【解剖】在桡骨与尺骨之间、指总伸肌与拇长伸肌之间；深层有前臂骨间背侧动脉和掌侧动、静脉；布有前臂背侧皮神经，深层有前臂骨间背侧神经及掌侧神经。

【主治】①热病；②头痛、目赤肿痛、耳鸣、耳聋等头面五官病证；③瘰疬；④胁肋痛；⑤上肢痿痹不遂。

【操作】直刺 0.5 ～ 1 寸。

【临床经验】①三焦热盛耳聋，配听会；②胁肋痛，配内关、阳陵泉。

手三里

【定位】在阳溪穴与曲池穴连线上，肘横纹下 2 寸处。

【解剖】在桡侧短腕伸肌肌腹与拇长展肌之间；有桡动脉分支及头静脉；布有前臂背侧皮神经与桡神经深支；血管为桡返动脉的分支。

【主治】①手臂无力、上肢不遂等上肢病证；②腹痛，腹泻；③齿痛，颊肿。

【操作】直刺 0.8 ～ 1.2 寸。

【临床经验】①腰部扭伤疼痛发热，独取健侧的手三里可获显效；②颈部淋巴结核，配手五里。

曲池　手阳明大肠经的合穴

【定位】屈肘成直角，在肘横纹外侧端与肱骨外上髁连线中点。

【解剖】桡侧腕长伸肌起始部，肱桡肌的桡侧；有桡返动脉的分支；

布有前臂背侧皮神经，内侧深层为桡神经本干。

【主治】①手臂痹痛、上肢不遂等上肢病证；②热病；③高血压；④癫狂；⑤腹痛、吐泻等肠胃病证；⑥咽喉肿痛、齿痛、目赤肿痛等五官热性病证；⑦瘾疹、湿疹、瘰疬等皮肤、外科疾患。

【操作】直刺0.5～1寸。

【临床经验】①高血压（舒张压偏高），独取曲池可收速降之功；②荨麻疹，配血海。

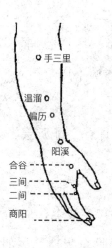

合谷

【定位】在手背第1、2掌骨间，当第2掌骨桡侧的中点处。简便取穴法：以一手的拇指指间关节横纹，放在另一手拇、食指之间的指蹼缘上，当拇指尖下是穴。

【解剖】在第1、2掌骨之间，第1骨间背侧肌中、深层有拇收肌横头；有手背静脉网，腧穴近侧正当桡动脉从手背穿向手掌之处；布有桡神经浅支的掌背侧神经，深部有正中神经的指掌侧固有神经。

【主治】①头痛、目赤肿痛、齿痛、鼻衄、口眼㖞斜、耳聋等头面五官诸疾；②发热、恶寒等外感病症；③经闭、滞产等妇产科病症。

【操作】直刺0.5～1寸，针刺时手呈半握拳状。孕妇不宜针。

【临床经验】①中风先兆，配中冲；②感冒头痛，配列缺、外关；③上下牙痛，配下关、颊车；④热病无汗，补合谷、泻复溜；⑤风疹，配曲池；⑥热伤气阴，脉微欲绝配复溜、中极。

养老

【定位】以手掌面向胸，当尺骨茎突桡侧骨缝凹陷中。

【解剖】在尺骨背面，尺骨茎突上方，尺侧腕伸肌腱和小指固有伸肌腱之间；布有前臂骨间背侧动、静脉的末支、腕静脉网；有前臂背侧皮神经和尺神经。

【主治】①目视不明；②肩、背、肘、臂酸痛。

【操作】直刺或斜刺 0.5～0.8 寸。强身保健可用温和灸。

【临床经验】目眦痒痛，视物不明，独取养老可获显效。

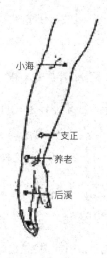

后溪　手太阳小肠经输穴、八脉交会穴（通于督脉）

【定位】微握拳，第 5 指掌关节后尺侧的远侧掌横纹头赤白肉际。

【解剖】在小指尺侧，第 5 掌骨小头后方，当小指展肌起点外缘；有指背动、静脉，手背静脉网；布有尺神经手背支。

【主治】①头项强痛、腰背痛、手指及肘臂挛痛等痛证；②耳聋、目赤；③癫狂痫；④疟疾。

【操作】直刺 0.5 ～ 1 寸。治手指挛痛可透刺合谷。

【临床经验】①头项痛，落枕，独取后溪可获显效；②湿热黄疸，配劳宫；③腿部热肿疼痛，配环跳；④疟疾热多寒少，配间使、陶道；⑤疟疾寒多热少，配间使、百老；⑥间日疟，配间使、大椎。

阳陵泉

【定位】腓骨小头前下方凹陷中。

【解剖】在腓骨长、短肌中；有膝下外侧动、静脉；当腓总神经分为腓浅神经及腓深神经处。

【主治】①黄疸、胁痛、口苦、呕吐、吞酸等肝胆犯胃病证；②膝肿痛、下肢痿痹及麻木等膝关节疾患；③小儿惊风。

【操作】直刺 1 ～ 1.5 寸。

【临床经验】①胆囊炎，独取阳陵泉有显著止痛效果；②肋间神经痛，独取阳陵泉有效；③肌腱疼痛，独取阳陵泉有效；④坐骨神经痛，配环跳、委中。

阴陵泉

【定位】胫骨内侧髁下方凹陷处。

【解剖】在胫骨后缘和腓肠肌之间。比目鱼肌起点上；前方有大隐静脉、膝最上动脉，最深层有胫后动、静脉；布有小腿内侧皮神经本干，最深层有胫神经。

【主治】①腹胀、腹泻、水肿、黄疸、小便不利等脾不运化水湿病证；②膝痛。

【操作】直刺 1～2 寸。

【临床经验】①各类水肿，配水分；②小便不通，配气海；③小便失禁，配阳陵泉、大敦。

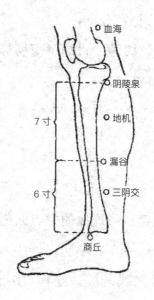

三阴交

【定位】内踝尖上 3 寸，胫骨内侧面后缘。

【解剖】在胫骨后缘比目鱼肌之间，深层有屈趾长肌；有大隐静脉，胫后动、静脉；有小腿内侧皮神经，深层后方有胫神经。

【主治】①肠鸣、腹胀、腹泻等脾胃虚弱诸证；②月经不调、带下、阴挺、不孕、滞产等妇产科病证；③遗精、阳痿、遗尿等生殖泌尿系统疾患；④心悸，失眠，高血压；⑤下肢痿痹；⑥阴虚诸证。

【操作】直刺 1～1.5 寸。孕妇禁针。

【临床经验】①宫缩无力的难产，补合谷、泻三阳交；②产后血晕不识人，配水沟；③经后少腹痛，配关元；④湿热性淋病，配委阳（放血）；⑤虚寒性淋病，配膀胱俞（灸）；⑥尿闭，配中极；⑦遗尿，配膀胱俞；⑧夜尿，配关元；⑨子宫脱垂，配气海、维胞；⑩疝气偏坠，配归来。

太白

【定位】第1跖骨小头后缘，赤白肉际凹陷处。

【解剖】在踇趾展肌中；有足背静脉网，足底内侧动脉及足跗内侧动脉分支；布有隐神经及腓浅神经分支。

【主治】①肠鸣、腹胀、腹泻、胃痛、便秘等脾胃病证；②体重节痛。

【操作】直刺0.5～0.8寸。

【临床经验】①腹胀食不化，呃逆，配公孙；②急性胃肠炎，配内关、足三里。

太溪

【定位】内踝高点与跟腱后缘连线的中点凹陷处。

【解剖】有胫后动、静脉；布有小腿内侧皮神经，当胫神经经过处。

【主治】①头痛、目眩、失眠、健忘、遗精、阳痿等肾虚证；②咽喉肿痛、齿痛、耳鸣、耳聋等阴虚性五官病证；③咳嗽、气喘、咯血、胸痛等肺部疾患；④消渴，小便频数，便秘；⑤月经不调，腰脊痛，下肢厥冷。

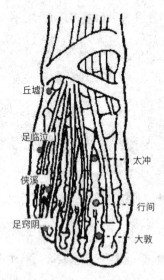

【操作】直刺0.5～0.8寸。

【临床经验】①肾虚头晕目眩，独取太溪可获显效；②咽喉干痛，咯血，配列缺；③泌尿系感染，配膀胱俞、中极、水道；④全身浮肿，配水分、气海、水道。

行间

【定位】足背，当第1、2趾间的趾蹼缘上方纹头处。

【解剖】有足背静脉网；第1趾背动、静脉；正当腓深神经的跖背神经分为趾背神经的分歧处。

【主治】①中风、癫痫、头痛、目眩、目赤肿痛、青盲、口㖞等肝经风热头目病证；②月经不调、痛经、闭经、崩漏、带下等妇科经带病证；③阴中痛、疝气；④遗尿、癃闭、五淋等泌尿系病症；⑤胸胁满痛。

【操作】直刺0.5～0.8寸。

【临床经验】怒气失眠，配神门。

太冲

【定位】足背，第1、2跖骨结合部之前凹陷中。

【解剖】在拇长伸肌腱外缘；有足背静脉网、第1趾背动脉；布有腓深神经的趾背侧神经，深层为胫神经的足底内侧神经。

【主治】①中风、癫狂痫、小儿惊风；头痛、眩晕、耳鸣、目赤肿痛、口㖞、咽痛等肝经风热病证；②月经不调、痛经、经闭、崩漏、带下等妇科经带病证；③黄疸、胁痛、腹胀、呕逆等肝胃病证；④癃闭，遗尿；⑤下肢痿痹，足跗肿痛，

【操作】直刺0.5～0.8寸。

【临床经验】①崩漏，配三阴交；②小儿惊风，配水沟、合谷；③高血压眩晕，配内关、足三里；④疝气，配中注、四满、关元；⑤溏泄，

配神阙（灸）、三阴交。

足三里

【定位】犊鼻穴下3寸，胫骨前嵴一横指处。

【解剖】在胫骨前肌、趾长伸肌之间；有胫前动、静脉；为腓肠外侧皮神经从隐神经的皮支分布处，深层当腓深神经。

【主治】①胃痛、呕吐、噎膈、腹胀、腹泻、痢疾、便秘等胃肠病证；②下肢痿痹证；③癫狂等神志病；④乳痈、肠痈等外科疾患；⑤虚劳诸证，为强壮保健要穴。

【操作】直刺1～2寸。强壮保健常用温灸法。

【临床经验】①胃炎，配中脘；②慢性胃肠炎，消化不良，配中脘、天枢；③便秘，配三阴交、合谷；④下肢瘫痪，配环跳、阳陵泉、悬钟。

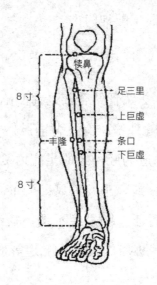

委中 足太阳膀胱经合穴、膀胱下合穴

【定位】腘横纹中点，当股二头肌肌腱与半腱肌肌腱的中间。

【解剖】在腘窝正中、有腘筋膜；皮下有股腘静脉，深层内侧为腘静脉，最深层为腘动脉；有股后皮神经，正当胫神经处。

【主治】①腰背痛、下肢痿痹等腰及下肢病证；②腹痛、急性吐泻；③小便不利、遗尿；④丹毒。

【操作】直刺 1 ～ 1.5 寸,或用三棱针点刺腘静脉出血。针刺不宜过快、过强、过深，以免损伤血管和神经。

【临床经验】①急性肠炎，独取委中点刺放血可收速效；②项部疖肿，独取委中点刺放血可收显效；③股膝内侧疼痛，配足三里、阴陵泉；④腰痛，配肾俞。

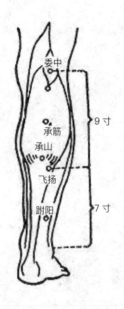

委中

承筋

承山

飞扬

跗阳

9寸

7寸

承扶

【定位】臀横纹的中点

【解剖】在臀大肌下缘；有坐骨神经伴行的动、静脉；布有股后皮神经，深层为坐骨神经。

【主治】①腰、骶、臀、股部疼痛；②痔疾。

【操作】直刺 1 ～ 2 寸。

【临床经验】①下肢风湿疼痛,配阳陵泉；②下肢寒湿疼痛,配足三里。